Balance & Lebensfreude

Aroma-
therapie

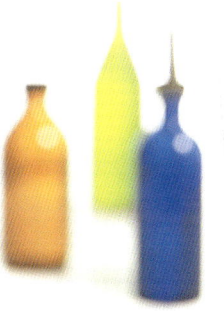

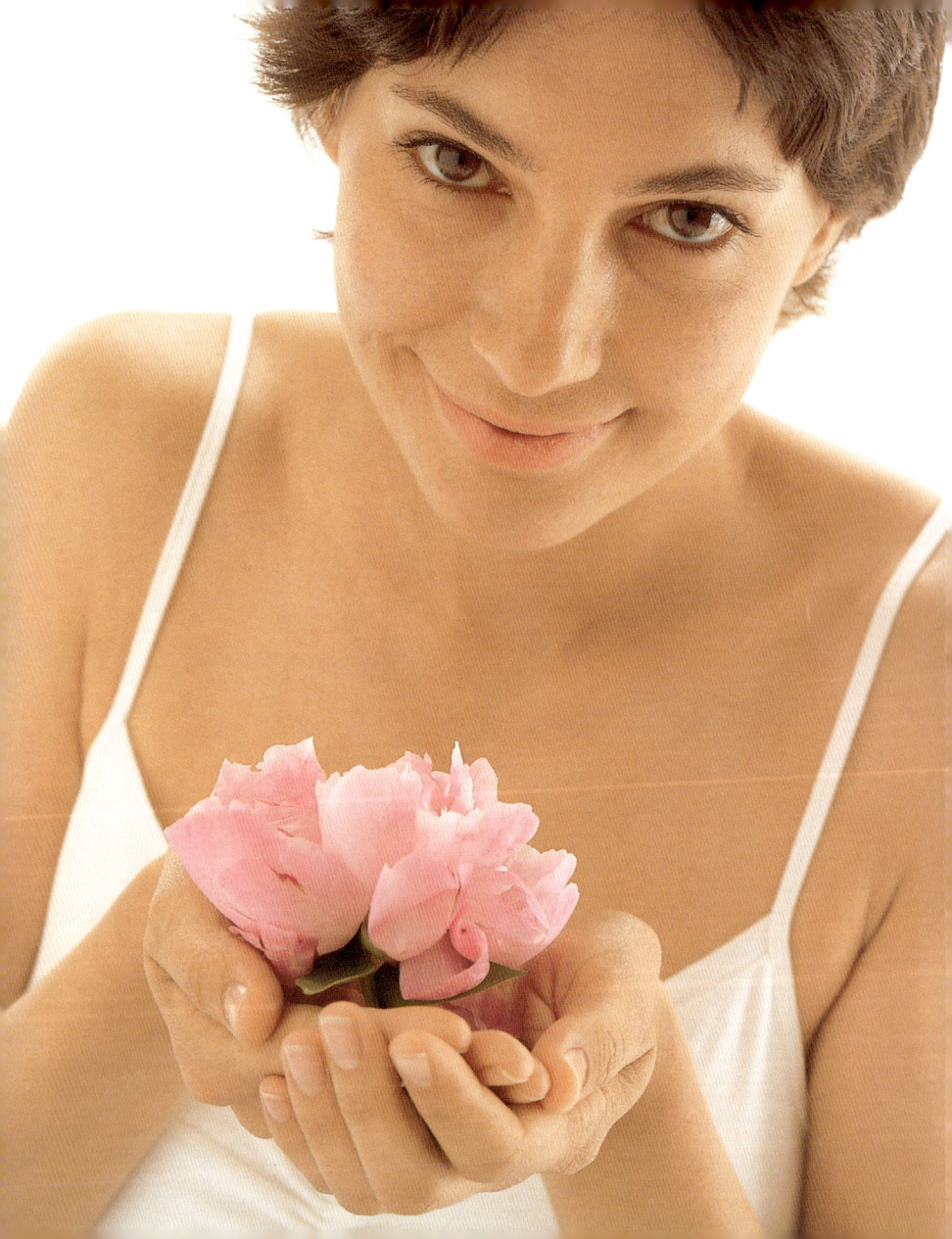

Balance & Lebensfreude

Aroma-
therapie

Gill Farrer-Halls

coventgarden

coventgarden
bei Dorling Kindersley

Programmleitung Brenda Rosen
Cheflektorat Clare Churly
Designleitung Sally Bond
Gestaltung Patrick McLeavey
Leitung Bilddatenbank Jennifer Veall
Herstellungsleitung Simone Nauerth

Für die deutsche Ausgabe:
Programmleitung Monika Schlitzer
Herstellungsleitung Dorothee Whittaker
Projektbetreuung Florian Bucher
Covergestaltung Böning Design/Verena Böning

Bibliografische Information Der Deutschen Bibliothek
Die Deutsche Bibliothek verzeichnet diese Publikation in der Deutschen
Nationalbibliografie;
detaillierte bibliografische Daten sind im Internet über http://dnb.ddb.de abrufbar.

Titel der englischen Originalausgabe:
The Aromatherapy Bible
First published in 2005 by Hamlyn, an imprint of Octopus Publishing Group Ltd.
2-4 Heron Quays, Docklands, London E14 4JP

Übersetzung AMS / Frank M. von Berger
Produktion AMS Autoren- und Medienservice Scharnagl

ISBN 978-3-8310-9068-6

Printed and bound in China

Besuchen Sie uns im Internet
www.dk.com

Hinweis
Die Informationen und Ratschläge in diesem Buch sind von den Autoren und vom Verlag
sorgfältig erwogen und geprüft, dennoch kann eine Garantie nicht übernommen werden.
Eine Haftung der Autoren bzw. des Verlags und seiner Beauftragten für Personen-,
Sach- und Vermögensschäden ist ausgeschlossen.

Inhalt

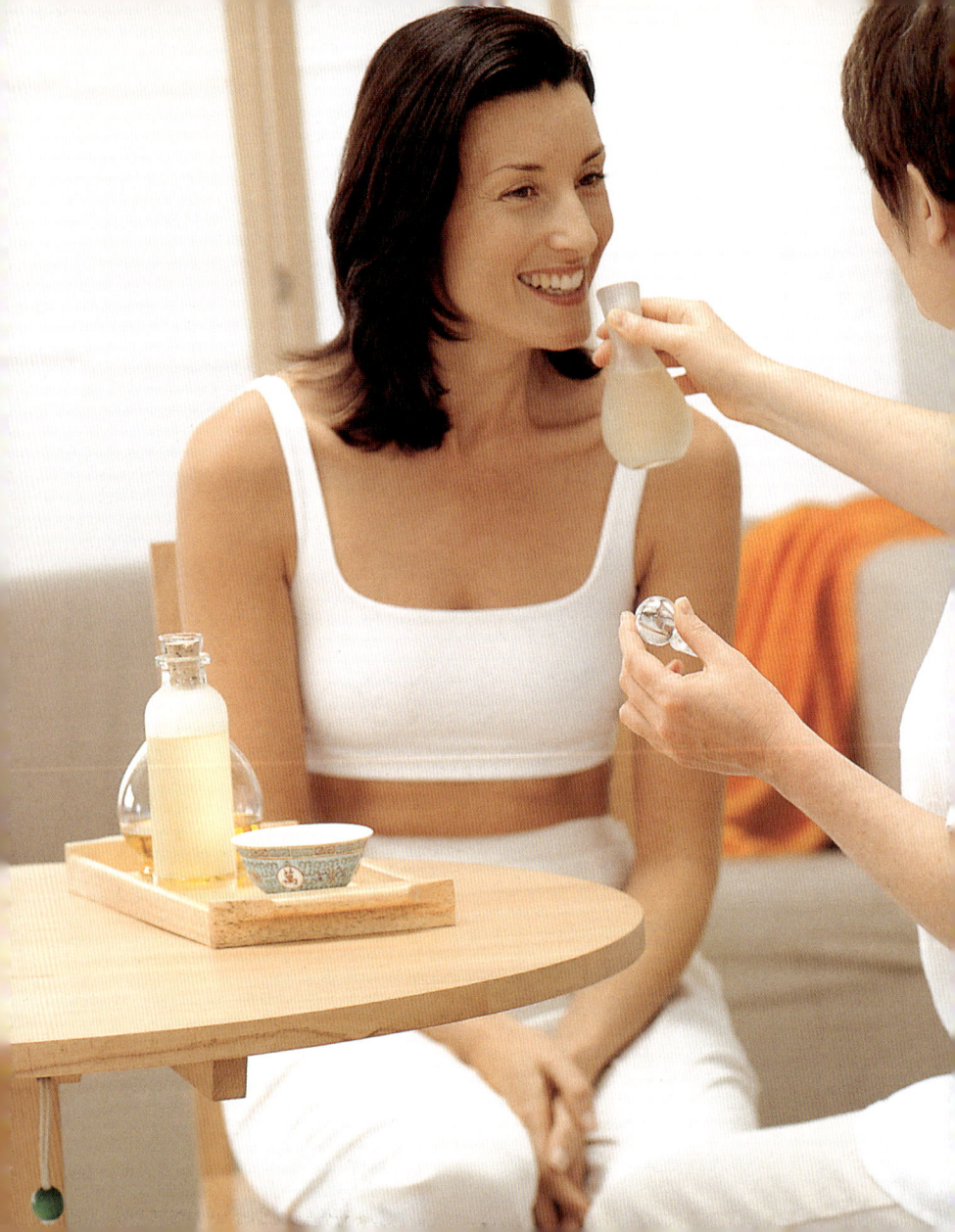

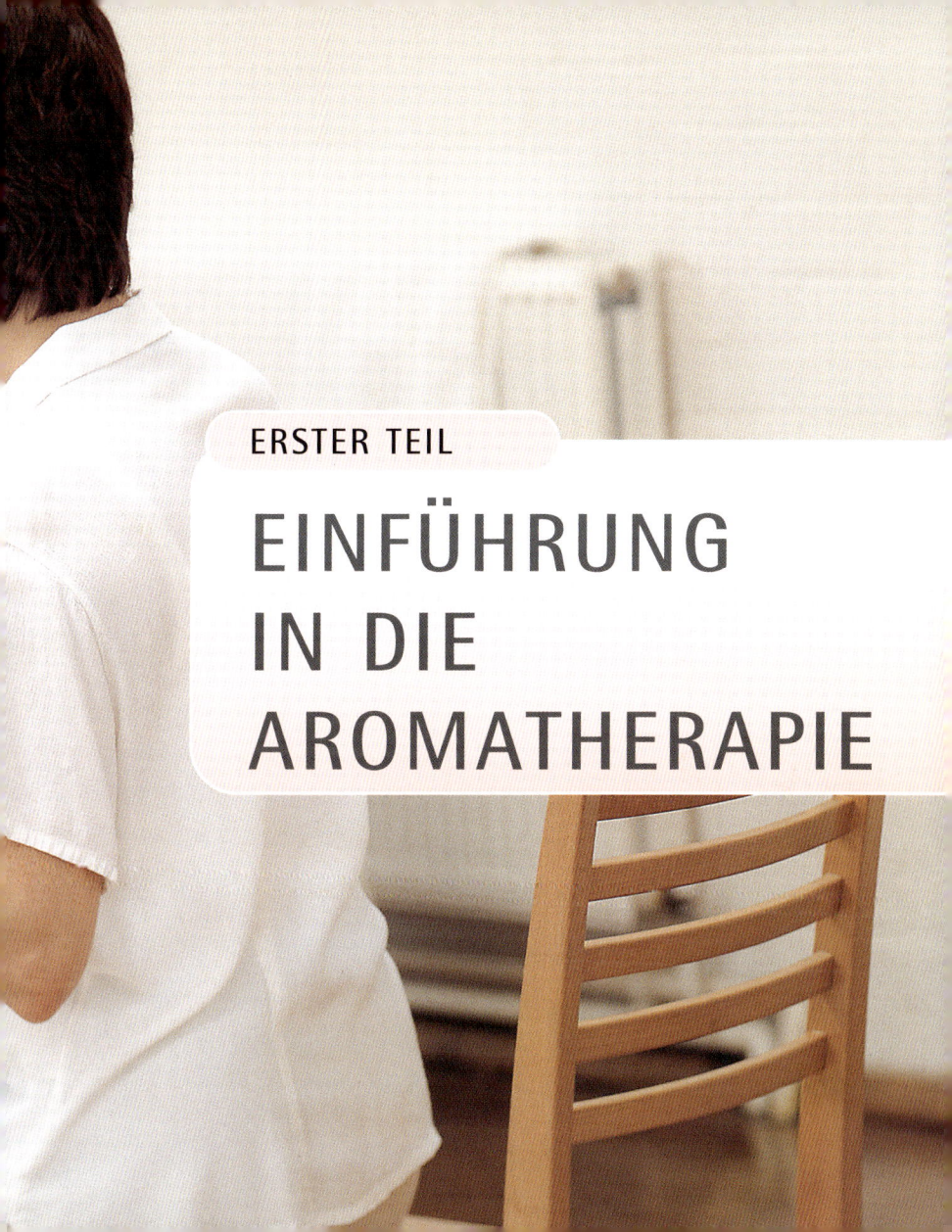

ERSTER TEIL

EINFÜHRUNG IN DIE AROMATHERAPIE

Geschichte der Aromatherapie

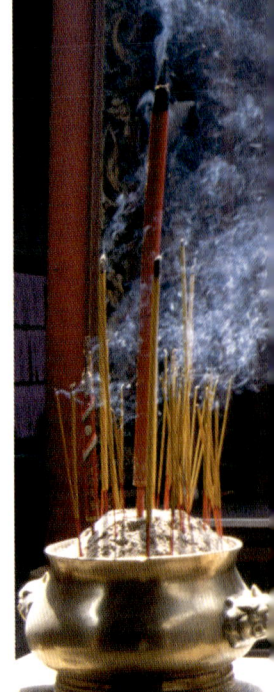

Obwohl die heutige Anwendung der modernen Aromathe-rapie aus den letzten hundert Jahren stammt, kann der Gebrauch von essenziellen Ölen zur Heilung von Geist, Kör-per und Seele in allen großen antiken Kulturen zurückver-folgt werden. Aromatische Pflanzen spielten in der Heil-kunst der frühen Menschheit eine zentrale Rolle.

Unsere Vorfahren lernten – durch Versuch und Irrtum, ebenso durch Beobachtung, welche Pflanzen kranke Tiere fraßen –, dass der Verzehr bestimmter Wurzeln, Beeren und Blätter die Symptome verschiedener Leiden abschwächte. Andere Pflanzen besaßen, wenn überhaupt, nur geringe Wirkung, und einige Pflanzen verschlimmerten die Symp-tome, verursachten Erbrechen und brachten manchmal so-gar den Tod. Solches hochgeschätzte Heilwissen wurde von einem Heiler zum nächsten weitergegeben, ergänzt durch neue Entdeckungen und Neuerungen. Schließlich wandelte sich dieses Wissen zu der heute bekannten Pflanzenheil-kunde.

Frühe Gesellschaften entdeckten auch, dass das Verbrennen von Zweigen und Blättern bestimmter Pflanzen eine interessante Wirkung hatte. Manche dieser Raucharomen wirkten einschläfernd, während andere Leiden linderten; manche regten die Sinne an, und andere verhalfen zu mystischen, religiösen Erfahrun-gen. In diesen frühen Kulturen würdigte man die wertvollen magischen Eigen-schaften von Aromapflanzen, indem man sie verbrannte und ihren Rauch den Göttern darbot.

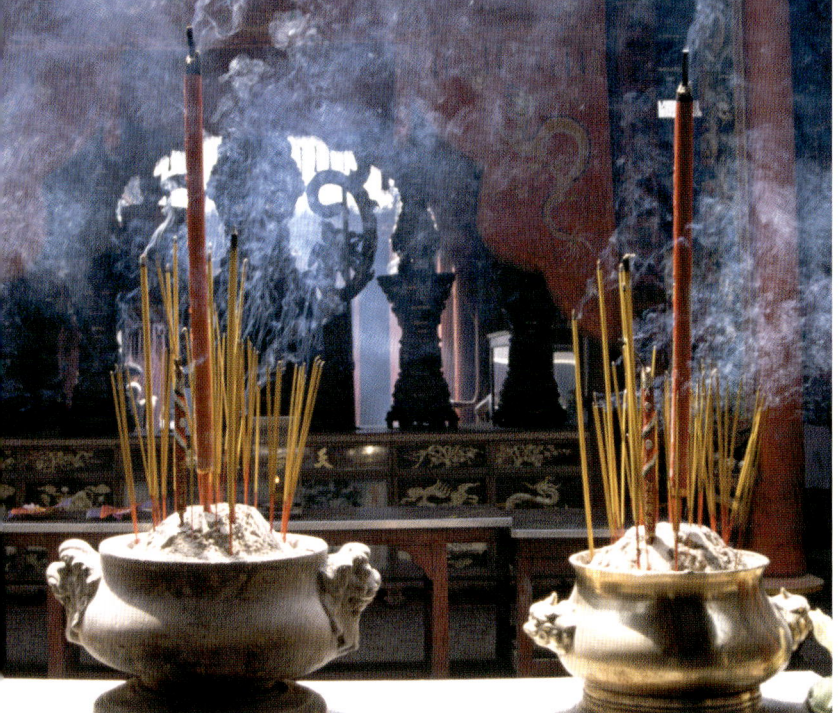

Weg in die Moderne

In heutiger Zeit führte ein erneutes Interesse an natürlicher, auf Pflanzen beruhender Heilung zur Entwicklung der modernen Aromatherapie. In den 1920er Jahren experimentierte der französische Chemiker René Gattefossé mit essenziellen Ölen und erkannte ihre großartige Heilkraft. Nachdem er sich die Hand bei einem Laborunfall verbrannt hatte, tauchte er seinen Arm in etwas essenzielles Lavendelöl. Die wundersame Heilwirkung des Lavendels auf seine Brandwunde ließ ihn weiter über essenzielle Öle forschen und erstmals 1928 den Begriff *Aromatherapie* in einem wissenschaftlichen Aufsatz verwenden. Dies war der Beginn der heute bekannten Aromatherapie.

Wolken duftenden Rauchs steigen als Gabe an die Götter zu den himmlischen Gefilden auf.

Aromatherapie als Heilkunst

Gattefossés Forschung über essenzielle Öle wurde von einem anderen Franzosen, Dr. Jean Valnet, aufgenommen. Er verwendete essenzielle Öle, um während des Zweiten Weltkriegs Verbrennungen und Wunden zu heilen. Später behandelte er Patienten in der Psychiatrie mit essenziellen Ölen und zeigte so ihre heilende Wirkung für Gemüt und Psyche. In der Folgezeit führte Marguerite Maury essenzielle Öle in der Schönheits- und Regenerationstherapie ein und zeigte damit einen weiteren Aspekt möglicher Heilkräfte auf.

Die Verbindung von essenziellen Ölen mit intuitiven schwedischen Massagetechniken in den 1960er Jahren führte zur heutigen Anwendung der Aromatherapie als Heilkunst. Die Aromatherapie ist eine ganzheitliche, ergänzende Disziplin. Die Hauptbehandlungsmethode besteht aus einer Ganzkörpermassage unter Verwendung essenzieller, in Pflanzenöl gelöster Öle. Qualifizierte Aromatherapeuten erstellen vor der Therapie eine genaue Fallbeschreibung unter Berücksichtigung Ihres Lebensstils.

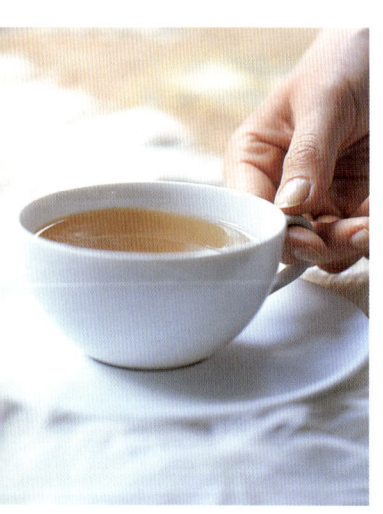

Aromatherapeuten empfehlen häufig das Trinken von Kräutertees.

Die heilende Kraft der Berührung

Obwohl es andere wichtige Anwendungen essenzieller Öle gibt, liegen in der menschlichen Berührung und essenziellen Ölen das Wesen der Heilkunst der Aromatherapie. Die menschliche Natur reagiert auf die heilende Kraft der Berührung instinktiv: Wir drücken Anteilnahme, Sexualität und andere Arten nichtverbaler Kommunikation durch Berührung aus.

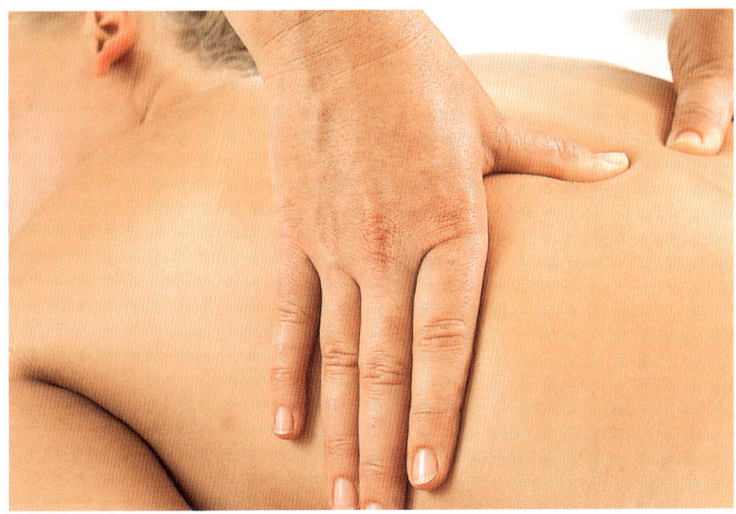

Von Natur aus reiben wir unseren Körper zur Schmerzlinderung, wenn wir uns wehtun. Wenn wir diese ins-

Massage unter Verwendung von essenziellen, in einem Trägeröl gelösten Ölen.

tinktive Berührung zur Massage fortführen, wird dies zu einem wirksamen Heilmittel.

Einer der wichtigsten Aspekte der Aromatherapie besteht darin, die essenziellen Öle nur äußerlich anzuwenden. Qualifizierte Aromatherapeuten dürfen dem Patienten niemals raten, essenzielle Öle über den Mund einzunehmen. Obwohl einige Mediziner in Frankreich dazu ausgebildet wurden, essenzielle Öle innerlich anzuwenden, ist dies ein höchst spezieller Aspekt der Aromatherapie.

Es ist wissenschaftlich bewiesen, dass die äußerliche Anwendung essenzieller Öle in den meisten Fällen wirksamer und auch sicherer ist als die Einnahme. Deshalb liegt die Heilkunst der Aromatherapie in den Händen des Therapeuten, der gleichzeitig mit einer wohlüberlegten Auswahl essenzieller Öle arbeitet.

Ein ganzheitlicher Ansatz

Das Prinzip der Allopathie oder Schulmedizin sieht in der Krankheit etwas, das durch die Unterdrückung der Symptome behandelt werden muss, oft unter Einsatz starker synthetischer Medikamente. Dies steht in krassem Widerspruch zum ganzheitlichen Ansatz der Aromatherapie, die darauf abzielt, den ganzen Menschen zu behandeln: Körper, Geist und Seele.

Symptome von Krankheit oder Unwohlsein werden als ein Ungleichgewicht von Energien betrachtet. Die Behandlung mit essenziellen Ölen erfolgt in Verbindung mit der Wirkung und Stimulation der Selbstheilungskräfte des Körpers.

Dieser ganzheitliche Ansatz verlangt vom Aromatherapeuten weit mehr als die einfache Auswahl essenzieller Öle zur Behandlung der Symptome. Die essenziellen Öle selbst sind komplex und haben viele verschiedene Eigenschaften. Daher besteht die Kunst des Therapeuten unter anderem darin, die richtigen essenziellen Öle zu kombinieren, damit der Patient seine Gesundheit und Ausgeglichenheit wiederfindet.

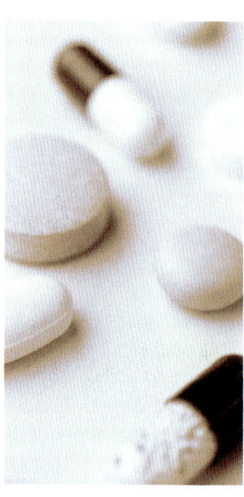

Auch wenn die Verschreibung von Medikamenten vom Arzt manchmal nötig ist, kann die Aromatherapie Ihnen dabei helfen, gesund zu bleiben.

Was eine Behandlung beinhaltet

Der Aromatherapeut sollte dem Patienten auch zeigen, wie er sich selbst heilen kann. Ratschläge zu Lebensweise, Ernährung, Bewegung und Vieles mehr sind Teil einer ganzheitlichen Aromatherapie-Sitzung. Wenn zum Beispiel ein Patient Symptome von Schlafstörungen zeigt, behandelt der Therapeut ihn ganzheitlich, statt ihm Schlaftabletten zu verschreiben, wie ein Arzt es tun würde. Dazu gehört der Rat, weniger Koffein zu sich zu nehmen, zu prüfen, ob das Schlafzimmer des Patienten dunkel und ruhig genug ist, um den Schlaf zu fördern, und die Frage danach, ob emotionale Probleme den Patienten belasten –

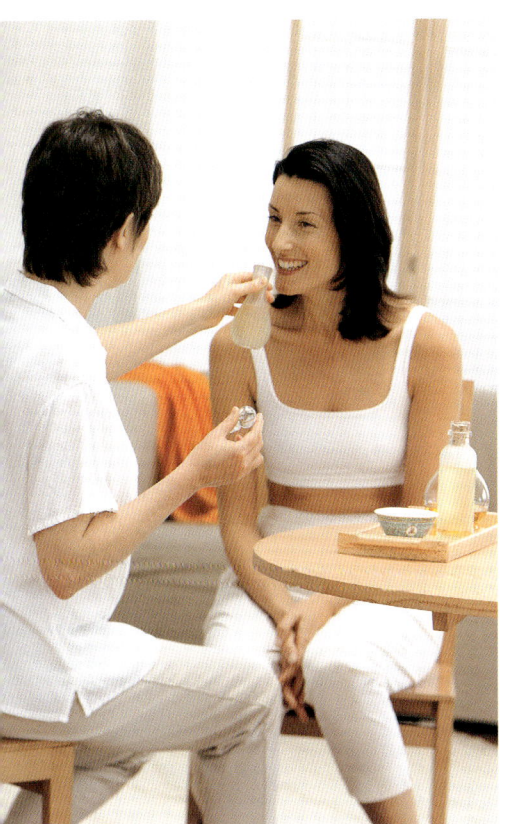

all dies geschieht, bevor die essenziellen Öle für die Aromatherapie ausgewählt werden.

Der ganzheitliche Ansatz versucht so, bei den Ursachen des Unwohlseins anzusetzen und nicht einfach die Symptome zu unterdrücken. Durch Beseitigung der Ursachen wird die gewünschte Wirkung, nämlich Gesundheit und Wohlbefinden, so natürlich wie möglich herbeigeführt. Keine Frage – eine schulmedizinische Behandlung kann unverzichtbar und lebensrettend sein. Doch ein wirklich ganzheitlicher Ansatz bedeutet, alle medizinischen Systeme und geeignete ergänzende Therapien einzusetzen.

Während der aromatherapeutischen Behandlung wird man Ihnen wahrscheinlich verschiedene Mischungen essenzieller Öle zur Auswahl anbieten.

Die Vorzüge der Aromatherapie

Essenzielle Öle sind ein kostbares Geschenk der Natur, an deren Gewinnung der Mensch nur minimal beteiligt ist (siehe S. 18 ff.). Die pflanzlichen Basisöle, in denen die essenziellen Öle vor der Massage gelöst werden, sind ebenfalls natürlich. Sowohl Basisöle als auch essenzielle Öle arbeiten in Harmonie mit dem menschlichen Körper und halten das Risiko von Abwehrreaktionen möglichst gering.

Heute sind zahlreiche chemische und synthetische Stoffe in Gebrauch, auf die immer mehr Menschen allergisch reagieren, etwa mit Asthma, Hautausschlägen, Verdauungsstörungen und anderem.

Die natürlichen Eigenschaften der Aromatherapie können die durch ausgiebigen Gebrauch dieser unnatürlichen Substanzen verursachten Probleme ausgleichen.

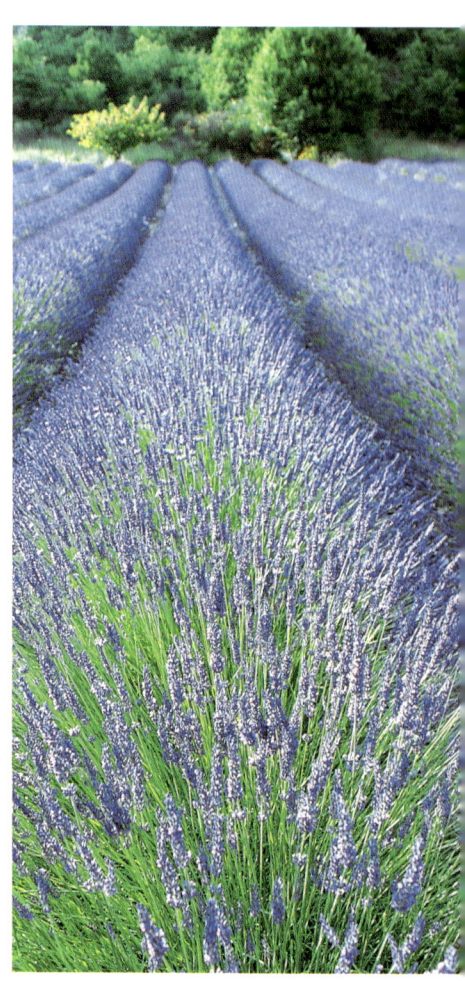

Lavendelfelder in voller Blüte sind im Sommer in der Umgebung der französischen Stadt Grasse ein anregender Anblick.

Schwerpunkt Vorbeugung

Der Schwerpunkt der Aromatherapie kann unter dem Motto bzw. der Zielsetzung „Vorbeugung ist besser als Heilung" zusammengefasst werden. In der

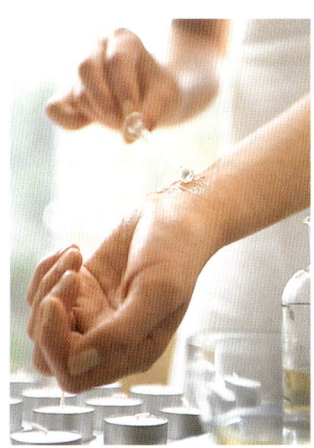

Praxis bedeutet das, dass ein Aromatherapeut den Lebensstil eines Patienten ganzheitlich betrachtet und einfache Veränderungen vorschlägt, die Krankheit oder das Aufkommen von Unwohlsein von vornherein verhindern.

Zu den häufigsten Problemen der Patienten gehören zum Beispiel Rückenschmerzen. Aromatherapeutische Massagen lindern den Schmerz und vertreiben Stress und Anspannung, die eine der wesentlichen Ursachen für Rückenschmerzen sind. Dennoch gibt es viele andere Ursachen für Rückenschmerzen.

Eine Mischung Ihrer Lieblingsessenzen, gelöst in einem pflanzlichen Öl, ergibt ein wunderbares Parfüm.

Der Aromatherapeut geht diese mit dem Patienten durch, um herauszufinden, ob physikalische Ursachen wie etwa ein unbequemer Bürostuhl, eine durchgelegene Matratze oder ein ungefederter Autositz zu dem Problem beitragen. Das Ausschalten dieser Ursachen kann das Problem teilweise oder sogar ganz lösen.

Vorbeugung führt ganz natürlich zu mehr Selbstverantwortung. Der Aromatherapeut ermuntert seine Patienten, auf sich zu achten, sich mit der eigenen Gesundheit zu befassen und die Verantwortung dafür zu übernehmen. Auf diese Weise können Patienten sich mithilfe des Aromatherapeuten selbst um ihre Gesundheit und ihr Wohlbefinden bemühen.

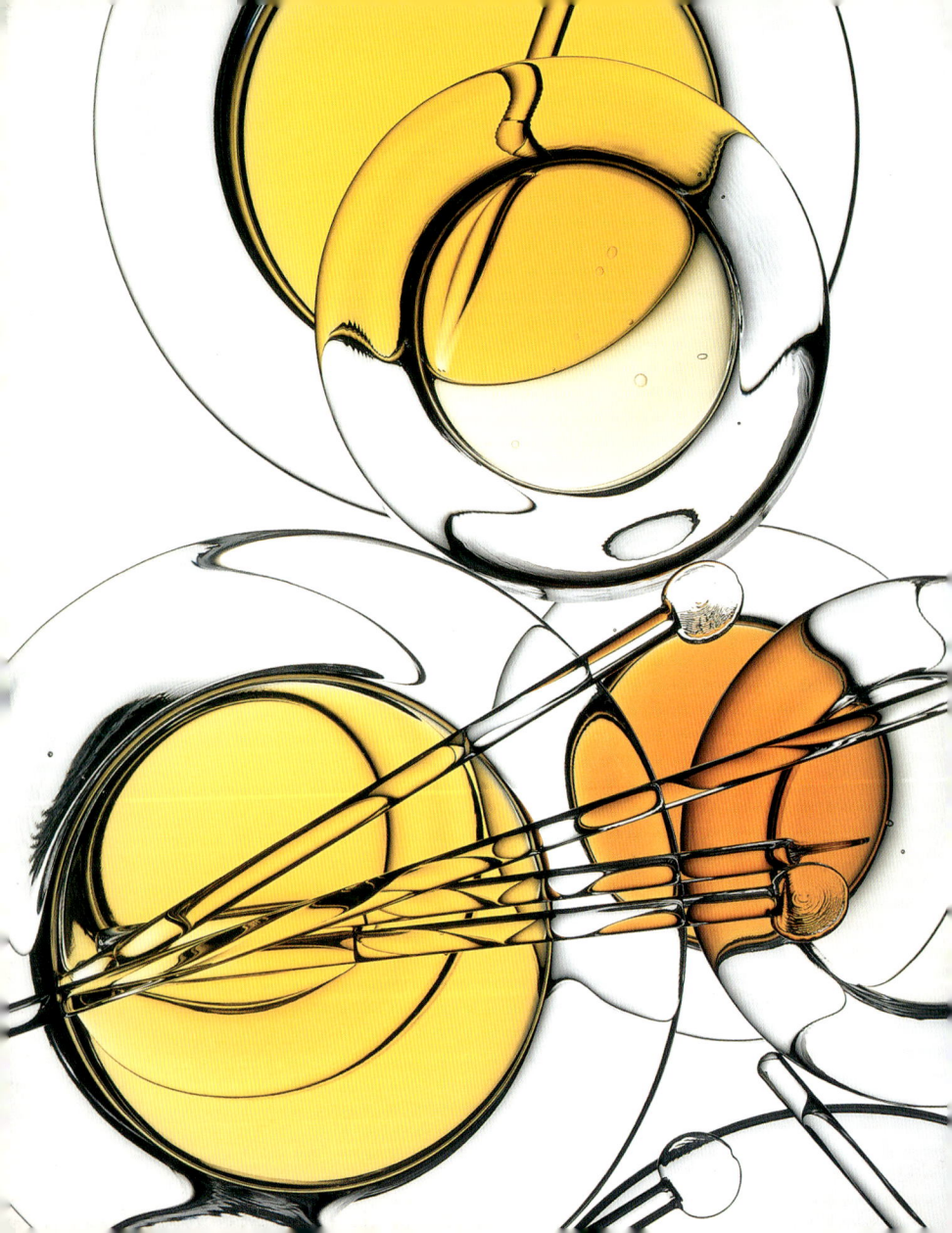

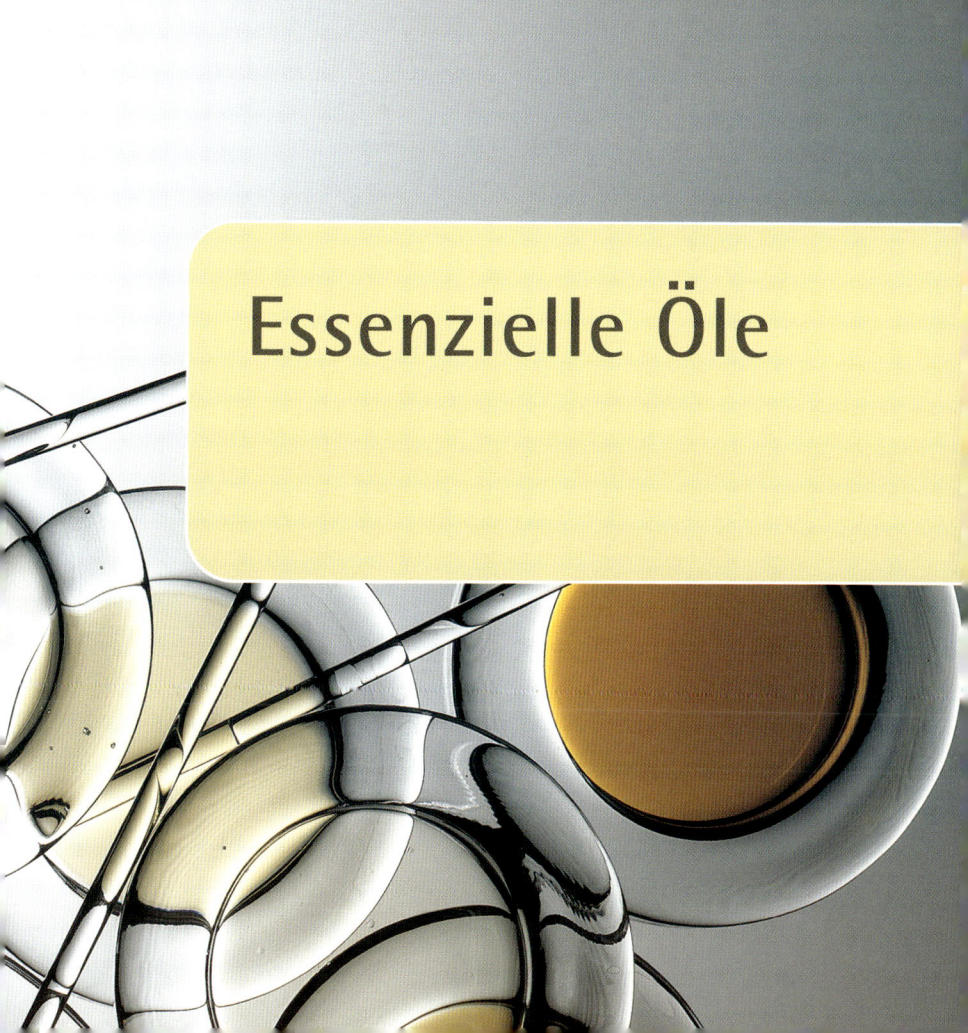

Essenzielle Öle

Was sind essenzielle Öle?

Aromapflanzen produzieren durch den Photosynthese genannten Prozess mithilfe von Nährstoffen aus Boden, Wasser, Sonnenlicht und -wärme in Drüsenzellen duftende Essenzen. Diese natürlich vorkommenden Pflanzenessenzen locken nützliche Insekten wie Bienen zur Bestäubung an, die zugleich weniger freundliche Insekten fernhalten, die sonst die Pflanze fressen oder zerstören könnten.

Bei vielen Aromapflanzen befinden sich die Drüsenzellen in Blüten und Blättern nahe der Oberfläche. Berühren Sie im Vorübergehen diese Pflanzen, setzt das den Duft frei. Schönheit und Zauber dieser Essenzen werden oft als aromatisches Herz, Lebenskraft oder Energie und als Seele oder Geist der Pflanze bezeichnet. Beim Destillieren von Aromapflanzen (normalerweise durch Wasserdampfdestillation) erfahren die Essenzen schwache chemische Veränderungen und werden zu essenziellen Ölen.

Der Ausdruck „essenzielles Öl" bezeichnet alle in der Aromatherapie angewendeten aromatischen Öle, obwohl dies streng genommen technisch nicht richtig ist. Durch einfaches Auspressen der Schale

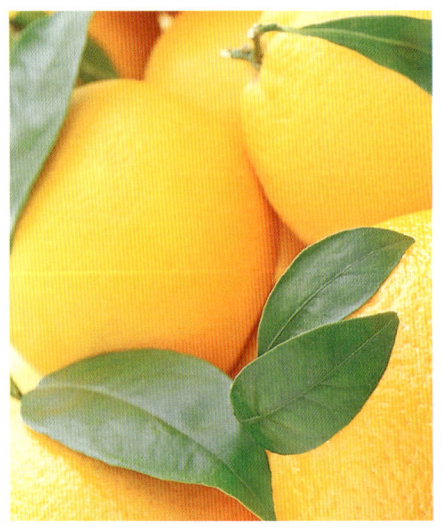

Diese lieblichen, frisch duftenden Bio-Zitronen eignen sich dazu, daraus essenzielle Öle zu pressen.

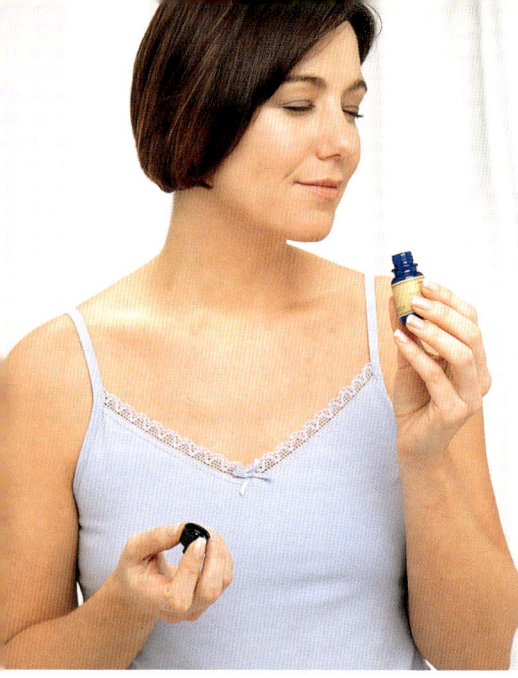

Man kann den Duft am besten genießen, wenn man mit einer Flasche essenziellen Öls unter der Nase herumschwenkt.

von Zitrusfrüchten gewonnene Öle sind immer noch Pflanzenessenzen. Manche Blütenöle, etwa Jasmin, gewinnt man durch einen „Enfleurage" genannten Prozess oder durch Auszüge mithilfe von Lösungsmitteln. Dies erzeugt ein „Concrète", das durch weitere Auszüge mit Lösungsmitteln zu einem „Absolue" wird. Dennoch wird der Einfachheit halber der Ausdruck „essenzielle Öle" generell für alle aromatherapeutischen Öle verwendet.

Haupteigenschaften von essenziellen Ölen

Viele essenzielle Öle sind hell, klar und nicht fettig, obschon es auch viskose und farbige gibt. Sie haben jedoch alle eine Eigenschaft: Sie lösen sich nur in fettigen Ölen wie Mandel- oder Sonnenblumenöl oder in Alkohol. Weil sie sich nicht in Wasser lösen, bestimmt das die Art ihrer Anwendung. Essenzielle Öle sind sehr konzentriert, kräftig und werden stark verdünnt, bevor sie in der Aromatherapie eingesetzt werden. Bei Massageöl z.B. enthält das Basisöl nur etwa zwei bis drei Prozent des essenziellen Öls. Nur selten und nur in ganz speziellen Situationen werden essenzielle Öle unverdünnt verwendet. Sie sollten in luftdichten, dunklen Glasflaschen aufbewahrt werden.

Wie verwendet man essenzielle Öle?

Essenzielle Öle sind die „Hauptwerkzeuge" der Aromatherapeuten. In ihren Händen werden sie zu wirksamen, wenn auch sanften Heilinstrumenten. Das macht den Gebrauch essenzieller Öle bei professionellen aromatherapeutischen Massagebehandlungen so wertvoll.

Eine solche Behandlung besteht aus zwei Teilen. Der erste Teil ist eine Konsultation, während der ein Aromatherapeut den besten Weg zur Behandlung des Patienten herausfindet und bestimmt, welche essenziellen Öle am nützlichsten sind. Darauf folgen das Zusammenstellen des Massageöls und eine Ganzkörpermassage.

Manchmal wird eine kürzere Massagebehandlung von Rücken, Kopf, Nacken oder Schultern angeboten, die bequem in der Mittagspause erfolgen kann. Manche Aromatherapeuten bieten auch Gesichtsmassagen, Lymphdrainage oder andere spezielle aromatherapeutische Behandlungen an. Nach der aromatherapeutischen Massage kann der Therapeut dem Patienten den Gebrauch essen-

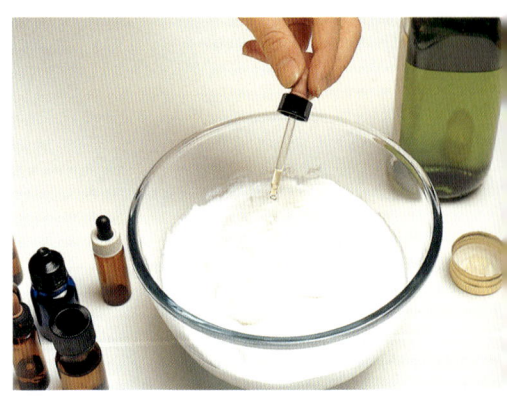

Feuchtigkeitscreme lässt sich leicht selbst herstellen, indem man einige Tropfen essenziellen Öls in eine einfache Gesichtscreme mischt.

zieller Öle für zu Hause empfehlen, um die Behandlung und eine weitere Wirkung auf das Wohlbefinden zu unterstützen. Dazu mischt der Aromatherapeut vielleicht ein Körper- oder Badeöl für den Patienten oder empfiehlt ihm den Kauf bestimmter essenzieller Öle für den Hausgebrauch.

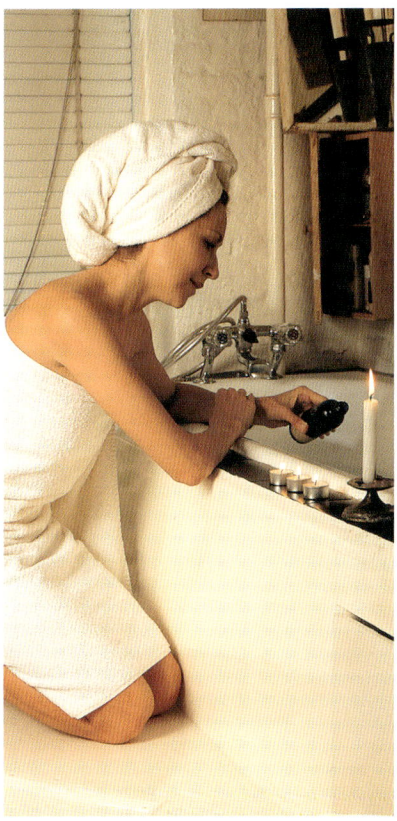

Geben Sie für ein entspannendes Bad einige Tropfen essenziellen Öls ins Badewasser, bevor Sie hineinsteigen.

Essenzielle Öle zu Hause genießen

Essenzielle Öle können auf verschiedene Weise mit oder ohne besonderen Rat und Unterstützung von Aromatherapeuten zu Hause angewendet werden. Solange Sie sich an die Richtlinien und Anweisungen halten, wie sie gewissenhaft in diesem Buch gegeben werden, kann der Gebrauch essenzieller Öle zu Hause sehr angenehm und wohltuend sein.

Die wohl häufigste Art der Nutzung besteht darin, einige Tropfen ins Badewasser zu geben. Es verlangt aber etwas mehr, als einfach auf gut Glück eine Flasche essenziellen Öls zu greifen und ein paar Tropfen ins Badewasser zu schütten!

Man kann essenzielle Öle auch anders anwenden, etwa als Dampfinhalation, heiße und kalte Kompressen, als Beimischung zu Gesichtscremes und Körperlotionen, bei der Haarpflege sowie als Raumduft und Körperparfüm. Besondere Anleitungen, Rezepte und Vorschläge finden Sie Seite 48 ff.

Wie wirken essenzielle Öle?

Essenzielle Öle verdunsten, sobald sie in Kontakt mit der Luft kommen. Deshalb wird, egal wie diese Öle angewendet werden, immer eine kleine Menge davon eingeatmet. Weil die Körpermassage die häufigste Form der Anwendung essenzieller Öle ist, spielen Lunge und Haut die größte Rolle dabei, wie die Wirkstoffe in unseren Körper gelangen und ihre Arbeit verrichten.

In der Lunge

Wenn man während einer aromatherapeutischen Massage, eines Bades oder einer anderen Behandlung Luft einatmet, nimmt man auch Bestandteile des essenziellen Öls auf. Diese Mischung aus Luft und essenziellem Öl gelangt durch die Luftröhre in die Bronchien und in die Lunge. In der Lunge befinden sich kleine, ballonförmige, als Alveolen bezeichnete Luftsäcke, um die winzige Blutgefäße lagern, die für den

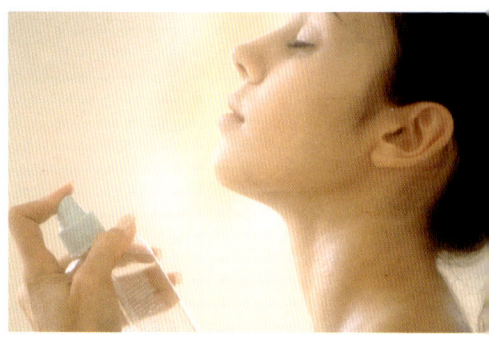

Ins Gesicht gesprühtes Blütenwasser ist ein mildes, erfrischendes Hautstimulans.

Austausch der Gase sorgen. Das bedeutet, dass Abfallprodukte – vor allem Kohlendioxid – gegen Sauerstoff und Bestandteile essenzieller Öle ausgetauscht werden.

Auf der Haut

Während einer Körpermassage wird die Haut mit einem Basisöl (etwa Mandelöl) bedeckt, das einen geringen Anteil essenziellen Öls enthält. Weil die Haut aufgrund ihrer Struktur halb durchlässig ist und bestimmte Substanzen aufneh-

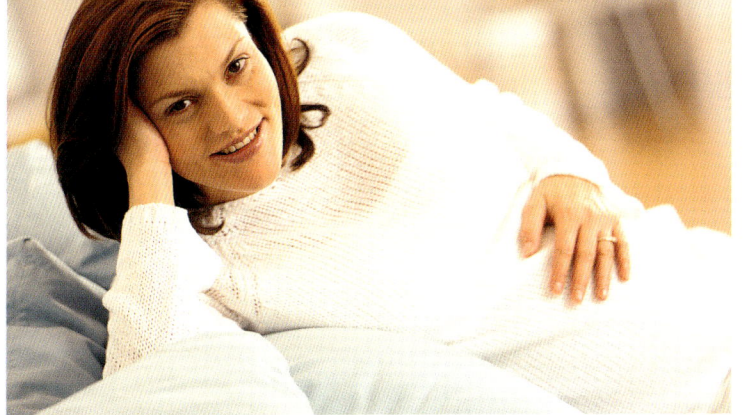

men kann, werden die Öle über die Haut in den Körper aufgenommen.

Wenn Sie den Sicherheitshinweisen in diesem Buch folgen, ist eine aromatherapeutische Behandlung während der Schwangerschaft relativ ungefährlich.

Im Körper

Sind die Bestandteile der essenziellen Öle erst einmal im Körper, kreisen sie im Blutstrom und „reisen" zu den verschiedenen Organen und Körpersystemen. Die meisten essenziellen Öle haben eine therapeutische Affinität mit bestimmten Organen oder Körpersystemen. So hat zum Beispiel essenzielles Rosenöl eine reinigende, regulierende und anregende Wirkung auf den Uterus. Sind die Bestandteile der Rose im Körper, „reisen" sie zur Gebärmutter und entfalten dort ihre wohltuende Wirkung.

Im Geist

Essenzielle Öle haben auch eine starke geistige, emotionale und psychische Wirkung. Bleiben wir bei dem Beispiel der Rose: Sie wirkt auch antidepressiv, regt die Nerven an und ist ein Aphrodisiakum. Daher integrieren Aromatherapeuten gern die Rose in Massagemischungen für Frauen mit Empfängnisproblemen. Die Rose kann sich dann körperlich, emotional und psychisch wohltuend auswirken.

Familien essenzieller Öle

Essenzielle Öle können auf verschiedene Weise in Gruppen oder Familien eingeteilt werden. Das Verzeichnis essenzieller Öle am Ende dieses Buches (Seite 268–385) benutzt eine recht gebräuchliche Methode der Klassifikation anhand des Pflanzentyps (etwa einem Kraut) und dem Teil der Pflanze, aus dem das essenzielle Öl erzeugt wurde (etwa die Blüten).

Seltener werden in praktischen Listen essenzielle Öle nach der botanischen Familie klassifiziert. Dennoch gibt dies wertvolle Einblicke in die Eigenschaft essenzieller Öle.

Sie werden nicht ausschließlich in der Aromatherapie verwendet; die Industrie nutzt essenzielle Öle auch als Geschmacksstoffe, zur Parfümherstellung und in der Pharmazie. Die industriell verwendeten Öle erfordern jedoch nicht denselben Grad von Reinheit und Echtheit wie die in der Aromatherapie eingesetzten.

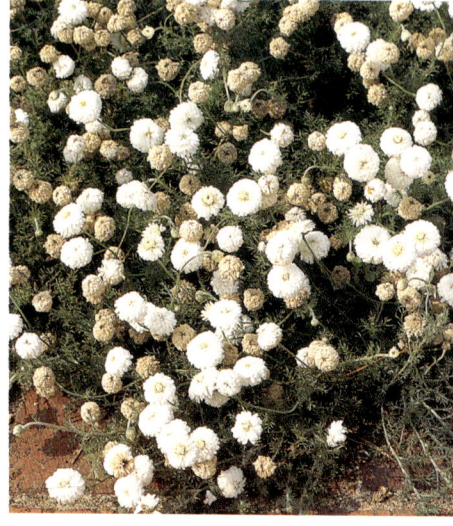

Ein botanischer Überblick

Vergewissern Sie sich, dass Ihre für die Aromatherapie verwendeten essenziellen Öle botanisch rein sind. Authentizität und botanische Reinheit erkennt man normalerweise daran, dass der Händler auch den botanischen und nicht nur den volkstümlichen Namen

Essenzielles Kamillenöl kann aus einer von mehreren verschiedenen Kamillenarten destilliert werden.

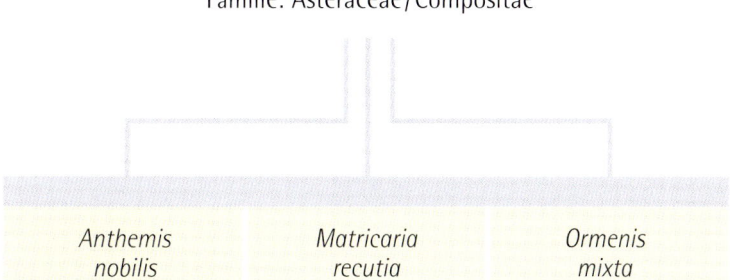

Familie: Asteraceae / Compositae

| Anthemis nobilis | Matricaria recutia | Ormenis mixta |

Anhand dieses Diagramms können Sie deutlich erkennen, dass die botanische Familie Asterceae / Compositae drei verschiedene essenzielle Öle hervorbringt.

kennt. Zum Beispiel kann der Name „Kamille" drei verschiedene essenzielle Öle meinen: Römische Kamille (*Anthemis nobilis*), Echte Kamille (*Matricaria recutia*) oder Wilde Kamille (*Ormenis mixta*). Obwohl alle drei zu derselben botanischen Familie gehören – Compositae (auch Asteraceae genannt) – hat jede der drei Kamillen andere Eigenschaften und sollte nicht mit den anderen verwechselt werden.

Auch sollte man wissen, welcher Teil der Pflanze benutzt wurde. Aus dem Wacholder (*Juniperus communis*) zum Beispiel werden zwei verschiedene essenzielle Öle destilliert. Deutlich feiner als das aus Laub und Zweigen gewonnene ist das aus den Beeren destillierte Öl, das Sie in der Aromatherapie verwenden sollten.

Sie sollten nicht nur den botanischen Namen des essenziellen Öls kennen und wissen, von welchem Pflanzenteil es stammt, sondern auch die Quelle und das Herkunftsland des Öls sowie die Methode kennen, wie es extrahiert wurde. So können Sie sicher sein, dass das gewählte essenzielle Öl rein und echt ist.

Extraktionsmethoden

Es gibt unterschiedliche Methoden, um essenzielle Öle aus Aromapflanzen zu extrahieren. Dies sind: Pressungen, Destillationsprozesse und der Einsatz flüchtiger Lösungsmittel.

Pressungen

Diese Methode wird nur bei Zitrusfrüchten angewendet. Die essenziellen Öle von Zitrusfrüchten befinden sich dicht unter der Schalenoberfläche und können leicht durch Pressen und Skarifikation (Anritzen der Haut) gewonnen werden. Zu den Pressmethoden zählen die Schwammmethode und die maschinelle Abschürfung, wobei die erste traditioneller ist und ein sehr reines essenzielles Öl ergibt.

Zu Hause können Sie versuchen, kleine Mengen eigener essenzieller Zitrusöle durch Auspressen von Hand zu erzeugen. Waschen und trocknen Sie die Früchte, schneiden Sie Stücke der Schale ab. Drücken Sie sie mit den Fingern über einer kleinen Schale aus, fangen Sie das essenzielle Öl auf und bewahren Sie es in einer dunklen Glasflasche mit Tropfpipette auf. Verwenden Sie es wie jedes andere Zitrusöl.

Destillation

Destillationsprozesse beinhalten das Erhitzen des Pflanzenmaterials, bis sich Dampf bildet, der dann so weit abgekühlt wird, dass er sich verflüssigt. Bei der Wasserdestillation wird das Pflanzenmaterial mit Wasser bedeckt und in einem luftdicht verschlossenen Gefäß erhitzt. Diese Methode ist langsamer und

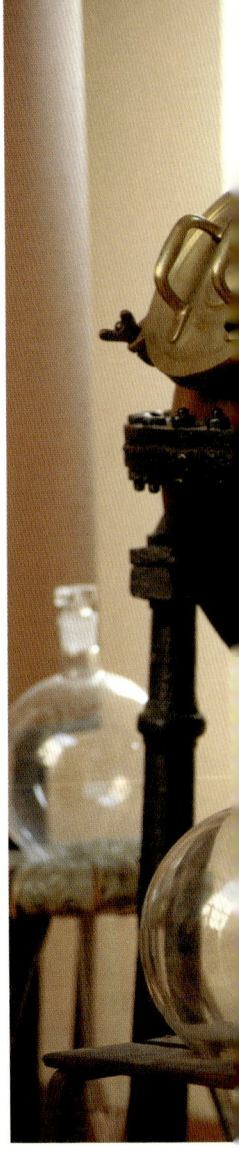

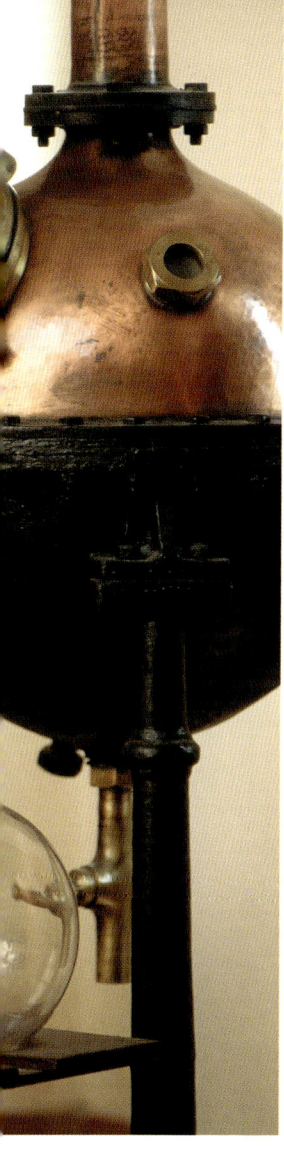

manchmal der Dampfdestillation unterlegen, weil bestimmte empfindliche Bestandteile der essenziellen Öle durch die Hitze zerstört werden. Die effizientere Dampfdestillation setzt Dampf unter Druck ein, um das essenzielle Öl rasch zu entziehen.

Extraktion mit Lösungsmitteln

Die empfindlichsten Pflanzenmaterialien, etwa Blüten, und solche, die nur einen geringen Anteil essenzieller Öle enthalten, werden mithilfe von Lösungsmitteln extrahiert. Der Hauptvorteil dieser Methode besteht darin, dass sie schonend ist, aber das entstehende essenzielle Öl enthält dadurch auch nicht-flüchtige Wachse und Pflanzenfarbstoffe. Dennoch halten viele Fachleute diese essenziellen Öle für die Aromatherapie geeignet. In der modernen Herstellung sind die wesentlichsten Lösungsmittel flüchtige Kohlenwasserstoffe (wie etwa Hexan).

Neu eingeführt ist die Extraktion mithilfe von Kohlendioxid. Manche Fachleute meinen, sie liefere sehr reine und qualitativ hochwertige essenzielle Öle. Andere stehen derart erzeugten Ölen kritisch gegenüber. Diese Form der Extraktion mithilfe von Kohlendioxid erfordert eine teure Ausrüstung. Deshalb sind auf diese Weise erzeugte Öle schwer erhältlich und teuer.

Dies ist ein Beispiel einer professionellen und noch immer kommerziell zum Destillieren von essenziellen Ölen aus Pflanzenmaterial genutzten Dampfdestille.

Essenzielle Öle sicher anwenden

Essenzielle Öle sind hoch konzentriert, was Sie aus der Tatsache schließen können, dass man tausende Rosenblütenblätter braucht, um einen einzigen Tropfen essenzielles Rosenöl zu erzeugen. Diese Konzentration müssen Sie berücksichtigen, wenn Sie mit essenziellen Ölen arbeiten. Sie können essenzielle Öle sicher und wirksam einsetzen, wenn Sie die unten (und an anderen Stellen in diesem Buch) gegebenen Richtlinien befolgen.

Weil diese Öle stark und hoch konzentriert sind, können Sie bei unsachgemäßer Anwendung giftig sein. Wenn Sie jedoch sorgfältig mit den Ölen umgehen und einige einfache Sicherheitshinweise beachten, sind sie sicher und wohltuend.

Sicherheitshinweise

- Wie schon erwähnt, sollten Sie essenzielle Öle niemals einnehmen. Außerdem muss bei allen Anwendungen jeder Kontakt essenzieller Öle mit der Mund- und Augenregion unbedingt vermieden werden.

- Manche essenziellen Öle führen zu Reizungen, wenn sie unverdünnt auf die Haut aufgetragen werden. Deshalb wird das nur gelegentlich und unter besonderen Umständen mit ausgewählten Ölen empfohlen. Tragen Sie nur sauber gelöste essenzielle Öle auf die Haut auf und folgen Sie sorgfältig den Rezepten und Methoden. Verändern Sie die in den Rezepten empfohlenen Mengen essenzieller Öle nicht.

• Bestimmte essenzielle Öle können ebenso wie Gewürze bei besonderer Empfindlichkeit Hautreizungen verursachen. Gelegentlich tritt bei der Anwendung einiger essenziellen Öle eine Rötung oder ein Jucken der Haut auf. Wenn das passiert, tragen Sie etwas neutrale Creme oder ein Basisöl wie etwa Mandelöl auf die gereizte Stelle auf. Legen Sie dann ein feuchtes Mulltuch darüber, bis Rötung oder Juckreiz verschwinden.

• Wenn Sie versehentlich einen Tropfen essenzielles Öl ins Auge bekommen, nehmen Sie etwas Basisöl, um damit das essenzielle Öl zu verdünnen, und entfernen Sie es mit einem weichen Tuch, bevor Sie das Auge mit klarem Wasser ausspülen. Bei schweren Unfällen suchen Sie einen Augenarzt auf.

• Manche essenziellen Öle wie etwa Bergamotte und andere Zitrusöle sind phototoxisch. Das bedeutet, dass sie selbst verdünnt in hellem Sonnenlicht zu Hautverfärbungen führen können. Am besten vermeidet man daher bei sonnigem Wetter den Gebrauch von Bergamotte und anderen Zitrusölen auf der ungeschützten Haut.

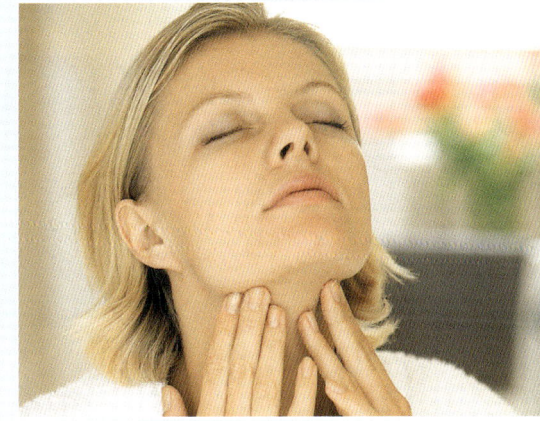

Die Kunst des Mischens

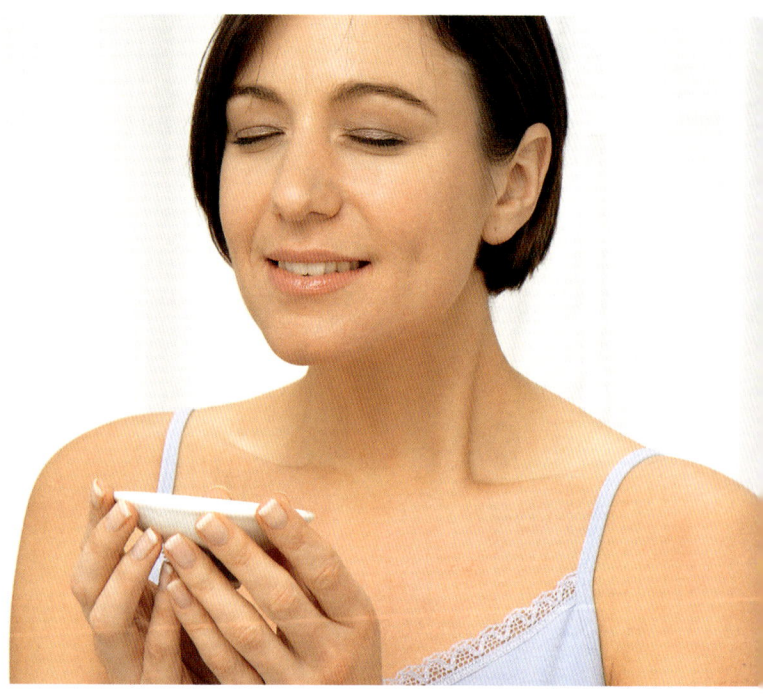

Essenzielle Öle erfüllen pur ihre therapeutische Aufgabe und sind oft jedes für sich angenehm. Die echte Wirkung und die Freude an der Aromatherapie liegt im Mischen

Die magische Kunst, verschiedene essenzielle Öle zu unterschiedlichen Mischungen zu vereinen, ist kreativ, lohnend und bereitet Freude.

essenzieller Öle. Das breite Spektrum an Ölen und die Verwendung unterschiedlicher Anteile hat den Vorzug, dass jede Ihrer Mischungen einzigartige Eigenschaften hat.

Eine Mischung ist mehr als eine Auswahl zusammengemischter essenzieller Öle. Mischen ist eine Kunst und, wie andere Kunstformen auch, ein intuitiver, kreativer Vorgang. Wenn Sie essenzielle Öle zu einer Mischung zusammenstellen, schaffen Sie mehr als die Summe ihrer Teile. Dieses Konzept wird als Synergie bezeichnet. Mit anderen Worten: Das Mischen essenzieller Öle ist wie Zauberei oder Alchemie, und die Mischung selbst entwickelt und verändert sich im Lauf der Zeit. Man kann sagen, dass eine Mischung essenzieller Öle eher ein lebendiger, organischer Vorgang ist als eine statische, unbelebte Sache oder eine Substanz.

Eigene Vorlieben finden

Essenzielle Öle werden wegen ihrer therapeutischen und medizinischen Eigenschaften und zur Erzeugung von Düften miteinander gemischt. Dennoch schließen die beiden Ziele einander nicht aus. Es ist schließlich sinnlos, eine Mischung aus essenziellen Ölen gegen Kopfschmerzen herzustellen, wenn man dann feststellt, dass man ihren Geruch nicht mag. Menschen fühlen sich oft von den essenziellen Ölen angezogen, die ihnen gut tun, und Vorlieben und Abneigungen ändern sich im Lauf der Zeit.

Woher weiß man, welche essenziellen Öle eine gute Mischung ergeben und welche man nicht mischen sollte? Auf den nächsten Seiten finden Sie einige Richtlinien, aber es hängt auch sehr vom individuellen Geschmack und von Vorlieben ab. Es gibt keine verbindlichen Regeln – nur einige allgemeine Prinzipien Viele Frauen mögen zum Beispiel süße, blumige Düfte, während die meisten Männer den Duft von Holz, Kräutern oder Gewürzen bevorzugen.

Jedes essenzielle Öl hat seinen eigenen, individuellen Charakter. Wenn Sie mit den verschiedenen Ölen vertraut sind, lernen und verstehen Sie intuitiv, welche Öle sich gut mit bestimmten anderen mischen lassen. Experimentieren und Erfahrung sind die Schlüssel zur Kunst des Mischens.

Kopf-, Herz- und Basisnoten

Das Mischen essenzieller Öle zu Parfüms ist eine uralte Kunst, die mit der Musik das Konzept von „Tonleitern" gemeinsam hat. Das bedeutet, dass wie bei der Tonleiter, die Noten von Tief über Mittel bis Hoch reichen und auch eine gute Mischung essenzieller Öle hohe, mittlere und tiefe Töne hat. Eine gute Mischung ist daher harmonisch, ausgewogen und abgerundet.

Das Notenspektrum

• Kopfnoten sind jene, die am flüchtigsten sind und die wir zuerst riechen. Sie sind leicht, frisch und neigen dazu, sich rasch aufzulösen.

• Dann erscheinen die Herznoten, die das Herz und den Körper des Dufts bilden. Manche klingen eine Zeit lang nach.

• Basisnoten sind voll, schwer und halten lange. In der Parfümerie nennt man Basisnoten auch „Fixative" – sie „befestigen " ein Parfüm buchstäblich, halten es zusammen und verhindern zu rasches Verflüchtigen leichterer Noten.

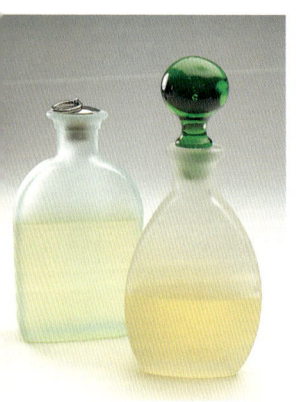

Beim Lesen der Beschreibungen der individuellen essenziellen Öle werden Sie feststellen, dass sich jedes einzelne aus verschiedenen Noten zusammensetzt. Diese verdunsten unterschiedlich schnell, sodass man verschiedene Teile zu verschiedenen Zeiten riecht, je nach ihrer Flüchtigkeit. Werden mehrere Öle miteinander gemischt, erzeugt dies einen komplexen Duft, wenn ein aromatisches Teilchen zu seiner Zeit seinen Duft in die Atmosphäre entlässt.

Verzierte Glasflaschen wie diese sind ansprechende Parfümflakons, die Ihre selbst gemachten Parfüme aufnehmen.

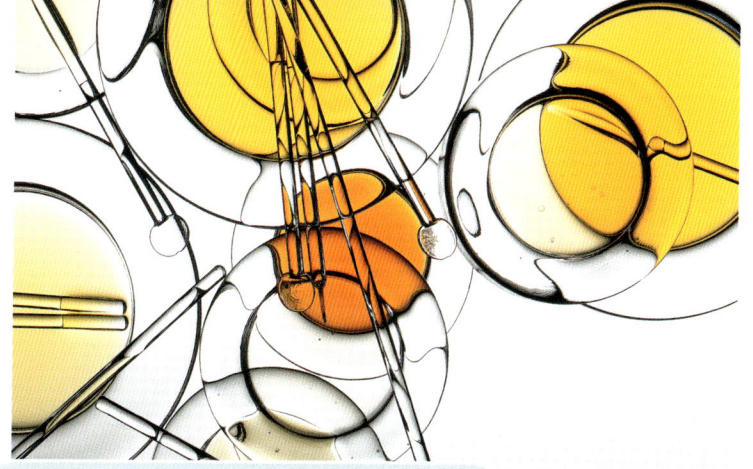

Klassische Mischungen

Da Mischen eine Kunst und keine exakte Wissenschaft ist, überrascht es kaum, dass es unterschiedliche Meinungen darüber gibt, wo auf der Skala sich jedes essenzielle Öl befindet. Manche sind einfacher einzuordnen als andere. So werden zum Beispiel Zitrusöle fast immer als Kopfnoten bezeichnet, während Patschuli, Benzoe und Myrrhe in der Regel als Basisnoten bezeichnet werden. Unten finden Sie eine Liste der Mischungen einiger häufig gebrauchter essenzieller Öle unter Verwendung von Kopf-, Herz- und Basisnote.

Kopf	Herz	Basis
Zitrone	Geranie	Zypresse
Bergamotte	Neroli	Weihrauch
Süße Orange	Lavendel	Patschuli
Eukalyptus	Rosmarin	Sandelholz
Basilikum	Rosenholz	Myrrhe

Einführung in die Aromatherapie

Verdunstungsraten und Duftintensitäten

Die Kunst des Mischens von Kopf-,
Herz- und Basisnote führt automatisch
zu einem Blick auf die Verdunstungsrate und Duftintensitäten. Sie entspre-
chen der Skala der Noten, enthalten
aber außerdem noch weitere nützliche
Informationen.

*Dieser Parfümeur kann aus einem breiten
Spektrum von Aromen auswählen.*

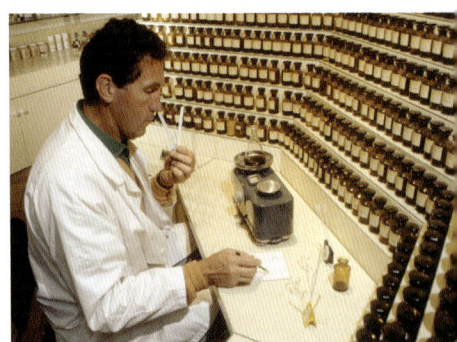

Verdunstungsraten

Die Verdunstungsraten auf einer Skala von eins bis hundert bestimmen, wie
lange ein Duft anhält. Diese Information kann Ihnen dabei helfen, ein essenzielles Öl als Kopf-, Herz- oder Basisnote einzuordnen. An den folgenden Beispielen werden Sie jedoch sehen, dass das nicht immer der Fall ist.
Basilikum zum Beispiel wird allgemein als Kopfnote eingeordnet, hat aber
die Verdunstungsrate eines essenziellen Öls der Herznote.

Eukalyptus	5	Bergamotte	55	Ylang-Ylang	91
Melisse	17	Weihrauch	75	Zedernholz	97
Marjoran	40	Basilikum	78	Rose	99
Kamille	47	Lavendel	85	Patschuli	100

Duftintensitäten

Die Duftintensität essenzieller Öle auf einer Skala von eins bis zehn enthält Überraschungen, weil nicht alle essenziellen Öle mit Basisnote einen
intensiven Duft haben, manche der essenziellen Öle mit Kopfnote aber
schon. Obwohl diese Abweichungen verwirrend erscheinen, zeigen sie einfach die komplexe Natur von essenziellen Ölen und ihren Aromen.

Bergamotte	4	Muskatellersalbei	5	Geranie	6	Basilikum	7
Zypresse	4	Wacholder	5	Rosmarin	6	Jasmin	7
Benzoe	4	Neroli	5	Ylang-Ylang	6	Weihrauch	7
Lavendel	4	Sandelholz	5	Fenchel	6	Pefefferminze	7

Wenn Sie wissen, welche Note, Verdunstungsrate und Duftintensität ein
essenzielles Öl hat, hilft diese Information Ihnen bei der Kreation einer
Mischung. Irgendwann werden Ihre Intuition und Ihr Geruchssinn Ihnen bei-
stehen, aber diese Tabellen sind am
Anfang recht hilfreich dabei, harmo-
nische, abgerundete und ästhetisch ge-
fällige Mischungen aus essenziellen
Ölen zu erzeugen.

*Wenn Sie das Grundwissen über Verduns-
tungsraten und Duftintensitäten haben, können Sie Ihr persönliches Parfüm mischen.*

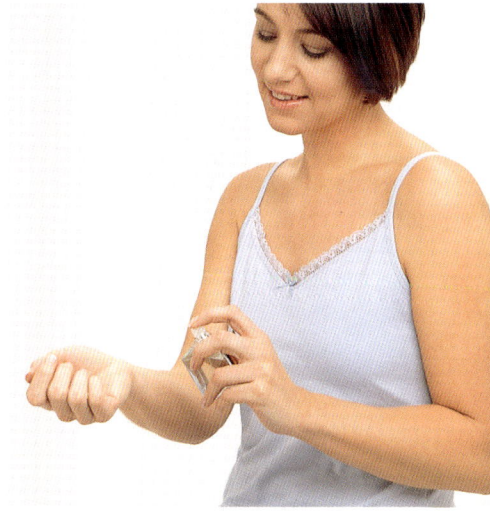

Parfümfamilien

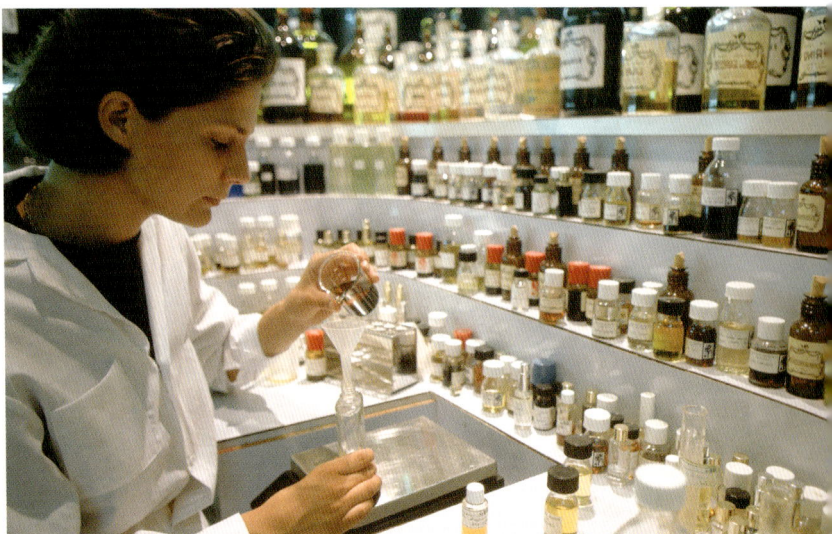

Die Parfümindustrie verfügt bei der Schöpfung kommerzieller Düfte über umfangreiches spezielles Fachwissen, und wir können

*Diese Parfümeurin erschafft ein
neues kommerzielles Parfüm.*

davon etwas über das Mischen essenzieller Öle aus den klassischen Parfümfamilien lernen. Obwohl die Parfümindustrie auch tierische Aromen wie Zibet,
Moschus und Amber verwendet (die Aromatherapeuten niemals einsetzen), spielen essenzielle Öle in Parfüms eine Hauptrolle.

Das Herz der Parfümindustrie befindet sich im südfranzösischen Grasse, einer
Region, in der man Lavendel, andere Blumen und Kräuter auf weiten Feldern an-
baut. Vor Ort werden essenzielle Öle für die Parfümherstellung destilliert. Gegenüber finden Sie die Beschreibungen einiger Parfümfamilien.

Familiencharaktere

Jede Parfümfamilie hat ihren ganz speziellen Charakter und Duft.

• Blumig ist die größte Familie, und der Duft ist am besten mit weiblich, zart und romantisch beschrieben. Blumige essenzielle Öle wie Lavendel, Ylang-Ylang, Geranie und Rose bilden die Basis dieser Parfüms.

• Grüne Düfte erinnern an Sommerwiesen und frisch gemähtes Gras. Ein typisches grünes Parfüm enthält essenzielle Öle aus Kräutern wie Basilikum und Rosmarin sowie Moose und kann auch Blumiges, Holziges und Zitroniges enthalten.

• Zypressendüfte sind elegant, formell und kultiviert. Sie enthalten oft Muskatellersalbei, Eichenmoos und Patschuli, gemischt mit vollem, tiefem Blumigem und frischem Zitrus.

• Die Zitrusfamilie basiert auf Zitrusölen. Ihre Parfüms sind frisch, klar und schließen Zitronengras, Eisenkraut und Palmarosa mit ein.

• Würzige Düfte sind scharf, klar und tief, etwas unkonventionell und offenherzig. Die würzigen essenziellen Öle wie Gewürznelke, Schwarzer Pfeffer, Kardamom, Zimt und Muskatnuss bilden die Basis würziger Parfüms. Individuelle Gewürzöle werden erstaunlich oft in anderen Parfüms verwendet.

• Orientalische Amber-Parfüms sind tief, schwer, geheimnisvoll, verführerisch und exotisch. Sie neigen dazu, warm und lang anhaltend zu sein. Sie schließen typischerweise Sandelholz, Zedernholz, Weihrauch, Myrrhe, Patschuli, Vanille und Moschuskörner mit ein. Orientalische Amber-Parfüms eignen sich meist sowohl für Männer als auch Frauen.

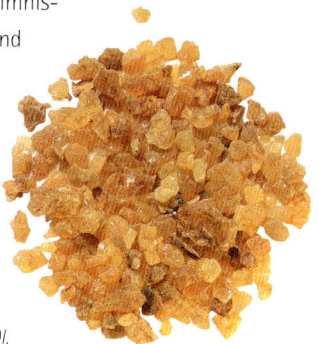

Diese „Tränen" aus gehärtetem, aus dem Myrrhestrauch extrahiertem Harz werden durch Dampfdestillation zu essenziellem Öl.

Mischtechniken

Wenn Sie eine Mischung essenzieller Öle für sich selbst oder andere komponieren, müssen Sie jede Störung oder jedes Unwohlsein, die zugrunde liegenden Ursachen der Symptome, psychologische und emotionale Faktoren sowie allgemeine ästhetische Überlegungen berücksichtigen. Selbst wenn Sie nur ein Parfüm kreieren möchten, müssen Sie bedenken, dass die therapeutische Kraft der von Ihnen gewählten essenziellen Öle noch vorhanden sein wird.

Es gibt eine starke Verbindung zwischen Geruch und Gedächtnis, und bestimmte essenzielle Öle können verschüttete oder ganz spezielle Erinnerungen wachrufen. Vermeiden Sie essenzielle Öle, die unangenehme Erinnerungen wecken – oder solche,

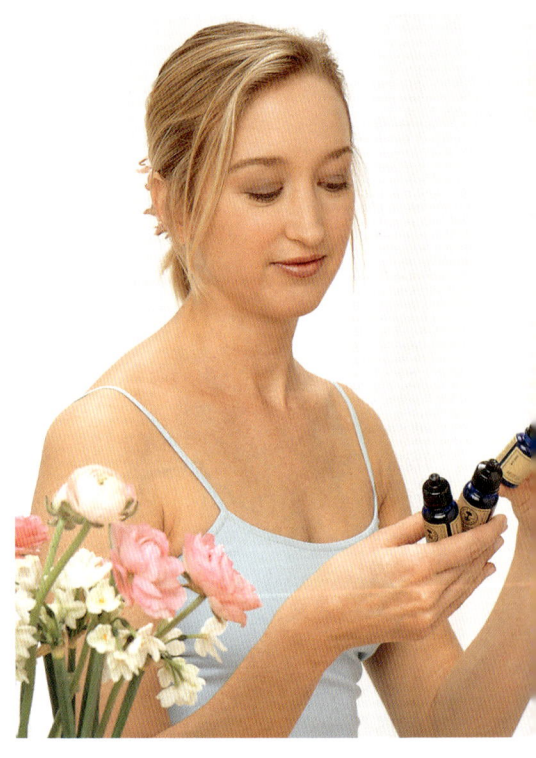

Um eine angenehme Mischung essenzieller Öle zu kreieren, müssen Sie an einigen riechen.

die Sie einfach beim ersten Riechen nicht mögen –, weil als unangenehm empfundene Düfte keine wohltuende Wirkung haben.

Mischtipps

• Wenn Sie mit der Herstellung eigener Mischungen beginnen, beschränken Sie sich auf maximal vier essenzielle Öle für jede Mischung. Sogar mit nur drei Ölen können Sie Mischungen mit Kopf-, Herz- und Basisnote erzeugen (siehe S. 32–33). Wenn Sie einen Fehler gemacht und eine Mischung erhalten haben, die Ihnen missfällt, können Sie leichter einschätzen, wo der Fehler lag, wenn nur wenige Öle daran beteiligt waren.

• Wählen Sie die Öle, die Sie in Ihrer Mischung verwenden möchten, und tragen Sie einen oder zwei Tropfen jedes essenziellen Öls auf ein Wattestäbchen auf, bevor Sie die Öle in Mandelöl, Hautlotion oder einen anderen Träger mischen. Wenn Sie die Wattestäbchen etwas entfernt von Ihrer Nase halten und damit wedeln, bekommen Sie einen guten Eindruck, wie die Mischung riechen wird.

• Indem Sie ein Wattestäbchen wegnehmen oder ein weiteres mit einem anderen essenziellen Öl hinzufügen, können Sie Ihre Mischung fein abstimmen, bevor Sie die Öle in ein aromatherapeutisches Produkt verwandeln.

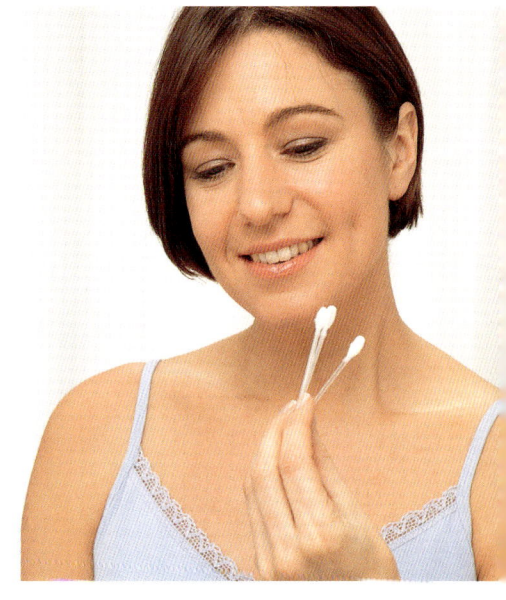

Als Test riechen Sie an verschiedenen essenziellen Ölen auf Wattestäbchen.

Dies beugt teurer Verschwendung vor. Der Mischungsvorgang wird auch als „Zuhören lernen durch die Nase" beschrieben, was einen interessanten Einblick in die Kunst des Mischens gibt.

Die Verwendung essenzieller Öle

Es gibt verschiedene Arten, essenzielle Öle zu verwenden. Auf den folgenden Seiten werden sie im Einzelnen beschrieben.

Bäder

Nach der Massage ist das aromatische Baden mit essenziellen Ölen die wirksamste und wohltuendste aromatherapeutische Behandlung. Die therapeutische Wirkung von Wasser und Bädern ist bekannt, aber die Zugabe essenzieller Öle macht die Erfahrung zu etwas Besonderem.

Aromatische Bäder bieten Einfachheit und Vielseitigkeit. Ein Bad mit essenziellen Ölen kann entspannend, anregend, erfrischend oder aphrodisisch sein. Sie können damit Hautleiden behandeln und Muskelschmerzen lindern.

Essenzielle Öle im Badewasser

- Füllen Sie die Badewanne mit Wasser, tröpfeln Sie 4–8 Tropfen essenziellen Öls hinein und – weil essenzielle Öle sich nicht in Wasser lösen – rühren Sie im Wasser, um die Öle zu verteilen. Geben Sie die essenziellen Öle nicht beim Einlaufen des Wassers hinzu, weil sonst viel von den höchst flüchtigen Ölen verloren geht.

- Für ein Feuchtigkeitsbad verwenden Sie eine Grundlage aus löslichem Badeöl oder ein Basisöl wie Mandelöl. Geben Sie auf 5 ml (1 TL) Basisöl 4–8 Tropfen essenzieller Öle Ihrer Wahl hinzu und rühren die Mischung wie oben beschrieben ins Wasser ein. Eine klassische, entspannende Bademischung besteht aus 2 Tropfen Lavendel, 2 Tropfen Geranie und 2 Tropfen Kamille.

Verdunster und Verteiler

Räume lassen sich durch Verteilen essenzieller Öle in der Luft auf angenehme und natürliche Weise parfümieren. Duftlampen ermöglichen eine bequeme Verteilung essenzieller Öle. Sie bestehen meist aus Keramik oder Stein, haben eine untere Kammer für ein Teelicht sowie eine obere Schale für Wasser und essenzielle Öle. Es gibt auch elektrische Diffusionsgeräte und Keramikringe für Glühbirnen, die ähnlich wie Duftlampen funktionieren. Eine einfache Methode, Öle zu verteilen, ist eine kleine Schale mit heißem Wasser, auf der Heizung.

Gebrauch einer Duftlampe

• Entzünden Sie das Teelicht und füllen Sie die obere Schale zur Hälfte mit Wasser. Tropfen Sie 8–10 Tropfen essenziellen Öls hinein. Wenn sich das Wasser erhitzt, verdampfen die essenziellen Öle und parfümieren die Luft.

• Zitronengras hält Insekten fern, während Geranie und Bergamotte Zigarettendunst und Tiergerüche neutralisieren und überdecken. Teebaum, Rosmarin oder Eukalyptus helfen, die Ausbreitung von Infektionen zu verhindern. Eine entspannende Atmosphäre schaffen Weihrauch und Sandelholz.

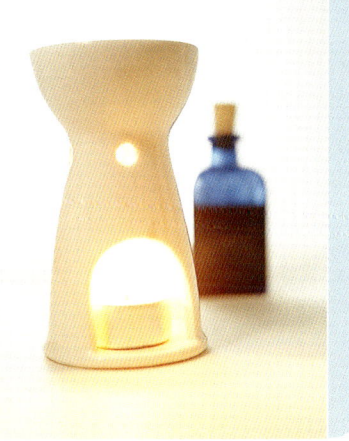

Raumsprays

Wenn der Gebrauch von Duftlampe oder Diffusionsgerät unbequem oder nicht nach Ihrem Geschmack ist, können Sie auch ein Raumspray aus Wasser und essenziellen Ölen verwenden. Die Wirkung ist weniger stark als bei der Verdampfung der Öle, aber manche Menschen schätzen ein weniger intensives Aroma. Außerdem wirken Raumsprays sofort.

Verwenden Sie keine Plastikflaschen, da essenzielle Öle mit dem Material reagieren könnten.

Herstellung von Raumspray

- Nehmen Sie eine Glasflasche mit Sprühaufsatz und füllen sie fast vollständig mit kaltem Wasser. Nehmen Sie pro 5 ml (1 TL) Wasser 3 Tropfen essenzieller Öle. Für 100 ml rechnet man 60 Tropfen essenzieller Öle.

- Ein Raumspray kann Lavendel, Rosenholz, Bergamotte und Orange enthalten. In ein Badezimmer oder eine Toilette passt eine Mischung aus Zedernholz, Wacholder, Kiefer und Zitrone. Eine sinnliche Abendstimmung erzeugen Rose, Patschuli, Mandarine und Sandelholz.

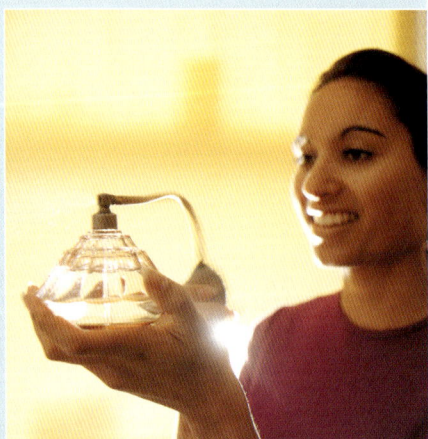

In der Küche

Obwohl nicht empfohlen wird, essenzielle Öle einzunehmen, rufen winzige Mengen, stark verdünnt in Speisen und Getränke gemischt, wohl kaum Abwehrreaktionen hervor. Die Geschmacksindustrie setzt essenzielle Öle ein, um Speisen, Getränke und Körperpflegemittel wie Zahnpasta zu aromatisieren. Dadurch nehmen wir schon winzige Mengen essenzieller Öle auf.

Essenzielle Öle als Aroma

• Fruchtsirups lassen sich mit 100 g Zucker zubereiten, den man mit 600 ml Wasser 5 Minuten kochen lässt. Abkühlen lassen, dann 1 Tropfen essenzielles Öl von Zitrone, Orange oder Grapefruit einrühren. Fügen Sie 1–2 EL Fruchtsaft hinzu, bevor Sie den Sirup über Eis, Früchte oder zu Gebäck geben.

• Für einen heißen Punsch nehmen Sie 1 Liter Rotwein, gemischt mit einer Kanne starkem schwarzem Tee aus 4 Teebeuteln. Geben Sie 1 TL braunen Zucker, Zitronen- und Orangenscheiben und ein kleines Glas Weinbrand hinzu. Fünf Minuten vor dem Servieren rühren Sie je 1 Tropfen essenzielles Öl von Zimt, Gewürznelke, Kardamom und Ingwer ein.

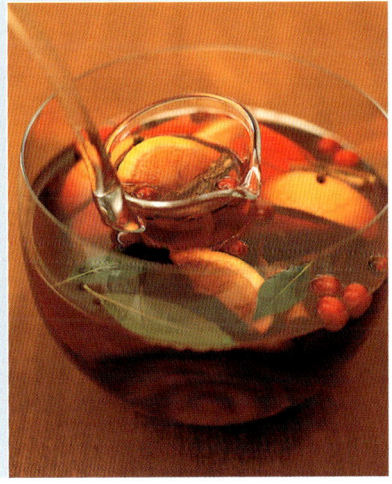

Duft für Papier und Wäsche

Es ist sehr romantisch, wenn man einen parfümierten Liebesbrief erhält. Parfümiertes Papier war beliebt, bevor E-Mails die Zahl der geschriebenen Briefe drastisch reduzierte. Vielleicht regt Sie selbst hergestelltes, duftendes Papier dazu an, wieder mehr Briefe zu schreiben. Oder parfümieren Sie doch mal Ihre Bettwäsche oder sogar Ihre Unterwäsche!

Anleitung zum Beduften

• Betupfen Sie sechs Papiertaschentücher mit einem Tropfen essenziellen Öls auf jeder Ecke und in der Mitte. Legen Sie die Tücher in einer Schachtel guten Schreibpapiers zwischen die Papierblätter. Nach zwei Tagen ist das Papier zart parfümiert, aber nicht mit essenziellen Ölen getränkt. Am romantischsten duftet Rose. Lavendel passt gut zu Ihrer Mutter oder Tante .

• Um Bettwäsche zart zu beduften, legen Sie am besten mit essenziellen Ölen parfümierte Tücher zwischen die Laken im Wäscheschrank – eine einfache und bewährte Methode. Probieren Sie es mit einer Mischung aus Lavendel, Ylang-Ylang und Bergamotte.

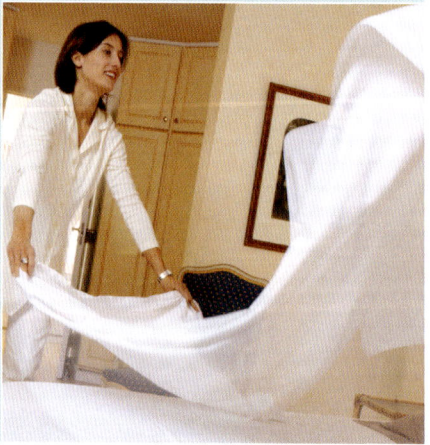

Duft für Reinigungsmittel

Die meisten Reinigungsmittel aus dem Handel enthalten synthetische Duftstoffe. Es gibt jedoch auch biologisch abbaubare, unparfümierte Putzmittel. Mischt man ihnen essenzielle Öle bei, duften sie angenehm und natürlich. Geeignete Produkte sind unparfümiertes Flüssigwaschmittel, Weichspüler, Bodenpflege und Toilettenreiniger.

Reinigungsmittel parfümieren

• Nehmen Sie eine leere Putzmittelflasche und füllen Sie sie zur Hälfte mit demselben Produkt aus einer neuen Flasche. Nach dem Beigeben essenzieller Öle schütteln Sie diese Flasche kräftig, um die Öle unterzumischen. Man erhält eine halbprozentige Verdünnung, wenn man 1 Tropfen essenzielles Öl in 10 ml (2 TL) Reiniger gibt. Eine Flasche mit 500 ml Inhalt braucht 50 Tropfen essenzielles Öl. Traditionell eignen sich Lavendel, Zitrone und Kiefer für Putzmittel.

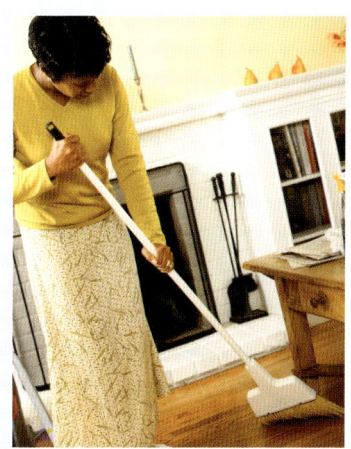

• Legen Sie beim Staubsaugen einen mit 4–6 Tropfen essenziellen Öls getränkten Wattebausch in den Staubbeutel. Das frischt beim Saugen die Luft im Zimmer auf.

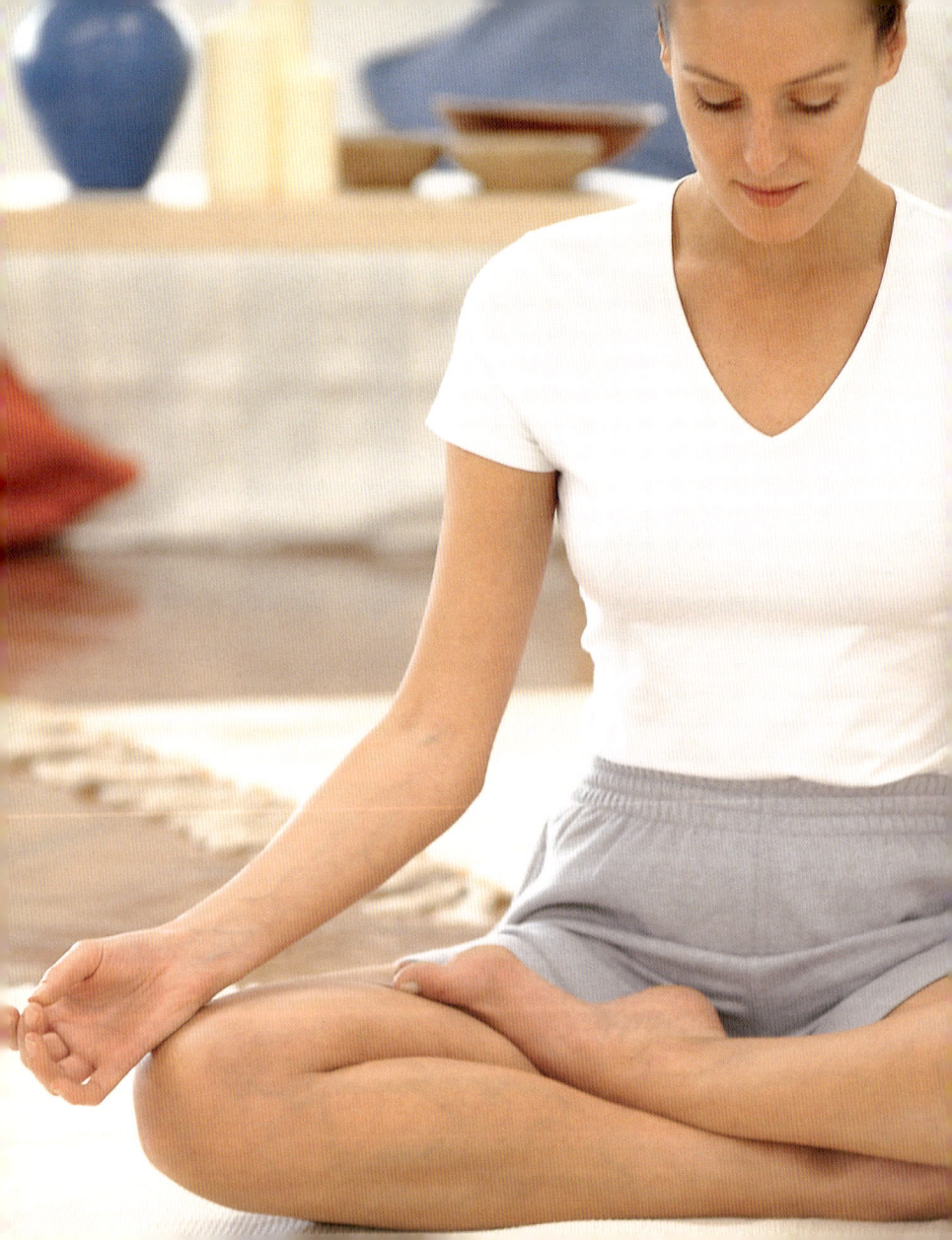

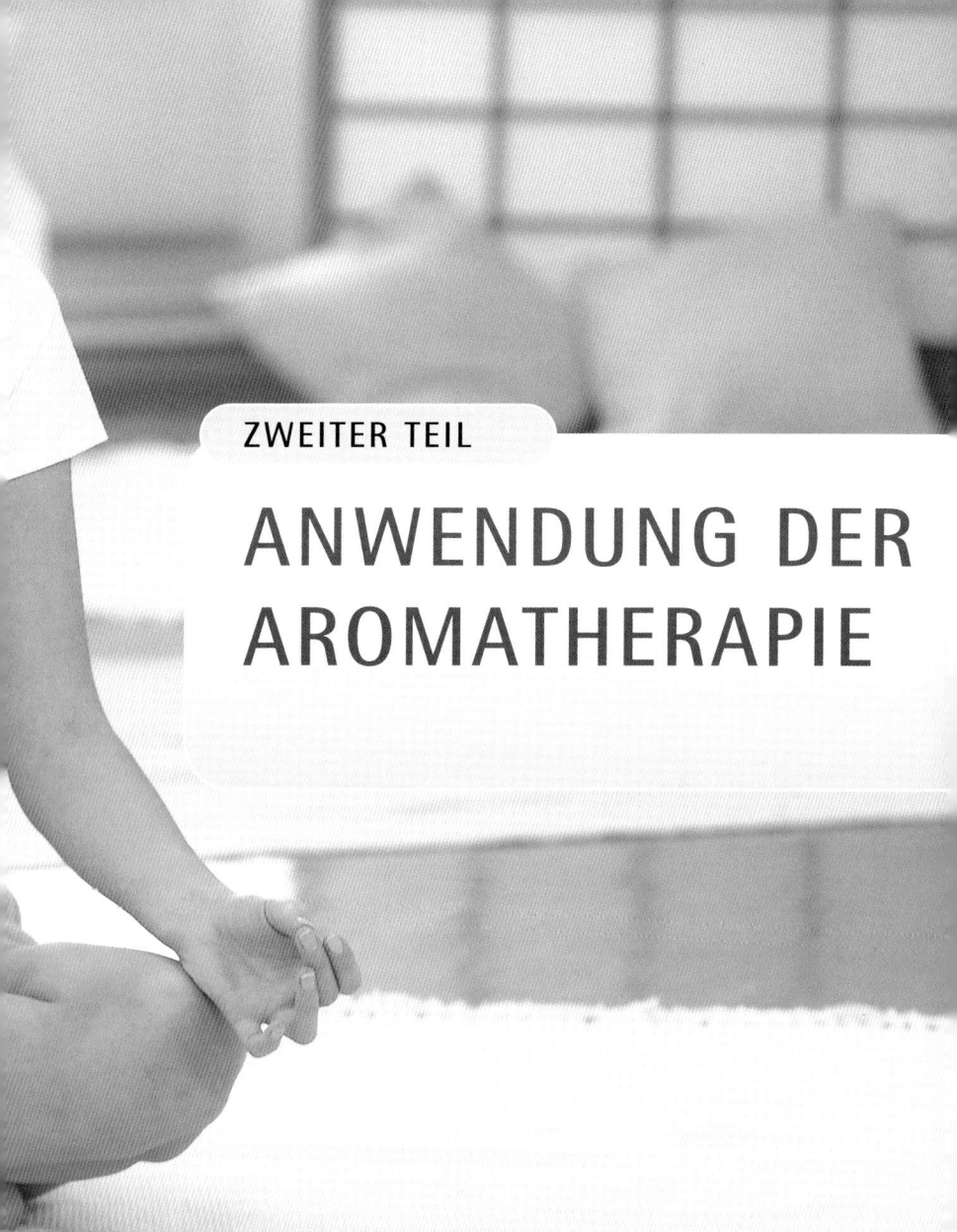

ZWEITER TEIL

ANWENDUNG DER AROMATHERAPIE

Aromatherapie richtig anwenden

In diesem Teil lernen Sie die verschiedenen Anwendungsarten der Aromatherapie kennen. Wir beginnen mit dem Beitrag, den die Aromatherapie zur Haut- und Schönheitspflege leistet (siehe S. 51–89). Dieses wichtige Gebiet der Aromatherapie lehrt Sie etwas über Ihre Haut und deren Pflege. Zuerst bestimmen Sie Ihren Hauttyp, dann folgen Anleitungen und Rezepte, mit denen Sie geeignete aromatherapeutische Gesichts- und Hauptpflegeprodukte herstellen können. Es ist faszinierend festzustellen, welche starke psychische wie auch emotionale Wirkung essenzielle Öle in der Aromatherapie auf Menschen haben.

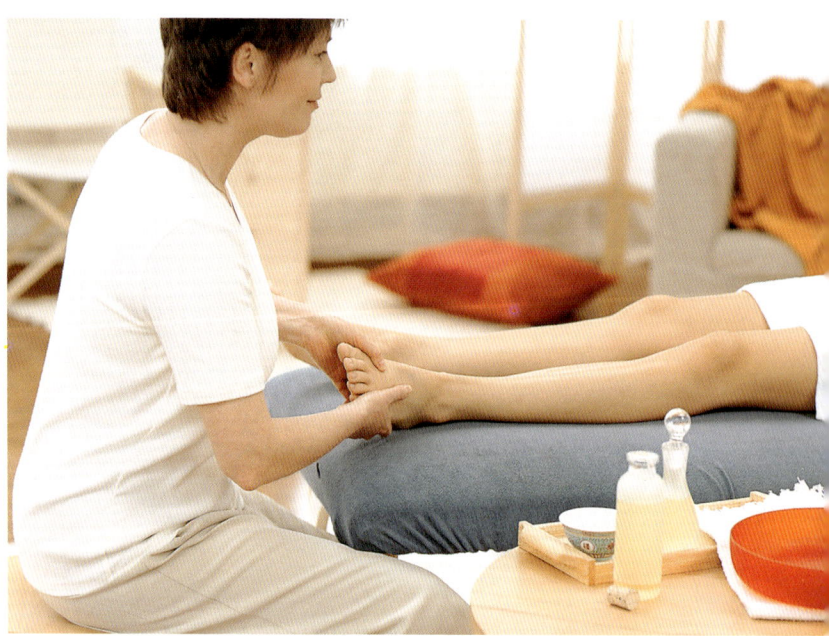

Sie lernen, wie Sie maßgeschneiderte, zu verschiedenen Stimmungen und Gefühlen passende Parfüms komponieren können (siehe S. 90–131). Außerdem gibt es aromatherapeutische Techniken und Heilmittel, die ein breites Spektrum negativer Gefühle wie Trauer oder Angst bekämpfen können. Eine kurze Einführung in Charakterkunde hilft Ihnen bei der Herstellung eines Parfüms, das Ihre Persönlichkeit widerspiegelt.

Obwohl man für eine Ganzkörpermassage zwangsläufig einen professionellen Aromatherapeuten aufsuchen muss, können Sie dennoch einige grundlegende aromatherapeutische Massagetechniken lernen (siehe S. 132–181). Dies befähigt Sie zur Selbstmassage, und Sie können Freunden und Verwandten eine einfache Massage anbieten. Die entspannende Wirkung einer aromatherapeutischen Massage wird durch die Wahl geeigneter Mischungen essenzieller Öle gesteigert. Wir schlagen einige klassische Mischungen vor.

Körper, Geist und Seele heilen

Ein Abschnitt über Erste Hilfe und Hausmittel führt in die den Körper heilenden Eigenschaften essenzieller Öle ein (siehe S. 182–217). Sie lernen zum Beispiel, wie man eine Kompresse macht, welche essenziellen Öle bei Verdauungsstörungen helfen und wie man kleinere Schnitt- und Schürfwunden versorgt. In diesem Abschnitt erfahren Sie auch, wie Aromatherapie bei Säuglingen, Kindern, Schwangeren und Senioren angewendet wird. Essenzielle Öle können auch bei Meditationen eingesetzt werden, um mit unserem inneren Selbst in Kontakt zu treten (siehe S. 218–267). Sie finden hier einfache Anleitungen für unterschiedliche Meditationen und geeignete essenzielle Öle. Außerdem finden Sie in diesem Abschnitt Vorschläge, wie Sie essenzielle Öle anwenden können.

Vergewissern Sie sich, dass Sie alles Nötige greifbar
haben, bevor Sie mit der Massage beginnen.

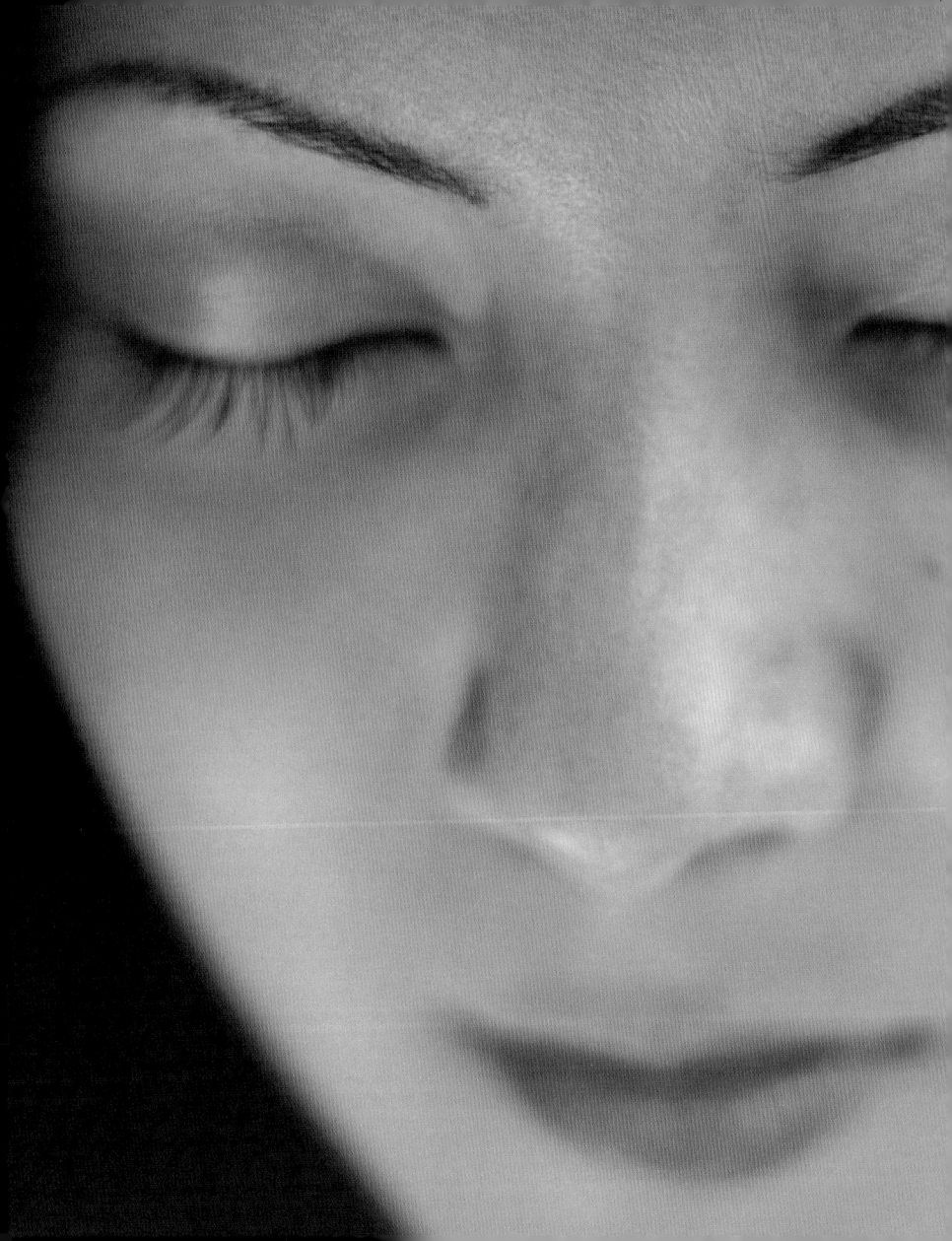

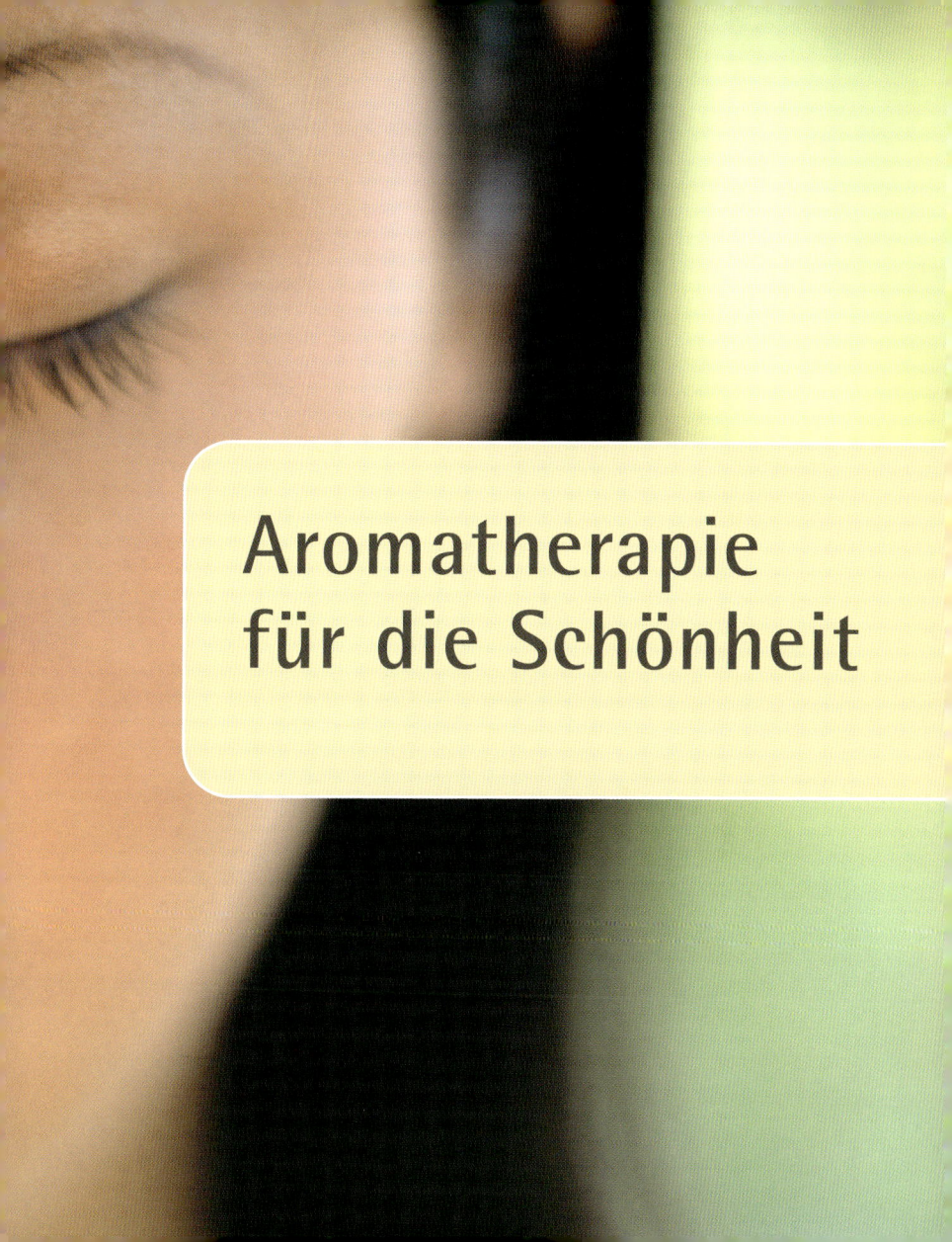

Aromatherapie
für die Schönheit

Essenzielle Öle und Hautpflege

Der besonnene Gebrauch essenzieller Öle in der Hautpflege verjüngt und verschönert Gesicht und Körper. Man kann dies „kosmetische Aromatherapie" nennen – ein natürlicher Weg, die Beschaffenheit der Haut zu verbessern und sie gesund zu erhalten. Folgt man jedoch dem ganzheitlichen Anspruch der Aromatherapie, muss man tiefer blicken.

Schönheit ist nicht nur oberflächlich, denn in Ihrem Äußeren spiegelt sich auch, was Sie essen und trinken, wie Sie Ihre Haut reinigen, sowie Ihr allgemeiner Gesundheitszustand. Mit einem ganzheitlichen Ansatz in der Hautpflege sorgen Sie dafür, dass Sie der Welt Ihr schönstes Gesicht zeigen. Um Ihrer Haut von innen zu helfen, müssen Sie auf Ihre Ernährung achten und sie anpassen.

Checkliste zum Lebensstil

Manche Menschen können Sahnetorten und Chips essen und haben trotzdem eine wunderbare Haut. Sie gehören aber zu einer Minderheit. Die meisten von uns müssen sich vernünftig ernähren, damit die Haut in Ordnung bleibt. Das bedeutet, viel Quellwasser zu trinken, schwarzen Tee und Kaffee durch Kräutertee zu ersetzen sowie viel frisches Obst, Gemüse und Vollkornprodukte zu essen.

Frische Luft und ausreichend Bewegung, der Verzicht auf Rauchen (oder passives Rauchen) und der Abbau von Stress vervollständigen die Checkliste zum Lebensstil für eine gesunde, schöne Haut. Behandeln Sie Ihre Haut jedoch nicht nur von innen, sondern erwägen Sie auch den Einsatz essenzieller Öle, um Ihren Teint zu verbessern, bestimmte Hautprobleme zu behandeln und Ihr Hautbild ganz allgemein zu pflegen.

Essenzielle Öle werden seit Jahrhunderten zu kosmetischen Zwecken genutzt, besonders pflegten dies die Ägypter, die beim Einbalsamieren Weihrauch und Zedernholz verwendeten. Wissenschaftliche Studien haben gezeigt, dass be-

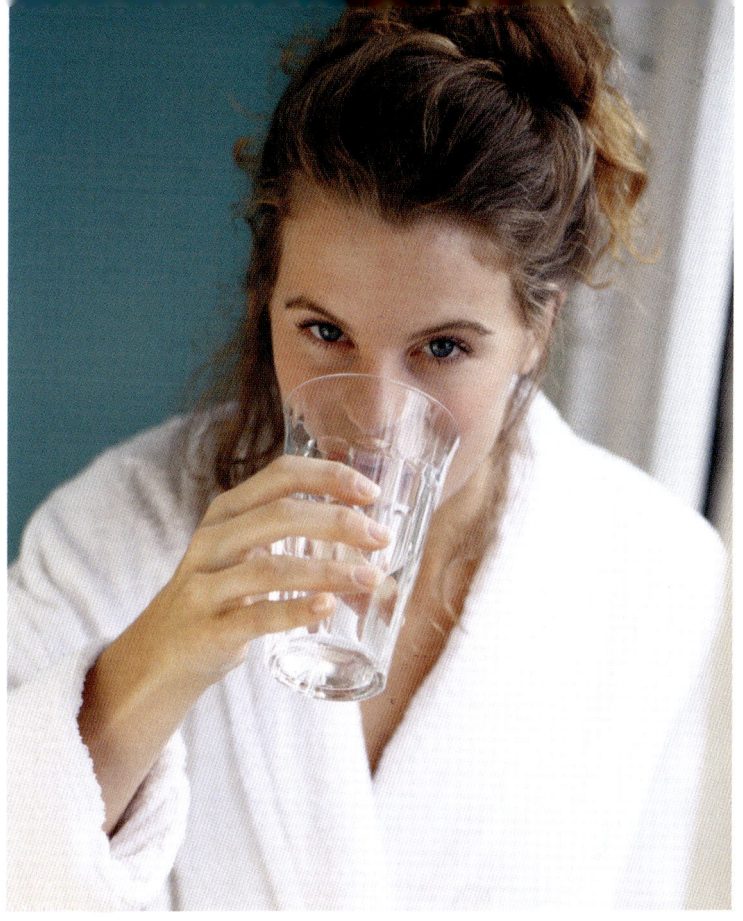

Reichliches Trinken von Quell- oder Mineralwasser hält den Teint rein und strahlend.

stimmte essenzielle Öle wie etwa Rose, Weihrauch, Neroli und Lavendel die Bildung gesunder neuer Hautzellen anregen. Manche essenzielle Öle haben auch eine verjüngende Wirkung auf die Haut, beleben sie neu und regulieren die Aktivität der Kapillargefäße. Deshalb sind essenzielle Öle für die Hautpflege so wertvoll.

Was ist die Haut?

Die Haut ist das größte Organ des Körpers. Zu ihren Aufgaben zählen die Temperaturregulierung und die Produktion von Vitamin D genauso wie der Schutz des Körpers darunter. Man unterscheidet drei Hauptschichten der Haut, jede mit bestimmten Eigenschaften.

Die Hautschichten

Die erste, äußere Schicht wird Oberhaut, Epidermis oder *stratum corneum* genannt. Es ist das, was wir sehen, wenn wir die Hautoberfläche betrachten. Die Epidermis setzt sich im Grunde aus flach wirkenden, toten Zellen zusammen.

Die zweite, mittlere Schicht heißt Lederhaut oder *corium* und ist dicker als die Oberhaut. Sie enthält Blut- und Lymphgefäße, Haarfollikel, empfindliche Nervenenden sowie Talg- und Schweißdrüsen.

Die dritte und unterste Hautschicht heißt Unterhautgewebe oder *subcutis*. Hier befindet sich neben den winzigen, die Haut straffenden Muskeln auch Fettgewebe, das die Haut stützt.

Was die Aromatherapie leisten kann

Mit Ihrer Hautpflege konzentrieren Sie sich auf die Oberhaut, obwohl deren Zustand mit den beiden darunter liegenden Schichten und dem übrigen Körper zusammenhängt. Das Aussehen der Haut wird davon bestimmt, wie schnell abgestorbene Zellen an der Oberfläche durch neue aus der Lederhaut ersetzt werden. Je schneller dies geschieht, desto weicher, glatter und gesünder sieht die Haut aus.

Wenn sich tote Zellen auf der Hautoberfläche sammeln, wirkt der Teint leblos, stumpf und glanzlos. Bei der Reinigung der Haut entfernen Sie nicht nur Schmutz von der Hautoberfläche und aus den Poren, sondern Sie entfernen auch abge-

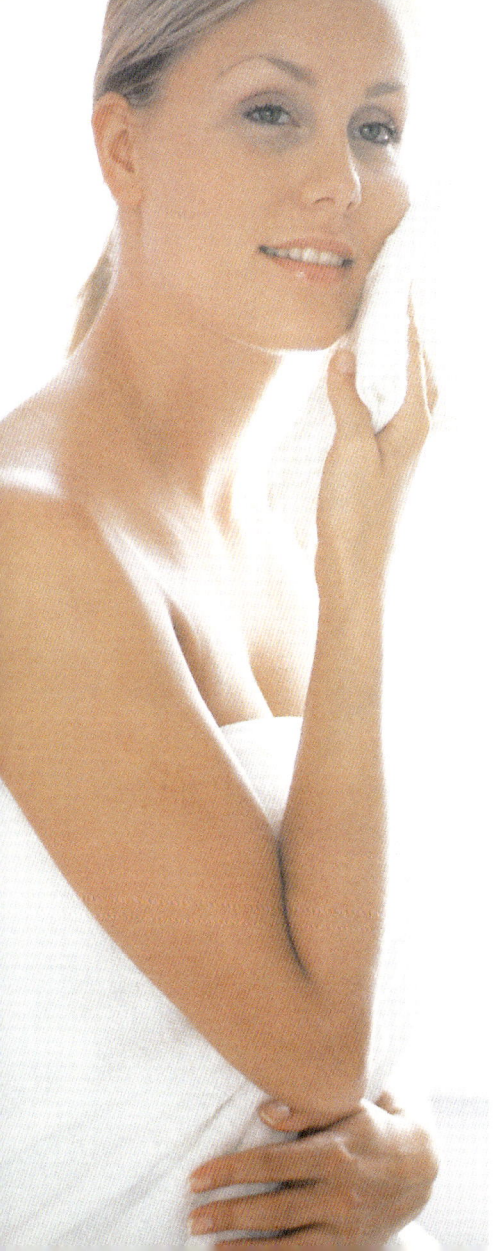

storbene Hautzellen. Diese sanfte Art des Abschleifens kann stumpfe Haut verbessern.

Im Alter verlangsamt sich der Vorgang der Zellerneuerung, und die jugendliche Elastizität der Haut verschwindet. Verjüngende aromatherapeutische Hautpflegeprodukte regen die rasche Zellerneuerung in der Lederhaut an und verleihen Ihnen auch im Alter einen schönen Teint.

Dem Alterungsprozess können Sie auch entgegenwirken, wenn Sie in Ihrer Ernährung Salz, Alkohol, Gebratenes, rotes Fleisch und Zucker reduzieren.

Die Verwendung aromatherapeutischer Produkte bei der Hautpflege lässt Ihre Haut jugendlich und schön aussehen.

Aromatherapie für die Schönheit

Normale Haut

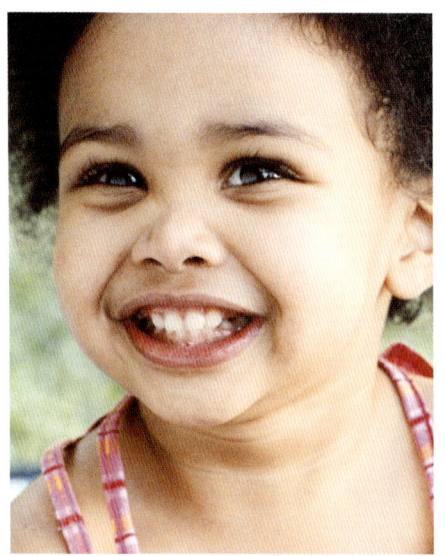

Kinder haben eine natürlich schöne Haut und auch deshalb besondere Ausstrahlung.

So genannte „normale" Haut gibt es nach der Pubertät nur selten. Sie ist deshalb – anders als bei Kindern – alles andere als normal! Bei den wenigen Glücklichen zeichnet sie sich durch gute Feuchtigkeit, Straffheit, einen ausgewogenen Stoffwechsel und gute Durchblutung aus.

Bei normaler Haut sind Schimmer und Farbe von Natur aus anziehend; sie sieht weich und geschmeidig aus. Die Hautoberfläche ist ohne Flecken und besitzt eine feine, faltenfreie Struktur, keine Krähenfüße um die Augen und keine vergrößerten Poren. Die Pflege normaler Haut ist genauso wichtig wie die Pflege anderer Hauttypen. Wie andere Hauttypen muss auch die normale Haut gründlich gereinigt werden, zuerst morgens und dann abends, als Letztes vor dem Zubettgehen. Das Straffen und Befeuchten der Haut nach dem Reinigen vervollständigt das tägliche Hautpflegeprogramm.

Empfehlenswert sind gelegentliches Abreiben – vielleicht alle zwei Wochen – mit einem Gesichtspeeling. Auch eine wöchentliche Gesichtsmaske oder -packung eignet sich dazu, normale Haut gesund zu erhalten. Weiter unten in diesem

Geeignete aromatherapeutische Produkte

- Wenn Sie normale Haut haben, können Sie fast jedes essenzielle Öl, das Ihnen gefällt, für die Hautpflegeprodukte verwenden. Ausgenommen sind jene essenziellen Öle, die Hautreizungen hervorrufen, etwa die Gewürzöle. Die folgenden essenziellen Öle sind jedoch für die Pflege normaler Haut besonders empfehlenswert: Echte Kamille, Rosenöl, Rosenabsolue, Neroli, Lavendel, Geranie, Palmarosa und Rosenholz.

- Blütenwasser (auch als Hydrosole bezeichnet) entstehen bei der Destillation von essenziellen Ölen als Nebenprodukte und sind neben essenziellen Ölen in der Hautpflege sehr geschätzt. Geeignete Blütenwasser für normale Haut sind Rosenwasser, Kamillenwasser, Orangenblütenwasser, Kornblumenwasser und Lindenblütenwasser.

Kapitel erfahren Sie Hilfreiches über besondere Rezepte und Anleitungen, die essenzielle Öle in Basiscremes und andere Hautpflegeprodukte für alle Hauttypen einbeziehen (siehe S. 78–89).

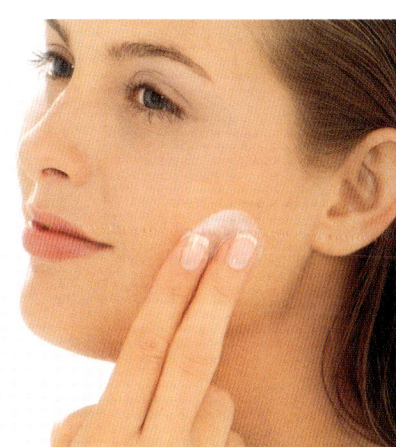

Eine selbst gemachte Feuchtigkeitscreme mit geeigneten essenziellen Ölen verleiht einen schönen Teint.

Trockene und empfindliche Haut

Trockene Haut entsteht durch mangelnde Produktion von Talg, dem natürlichen Hautbefeuchter oder Schmiermittel, das in den Talgdrüsen entsteht. Trockener Haut mangelt es oft auch an Wasser. Dehydrierter Haut fehlt allgemein Feuchtigkeit (und selbst fettige Haut kann dehydriert sein). Talgmangel bei trockener Haut verringert jedoch die Fähigkeit der Haut, Feuchtigkeit zu halten, weshalb trockene Haut auch oft dehydriert ist.

Trockene Haut sieht häufig zart, fein und dünn aus und hat winzige Poren. Sonne, Wind und Regen setzen ihr arg zu und sie bekommt leicht Falten. Ihre Pflege verlangt viel Schutz und Feuchtigkeit. Empfindliche Haut ist in der Regel blass und zart und braucht, wie trockene Haut, viel Schutz und Feuchtigkeit.

Empfindliche Haut rötet sich und juckt leicht. Deshalb sollte nur milde Kosme-

Bestimmen Sie Ihren Hauttyp, damit Sie die geeigneten Pflegeprodukte auswählen können.

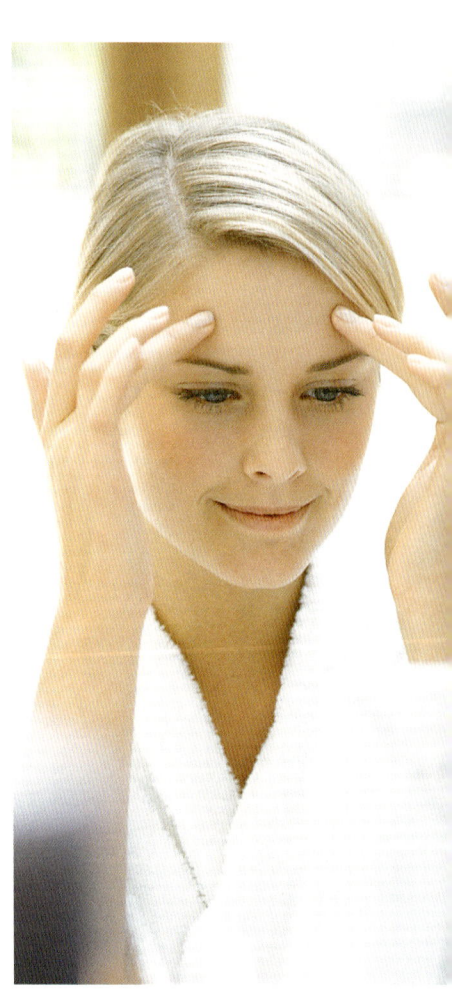

Geeignete aromatherapeutische Produkte

• Zu den besten essenziellen Ölen für trockene Haut zählen Echte Kamille, Römische Kamille, Rosenöl, Rosenabsolue, Geranie, Lavendel, Neroli, Jasmin und Sandelholz. Für empfindliche Haut eignen sich die essenziellen Öle von Rosenöl, Rosenabsolue, Melisse, Neroli, Immortelle (auch Helichrysum genannt), von Echter Kamille und Römischer Kamille. Verwenden Sie bei empfindlicher Haut immer eine niedrige Dosierung essenzieller Öle, etwa 1–$\frac{1}{2}$-prozentig. Treten Reizungen auf, verwenden Sie das spezielle Öl nicht weiter.

• Geeignete Blütenwasser sowohl für trockene als auch für empfindliche Haut sind Kamillenwasser, Rosenwasser, Orangenblütenwasser, Rosen-Geranienwasser und Melissenwasser.

tik auf pflanzlicher Basis verwendet werden. Sie reagiert auch rasch allergisch auf die in vielen handelsüblichen Kosmetika und Hautpflegeprodukten enthaltenen Alkohole und Chemikalien, die man deshalb meiden sollte.

Sowohl trockene als auch empfindliche Haut erfordert mehr Aufmerksamkeit als normale Haut. In beiden Fällen sollte sie mehrmals täglich mit einer leichten Creme befeuchtet werden. Reiniger und Tonikum sollten sehr mild sein. Am besten eignen sich dafür reine Blütenwasser. Einmal wöchentlich sind zur Hautpflege milde, feuchtigkeitsspendende Gesichtspackungen mit Honig empfehlenswert.

Reife Haut

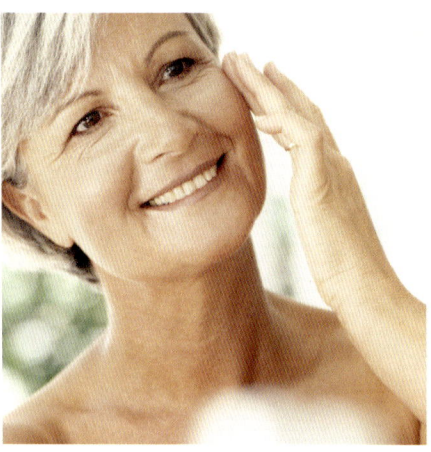

Wenn Sie Ihre Haut pflegen, brauchen Sie keine Angst davor zu haben, Ihre Ausstrahlung zu verlieren.

Reife Haut werden wir alle einmal haben. Dies führt im Blick auf die Hauttypen zu einem interessanten Punkt: Sie ändern sich, abhängig von Alter, Gesundheit, Umweltfaktoren, Ernährung und anderen Lebensumständen. Deshalb sollten Sie auch Ihren Hauttyp hin und wieder überprüfen. Dabei stellen Sie vielleicht fest, dass Ihre einst so schöne normale Haut trocken oder empfindlich geworden ist oder einfach zu reifer Haut gealtert ist. Altern gehört jedoch zum Leben, und mit der richtigen Hautpflege kann auch reife Haut gut aussehen.

Wenn wir altern, verlangsamen sich die Körperfunktionen, Zellen werden nicht so schnell ersetzt, und die Spannkraft der Haut weicht einer gewissen Schlaffheit. Reife Haut ist an Falten und Krähenfüßen (den feinen Linien um die Augen herum) erkennbar. Adern, Verfärbungen und Altersflecken treten auf. Die Haut verliert den natürlichen Schimmer der Jugend, der Knochenbau unter der Gesichtshaut tritt stärker hervor, und es bilden sich Linien entlang der Gesichtsmuskeln. Verzweifeln Sie nicht! All das geschieht nach und nach. Dabei gibt es individuelle Unterschiede, und bei manchen Glücklichen treten diese Zeichen des Alters erst im späten Leben auf. Gute und regelmäßige Hautpflege können diese

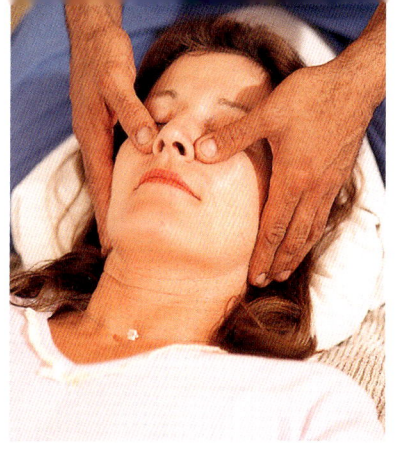

Aromatherapeutische Gesichtsbehandlungen entspannen und sind gut für die Haut .

Zeichen des Alterns sogar verzögern. Um die Zeichen des Alterns hinauszuzögern, sollten Sie übermäßiges Sonnenbaden, Stress und Umweltverschmutzung möglichst vermeiden und auf eine gesunde Ernährung achten.

Regelmäßige aromatherapeutische Gesichtsbehandlungen mit ausgewählten essenziellen Ölen halten die Haut gesund. Gesichtsmassagen straffen die erschlaffenden Muskeln. Gesichtsmasken mit Aloe vera, Algenauszügen, Honig mit Propolis und anderen Nährstoffen sind wohltuend. Zweimal tägliches vorsichtiges Reinigen, Straffen und Befeuchten bleiben wichtig.

Geeignete aromatherapeutische Produkte

- Essenzielle Öle, die eine wohltuende Wirkung auf reife Haut haben, sind Karottensamen, Weihrauch, Sandelholz, Myrrhe, Patschuli, Rosenöl, Rosenabsolue, Römische Kamille, Echte Kamille und Palmarosa. Karottensamen wirkt besonders belebend, und Weihrauch kann Falten reduzieren.

- Geeignete Blütenwasser sind Rosenwasser, Kamillenwasser, Lindenblütenwasser und Angelikawurzelwasser.

Fettige und Mischhaut

Fettige Haut ist für viele Jugendliche eine Last, oft begleitet von Akne und Mitessern. Jugendliche neigen zu fettiger Haut, weil ihr Körper sich nach der Pubertät verändert, besonders das endokrine System, das mit der Talgproduktion verbunden ist. In diesem verwundbaren Alter bedeutet es eine gewisse Beruhigung, wenn man weiß, dass fettige Haut in jungen Jahren auch bedeutet, dass die Haut später langsamer altert als normale oder trockene Haut.

Auch Erwachsene können fettige Haut haben. Man erkennt sie am stumpfen, vernachlässigten Aussehen, eventuell Akne und sicher einigen Mitessern, Flecken und Pickeln. Die Haut fühlt sich bei Berührung fettig an, glänzt, weist vergrößerte Poren auf und sieht dick und grob aus.

Die durch fettige Haut verursachten Flecken sind mit geeigneten essenziellen Ölen gut zu behandeln.

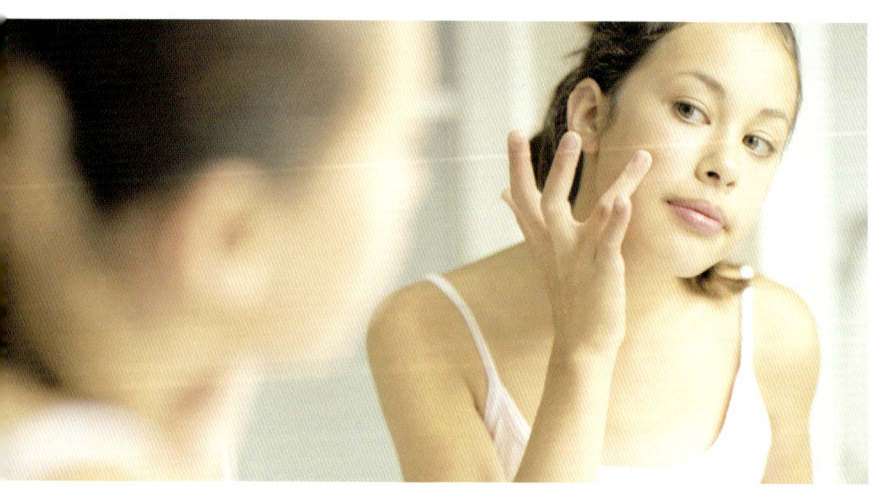

Geeignete aromatherapeutische Produkte

- Wohltuend bei fettiger Haut sind folgende essenziellen Öle: Geranie, Lavendel, Zedernholz, Palmarosa, Niaouli, Wacholderbeere, Teebaum, Ylang-Ylang, Zypresse, Grapefruit, Bergamotte und Myrte.

- Geeignete Blütenwasser für fettige Haut sind Eisenkrautwasser, Zaubernuss, Orangenblütenwasser und Kornblumenwasser.

Der häufigste Hauttyp ist die Mischhaut mit T-förmiger fettiger Stirn, Nase und Kinn, wobei die übrige Gesichtshaut trocken ist. Die aromatherapeutische Behandlung hat eine ausgewogene, reduzierte Talgproduktion zum Ziel. Fettige und trockene Hautpartien verlangen verschiedene essenzielle Öle und entsprechende Hautpflege. Daher braucht man ein breites Spektrum von Produkten.

Wichtig bei fettiger Haut ist der Verzicht auf aggressive Reiniger. Obwohl sie kurzzeitig überschüssigen Talg und Schmutz wirksam entfernen, enthalten sie meist Alkohol oder Chemikalien, die der Haut buchstäblich Talg entziehen. Das regt dann eine vermehrte Talgproduktion an und ist daher kontraproduktiv.

Der beste Ansatz zur Behandlung fettiger Haut ist mildes, regelmäßiges Reinigen, Straffen und eine leichte Feuchtigkeitscreme.

Man wählt essenzielle Öle, um die Talgproduktion auszubalancieren und zu verringern, und wegen ihrer heilenden, antiseptischen Eigenschaften. Empfehlenswert ist eine wöchentliche Tiefenreinigung, z. B. durch Gesichtsmasken mit Grünerde.

Allgemein straffende Gesichtsmassage

Gesichtsmassagen mildern Spannungen, straffen die Muskeln, regen die Blutzufuhr an, verbessern den Teint und regen die Lymphdrainage sowie den Abtransport von Schadstoffen an. Obwohl Sie diese einfache Gesichtsmassage auch bei sich selbst anwenden können, ist es leichter, sie bei anderen auszuführen.

Die richtige Ausführung

DAS BRAUCHEN SIE
Ein essenzielles Öl und ein Trägeröl (siehe den Abschnitt über Trägeröle auf den Seiten 154–157) je nach Hauttyp. Verwenden Sie eine einprozentige Lösung: 1 Tropfen essenzielles Öl auf 5 ml (1 TL) Trägeröl.

SO GEHEN SIE VOR

1 Säubern Sie das Gesicht gründlich mit Reinigungslotion und Gesichtstonikum nach den weiter unten vorgestellten Rezepten (siehe S. 78–79 und 86–87).

2 Berühren Sie sanft den Kopf zur Kontaktaufnahme. Ölen Sie dann Ihre Fingerspitzen ein und ziehen Sie Ihre Finger mit kreisenden Druckbewegungen vom unteren Kopf nach oben, wobei Sie die

2

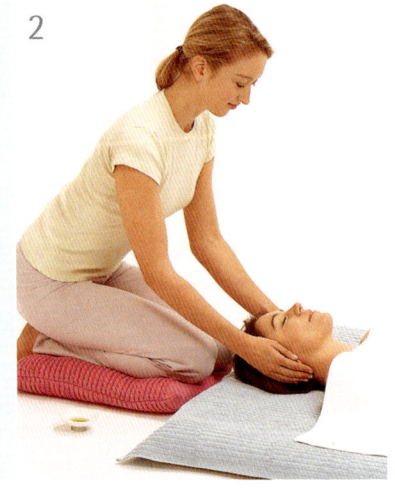

Augenpartie aussparen. Wiederholen Sie dies mit zunehmendem Druck.

3 Legen Sie die Fingerspitzen horizontal in die Mitte der Stirn und nehmen Sie, wenn nötig, etwas mehr Öl. Ziehen Sie sie mehrmals fest zu den Schläfen. Sie sollten die Stirnknochen durch die Gesichtshaut spüren können.

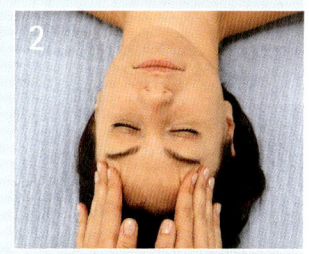

4 Legen Sie nun die Fingerspitzen auf beide Seiten der Nase. Ziehen Sie sie mehrmals nach außen und oben in Richtung Schläfen, wobei Sie weniger Druck als auf der Stirn anwenden.

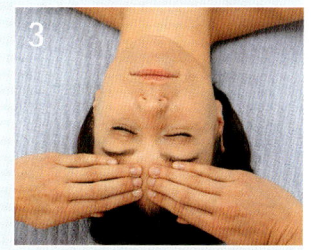

5 Mit beiden Zeigefingern führen Sie kleine Kreisbewegungen auf der gesamten Nase aus, ohne die Luftzufuhr zu behindern. Setzen Sie die Kreisbewegungen über das Kinn und um die Mundpartie herum fort, wobei Sie die Lippen aussparen.

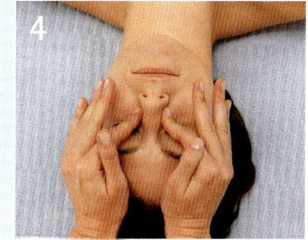

6 Wie Sie begonnen haben, beenden Sie die Massage mit sanftem, kreisendem Streicheln des Gesichts, das immer leichter wird, bis der Kontakt abbricht. Die behandelte Person sollte danach noch einige Minuten entspannen.

Ableitende Gesichtsmaske

Wenn Sie ein geschwollenes Gesicht, eine Erkältung, Nebenhöhlenentzündung, Heuschnupfen oder eine verstopfte Nase haben, die Kopfschmerzen bereitet, kann eine ableitende Gesichtsmassage die Symptome lindern. Vermehrte Schleimproduktion in Nase und Atemwegen ist die Antwort des Körpers auf Entzündungen, die durch Infektionen oder Reizungen ausgelöst werden. Die Nasendurchgänge ziehen sich durch die Entzündung zusammen, der Schleim sammelt sich in den Nebenhöhlen und löst Verstopfungen und Schmerzen aus. Die Gesichtsmassage begleitende Dampfbäder mit Lavendel, Eukalyptus oder Pfefferminze lindern Schmerzen und lösen Verstopfungen. Meiden Sie Milch- und Weizenprodukte, da beide schleimbildend wirken.

Die richtige Ausführung

DAS BRAUCHEN SIE
Ein essenzielles Öl und ein Trägeröl (siehe S. 154–157) je nach Hauttyp. Verwenden Sie eine einprozentige Lavendellösung.

SO GEHEN SIE VOR

1 Beginnen Sie die Gesichtsmassage wie nach der Anleitung auf Seite 64. Nach dem festen Streichen der Stirn beginnen Sie mit den Ableitungstechniken.

2 Nehmen Sie beide Zeigefinger, einen auf jeder Gesichtsseite, und legen Sie die Fingerspitzen auf den knochigen Bereich unterhalb der Augenbrauen am inneren Rand. Drücken Sie nach oben, halten Sie zwei Sekunden fest, vermindern

dann den Druck und drücken nun, langsam an den Augenbrauen entlangwandernd, erneut fest nach oben. Wiederholen Sie diesen Vorgang, bis Sie die äußersten Ränder der Augenbrauen erreichen. Beginnen Sie erneut am inneren Rand und wiederholen Sie dies zweimal.

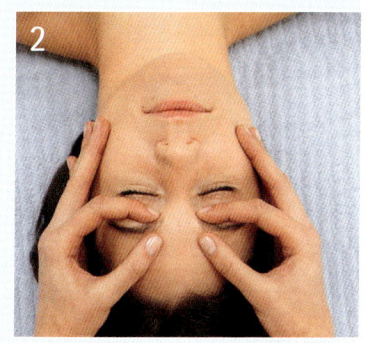

3 Beginnen Sie nun mit den Zeigefingern direkt über jeder Augenbraue. Unter festem Druck formen Sie nach außen hin große Kreise. Folgen Sie der Linie über den Augenbrauen seitlich am Auge hinab (aber nicht zu nahe am Auge), dann über den Wangenknochen und seitlich an der Nase nach oben, bis Sie den Ausgangspunkt wieder erreichen. Formen Sie insgesamt sechs Kreise.

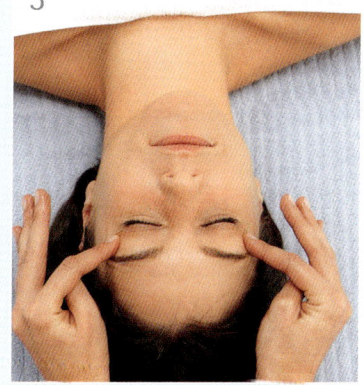

4 An derselben Stelle beginnend führen Sie sechs Kreisbewegungen in der anderen Richtung aus.

5 Beenden Sie die Gesichtsmassage wie bei den Schritten 4–6 auf den Seiten 65.

Aromatherapie für die Schönheit

Verjüngung mit warmem Öl

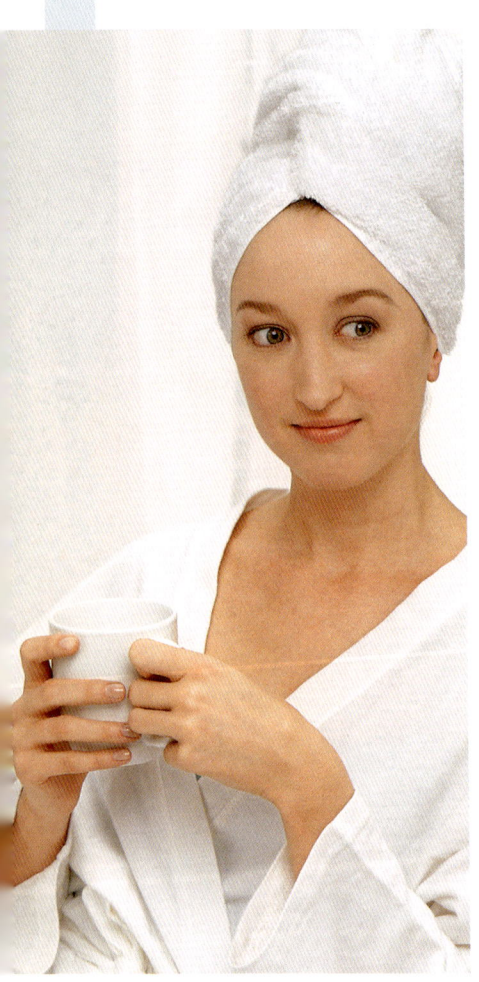

Der Kopfhaut bekommt die aromatherapeutische Massage genauso gut wie dem Gesicht. Diese verjüngende Behandlung mit warmem Öl kann auf Wunsch vor oder nach einer Gesichtsmassage erfolgen, obwohl sie auch für sich allein wirkt und leicht selbst anzuwenden ist. Warmes Öl mit zugesetzten essenziellen Ölen nährt die Kopfhaut und kräftigt das Haar. Eine Massage der Kopfhaut fördert den Haarwuchs, reduziert Schuppen, ist sehr beruhigend und löst Verspannungen. Geeignete Trägeröle für eine verjüngende Behandlung mit warmem Öl sind Jojoba, das den Talgfluss reguliert und trockener, juckender Kopfhaut gut tut, sowie Nachtkerzenöl, das ein guter Haarfestiger ist; außerdem Neemöl, das Schuppen und Juckreiz verhindert. Fügen Sie folgende essenzielle Öle hinzu: für dunkles Haar Rosmarin, für blondes oder rotes Haar Kamille. Bei Schuppen nehmen Sie Lavendel, Bergamotte oder Sandelholz.

Regelmäßige Behandlungen mit warmem Öl sind wohltuend für Haar und Kopfhaut.

Die richtige Ausführung

DAS BRAUCHEN SIE

Ein essenzielles und ein Trägeröl wie oben empfohlen. Verwenden Sie eine dreiprozentige Lösung: 3 Tropfen essenzielles Öl auf 5 ml (1 TL) Trägeröl • Eine kleine Tasse oder Schale • Eine größere Schale mit heißem Wasser • Plastikfolie • Warme Handtücher • Shampoo und Festiger

---

SO GEHEN SIE VOR

1 Nehmen Sie 5–10 ml (1–2 TL) Trägeröl, je nachdem, wie lang und dick Ihr Haar ist. Erwärmen Sie das Öl in einer kleinen Tasse oder Schale, die in einer größeren Schale mit warmem Wasser steht, oder in der Mikrowelle. Mischen Sie das essenzielle Öl sorgfältig unter.

2 Tragen Sie das Öl auf jede Strähne des Haars auf. Massieren Sie die gesamte Kopfhaut mit den Fingerspitzen mit kleinen, kreisenden Bewegungen. Achten Sie darauf, die Kopfhaut wirklich zu bewegen und nicht nur leicht über die Oberfläche zu streifen.

3 Wickeln Sie Ihr Haar in Plastikfolie und bedecken Sie den Kopf mit einem warmen Handtuch. Ersetzen Sie es nach dem Abkühlen durch ein neues warmes Handtuch und wiederholen Sie dies, sooft Sie mögen. Lassen Sie das Öl mindesten zwei Stunden einwirken.

4 Waschen Sie das Öl schließlich zweimal mit Shampoo aus, um das Öl restlos zu entfernen. Verwenden Sie anschließend weniger Festiger, als Sie sonst nehmen. Ihr Haar wird sich dann weich und glänzend und Ihre Kopfhaut entspannt und belebt anfühlen.

Dampfbäder zur Tiefenreinigung

Gesichtsdampfbäder mit essenziellen Ölen eröffnen neue Möglichkeiten bei der Reinigung. Gesichtsdampfbäder verstärken die Transpiration, reinigen die Poren gründlich und regen den Abtransport tief sitzender Abbauprodukte und Schadstoffe an. Das Bedampfen löst außerdem tote Hautzellen, die dann leichter zu entfernen sind, und gibt der Haut Feuchtigkeit.

Meiden Sie Gesichtsdampfbäder bei dünnen oder geplatzten Adern, weil Dampf dies verschlimmert. Das Gleiche gilt für sehr empfindliche Haut, Sonnenbrand oder andere Entzündungen.

Allen anderen Hauttypen tut ein wöchentliches Gesichtsdampfbad mit essenziellen Ölen gut – besonders fettiger Haut.

Es gibt spezielle Gesichtssaunas für die Verwendung zu Hause. Sie erzielen aber fast die gleiche Wirkung mit einer Schüssel kochendem Wasser und einem über den Kopf gezogenen Handtuch.

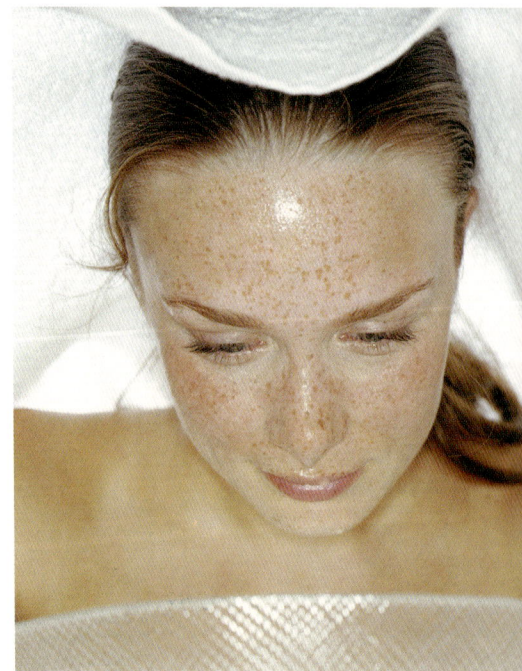

Mit einem Gesichtsdampfbad reinigen Sie Ihre Haut gründlich.

Die richtige Ausführung

DAS BRAUCHEN SIE

Eine Gesichtssauna oder eine Schüssel mit kochendem Wasser • Ein großes Handtuch • Ein für Ihren Hauttyp geeignetes essenzielles Öl (siehe S. 56–63) • Ein für Ihren Hauttyp geeignetes Blütenwasser (siehe S. 56–63) • Eine leichte Feuchtigkeitscreme

SO GEHEN SIE VOR

1 Bereiten Sie Ihre Gesichtssauna oder eine Schüssel mit kochendem Wasser vor und legen Sie ein großes Handtuch bereit.

2 Fügen Sie je nach gewünschter Stärke des Aromas 5–10 Tropfen essenzielles Öl hinzu.

3 Halten Sie das Gesicht entweder nach Angaben des Geräteherstellers in die Gesichtssauna oder über die Schüssel mit kochendem Wasser mit essenziellem Öl und ziehen Sie das Handtuch über den Kopf.

4 Halten Sie die Augen geschlossen und das Gesicht nicht zu nah an das heiße Wasser. Wenn das essenzielle Öl anfangs sehr intensiv ist, halten Sie den Kopf kurze Zeit weg, bis der Dampf weniger stark ist.

5 Nach fünf Minuten Bedampfen wischen Sie das Gesicht ab und lassen es abkühlen. Besprühen Sie es dann mit Blütenwasser, das Sie antrocknen lassen. Das kühlt die Haut und schließt die Poren.

6 Tragen Sie zum Schluss eine leichte Feuchtigkeitscreme auf.

Tägliche Hautpflege

Die Haut braucht Pflege, um gesund und schön auszusehen. Das gilt besonders für das Gesicht. Eine Gesichtspflege mit aromatherapeutischen Produkten, zweimal täglich in drei Schritten, wird weiter unten beschrieben. Rezepte für Reiniger, Tonikums und Feuchtigkeitsspender finden Sie weiter unten (siehe S. 78–89).

Drei Schritte zu gesunder Haut

• Reinigung gehört zu den Grundlagen guter Hautpflege. Besonders wichtig ist das, wenn Sie in der Stadt leben, wo Luftschadstoffe die Haut direkt angreifen, ihr

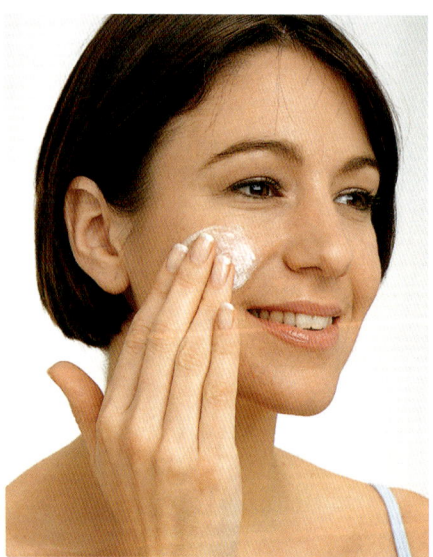

schaden und sie vorzeitig altern lassen. Die Reinigung sollte zweifach erfolgen: Einmal, um die Oberfläche von Ruß und Make-up zu befreien, und ein weiteres Mal, um die Poren gründlich zu reinigen. Die Gesichtshaut ist empfindlich, deshalb ist Seife zu aggressiv und trocknet die Haut aus. Gesichtsreiniger auf der Basis von Creme oder Lotion eignen sich am besten, um Ihr Gesicht gründlich, aber sanft zu reinigen. Reinigungscremes werden gründlich in das Gesicht einmassiert und dann mit klarem Wasser abgewaschen.

Die besten Gesichtsreiniger bestehen aus einer Basis aus Creme oder Lotion.

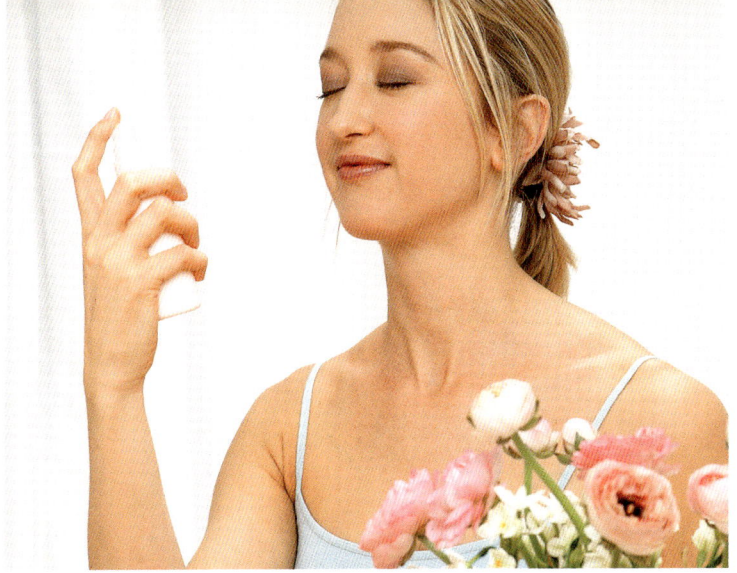

• Gesichtstonikum verwendet man nach der Reinigung, um die Haut zu erfrischen und die

Blütenwasser eignen sich dazu, die Haut nach der Reinigung sanft und natürlich zu straffen und zu erfrischen.

Poren zu schließen. Es entfernt auch alle Reste von Reinigern. Viele handelsübliche Reiniger enthalten jedoch scharfe Inhaltsstoffe, die die Haut austrocknen und ein unangenehmes Spannungsgefühl hinterlassen. Auf natürliche und sanfte Weise erfrischen und befeuchten Sie die Haut mit einem Wattebausch mit Blütenwasser, dem Sie wahlweise essenzielle Öle zugeben. Sprühen Sie sich danach reines Blütenwasser ins Gesicht und lassen Sie es trocknen.

• Auf die gereinigte und gestraffte Haut wird ein Feuchtigkeitsspender aufgetragen. Dieser ist in vielerlei Hinsicht das wichtigste Produkt bei der täglichen Hautpflege. Er nährt, befeuchtet und schützt die Haut, verhindert Dehydrierung und Trockenheit und hält die Haut geschmeidig, strahlend und gesund. Sie brauchen zwei Feuchtigkeitsspender: einen leichten für den Morgen, der rasch einzieht und eine gehaltvollere, nährende Creme für die Nacht.

Pflege vor und nach dem Sonnenbad

Heute wird davor gewarnt, die Haut der Sonne auszusetzen. Man muss deshalb unbedingt wissen, wie man die Haut vor schädlichen Strahlen schützt. Trotz der Gefahren reizt viele Menschen das maßvolle Sonnenbaden, besonders im Urlaub. Wenn Sie Vorkehrungen treffen und intensive Bestrahlung vermeiden, muss ein kleines Sonnenbad nicht verboten sein.

Doch Vorsicht ist angebracht. Die zunehmende Häufigkeit von Hautkrebs ist eine ernste Gesundheitsgefahr. Die Haut über längere Zeit oder regelmäßig der Sonne auszusetzen, beschleunigt auch den Alterungsprozess. Menschen, die ausgiebig sonnenbaden, entwickeln eine ledrige Hautstruktur, und ihre sonnengebräunten Gesichter bleichen zu einer blassgelben Farbe aus.

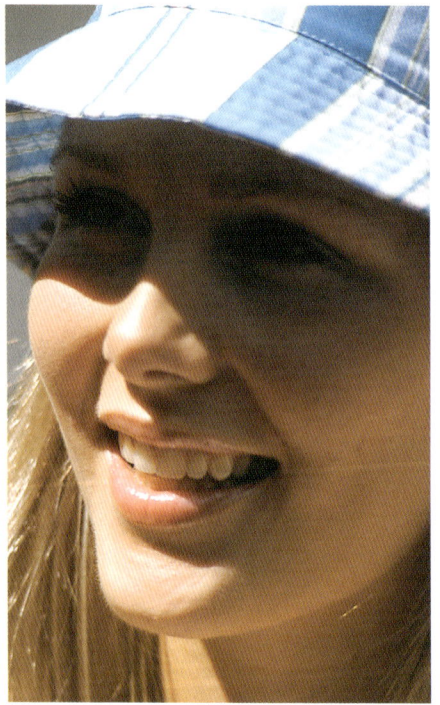

Das Tragen eines Sonnenhuts schützt Ihre Haut im Urlaub vor der austrocknenden Wirkung der Sonne.

Sicher sonnenbaden

• Vor dem Sonnenbad: Um sich maßvoll zu sonnen, sollten Sie zunächst über Ihren Teint nachdenken. Wenn Sie blonde oder rote Haare haben, ist Ihre Haut wahrscheinlich hell und verträgt weniger Sonne als ein dunklerer Teint. Passen Sie die in der Sonne verbrachte Zeit entsprechend an. Eine Woche vor Beginn des Sonnenbadens sollten Sie Ihre Haut vorbereiten. Machen Sie in dieser Woche mehrmals Abreibungen, um alle abgestorbenen Hautzellen zu entfernen. Tragen Sie täglich eine feuchtigkeitsspendende Körperlotion mit einer zweiprozentigen Lösung essenzieller Öle auf, die die Haut nährt und schützt. Wählen Sie unter Patschuli, Palmarosa, Neroli, Lavendel und Weihrauch.

• Während des Sonnenbads: Wählen Sie eine Ihrem Hauttyp entsprechende Sonnenschutzlotion und berücksichtigen Sie die Kraft der Sonne je nach Klimazone. Vermeiden Sie Sonnenbäder zwischen Mittag und 15. 00 Uhr, wenn die Sonne am heißesten brennt. Trinken Sie viel Wasser, tragen Sie einen Sonnenhut und setzen Sie sich nicht zu lange der Sonne aus.

• Nach dem Sonnenbad: Kühlen Sie die Haut mit einer langen, kalten Dusche. Tragen Sie großzügig eine gehaltvolle, feuchtigkeitsspendende Körperlotion mit einer einprozentigen Lösung kühlender, regenerierender essenzieller Öle auf, etwa Römische Kamille, Echte Kamille, Jasmin, Lavendel, Neroli, Karottensamen, Rosenholz oder Rosenabsolue.

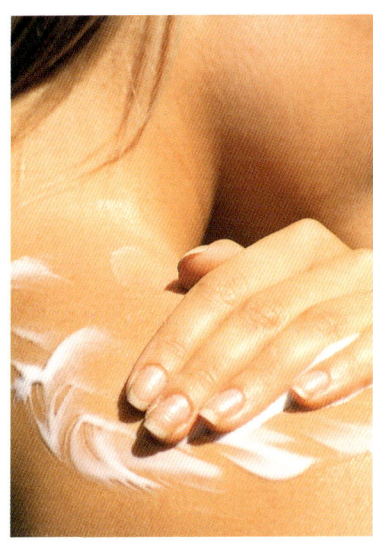

Damit die Haut gesund und frisch aussieht, ist es wichtig, nach dem Sonnenbad eine gehaltvolle, feuchtigkeitsspendende Lotion aufzutragen.

Bürsten und Körperabreibungen

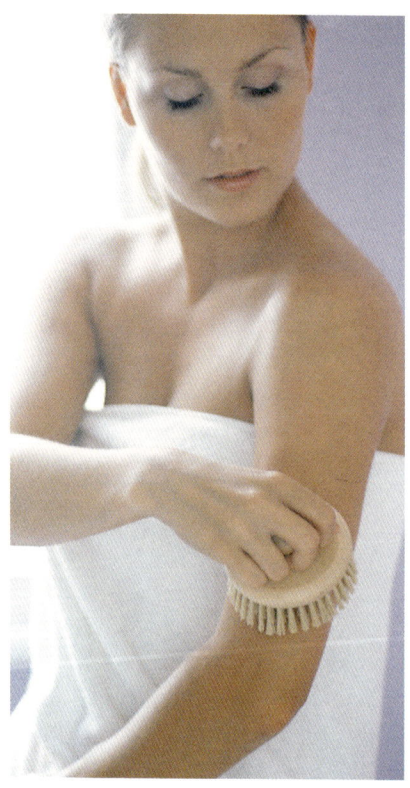

Das Bürsten der Haut regt das Lymphsystem an und befreit die Haut von Rückständen.

Das Bürsten der Haut und Körperabreibungen sind zwei für die Hautpflege besonders wichtige Behandlungen. Sie entfernen abgestorbene Hautzellen und Schmutz vom Körper, damit die Haut nachher elastisch, strahlend und gesund aussieht und sich auch so anfühlt. Die Aufnahmefähigkeit der Haut wird verbessert, sodass nährende Feuchtigkeitsspender mit essenziellen Ölen leichter einziehen.

Zum Bürsten der Haut nimmt man am besten eine trockene Bürste aus Naturborsten oder einem Bürstenhandschuh. Führen Sie die Massage mit kurzen, raschen Bewegungen in Richtung Herz aus, damit der Lymphkreislauf angeregt wird. Am besten führt man eine Bürstenmassage vor einer aromatherapeutischen Massage oder vor dem Auftragen einer Körperlotion durch. Als Teil einer aromatherapeutischen Behandlungsreihe zur Lymphdrainage wird der Patient gebeten, die Haut täglich zu bürsten.

Verjüngende Körperabreibung

Diese Körperabreibung leitet sich von einer traditionellen indischen Behandlung zukünftiger Bräute ab. Die Braut wird überall mit einer Mischung fein gemahlener Körner abgerieben, bevor sie mit aromatischen Ölen massiert wird. Diese Körperabreibung sorgt für eine lebendige, strahlende Haut und kann vor einer aromatherapeutischen Massage erfolgen. Am besten führt man sie auf einem Handtuch stehend durch, weil sie etwas Schmutz macht.

DAS BRAUCHEN SIE
1 Hand voll fein gemahlenes Hafermehl • 1 Hand voll gemahlene Mandeln • Eine Schüssel • 1 TL getrocknete, fein gemahlene Orangenschale • 1 TL Hagebuttenkerne • 5 Tropfen essenzielles Öl von Jasmin oder Rosenabsolue • Warmes Wasser • Ein Handtuch • Eine weiche Körperbürste oder ein kleines Handtuch

SO GEHEN SIE VOR

1 Geben Sie Hafermehl und Mandeln in die Schüssel und mischen Sie Orangenschale und Hagebuttenkerne darunter.

2 Fügen Sie Jasmin- oder Rosenabsolue-Öl mit ausreichend warmem Wasser hinzu, sodass eine feine, krümelige Mischung entsteht.

3 Stellen Sie sich auf das Handtuch, nehmen Sie eine kleine Hand voll der Mischung und reiben sie kräftig mit kreisenden Bewegungen über Ihren gesamten Körper. Die Abreibung trocknet rasch.

4 Zum Abschluss nehmen Sie eine weiche Körperbürste oder ein kleines Handtuch und bürsten alle verbliebenen Krümel ab.

Aromatherapeutische Cremes und Lotionen herstellen

Die Herstellung Ihrer eigenen Gesichtsreinigungscremes, Feuchtigkeitsspender, Tonikums und Lotionen ist ein lohnender und kreativer Teil der kosmetischen Aromatherapie. Die Rezepte auf den folgenden Seiten zeigen eine Auswahl an Reinigern, Tonikums und Feuchtigkeitsspendern. Vorgeschlagen wird auch die Beigabe essenzieller Öle zu diesen Produkten. So können Sie ganz einfach all Ihre Produkte zur Gesichtspflege Ihrem Hauttyp anpassen.

Reiniger für normale und fettige Haut

Dieser baut auf einer leichten Reinigungslotion ohne Parfüm, Farb- und Zusatzstoffe auf und eignet sich für normale und fettige Haut.

DAS BRAUCHEN SIE
150 ml Reinigungslotion • Ein großes Glas • Einen Rührstab • 10 ml (2 TL) Orangenblütenwasser • Je 5 Tropfen Palmarosa, Geranie und Lavendel • Je 2 Tropfen Wacholderbeere, Ylang-Ylang und Grapefruit

SO GEHEN SIE VOR

1 Füllen Sie die abgemessene Menge Reinigungslotion ins Glas. Rühren Sie mit dem Rührstab das Orangenblütenwasser unter.

2 Fügen Sie Palmarosa, Geranie und Lavendel hinzu, dann Wacholder, Ylang-Ylang und Grapefruit, und rühren Sie gründlich um, damit sich alles gut verbindet.

Reiniger für trockene, empfindliche und reife Haut

Dieses Rezept baut auf der althergebrachten originalen Cold Cream Galens auf. Diese gehaltvolle Salbe ist fest, verflüssigt sich aber auf der warmen Haut. Galens Hautsalbe eignet sich gut als Reinigungscreme für reife, empfindliche und trockene Haut und verwöhnt mit essenziellem Rosenöl.

DAS BRAUCHEN SIE

6 g Bienenwachs oder Bienenwachsgranulat • 2 feuerfeste Glasschüsseln • Eine Pfanne mit heißem Wasser • 120 ml Mandelöl • 60 ml Rosenwasser • Einen Schneebesen oder ein Handrührgerät (niedrigste Stufe) • 10 Tropfen Rosenabsolue • Ein großes Schraubglas

SO GEHEN SIE VOR

1 Setzen Sie eine der Glasschüsseln in die mit Wasser gefüllte Pfanne und schmelzen Sie das Bienenwachs oder das Wachsgranulat bei schwacher Hitze. Rühren Sie das Mandelöl ein und erwärmen Sie alles gut.

2 Erhitzen Sie das Rosenwasser in der anderen Schüssel, bis der Inhalt beider Schüsseln gut warm ist.

3 Geben Sie nun das Rosenwasser unter ständigem Rühren tropfenweise zu den Ölen – wie bei der Mayonnaisebereitung.

4 Wenn alles Blütenwasser mit den Ölen verrührt ist, nehmen Sie die Pfanne vom Herd und rühren die Mischung bis zum Erkalten. Rühren Sie dann das Rosenabsolue gründlich unter und gießen Sie die Salbe in das Schraubglas.

Gehaltvoller Feuchtigkeitsspender für trockene, empfindliche und reife Haut

Ein Rezept für eine gehaltvolle Gesichtscreme. Sie eignet sich besonders für Gesichtshaut, die der austrocknenden Wirkung von Kälte, Wind, Regen, Sonne oder Zentralheizung ausgesetzt ist, sowie für sehr dünn und vielleicht etwas rot oder schuppig gewordene Haut. Das Rezept enthält sowohl essenzielle als auch Trägeröle, die der Haut viel Feuchtigkeit spenden.

DAS BRAUCHEN SIE

4 g Bienenwachs • 2 feuerfeste Glasschüsseln • Eine Pfanne mit heißem Wasser • 20 g Kakaobutter • Je 15 ml (3 TL) Mandel- und Jojobaöl • 10 ml (2 TL) Hagebuttenkernöl • Einen Schneebesen oder ein Handrührgerät (niedrigste Stufe) • 10 ml (2 TL) Rosenwasser • 5 ml (1 TL) Glyzerin • Je 8 Tropfen Rosenöl und Weihrauch • Je 4 Tropfen Geranie und Karottensamen • Ein großes Schraubglas

SO GEHEN SIE VOR

1 Setzen Sie eine der Glasschüsseln in die mit Wasser gefüllte Pfanne und schmelzen Sie das Bienenwachs auf kleiner Flamme. Fügen Sie die Kakaobutter, das Mandel-, das Jojoba- und das Hagebuttenkernöl unter ständigem Rühren hinzu.

2 Erwärmen Sie in der anderen Schüssel das Rosenwasser und das Glyzerin, bis der Inhalt beider Schüsseln die gleiche angenehme Wärme hat.

3 Geben Sie nun die Rosenwassermischung unter ständigem Rühren tropfenweise zu den Ölen – wie bei der Mayonnaisebereitung.

4 Nehmen Sie die Pfanne vom Herd und rühren Sie die Mischung bis zum Erkalten. Mischen Sie dann Rosenöl und Weihrauch, Geranie und Karottensamen gründlich unter. Gießen Sie die Salbe in das Schraubglas.

Gehaltvoller Feuchtigkeitsspender für normale Haut

Das folgende Rezept für normale Haut verwendet eine feuchtigkeitsspendende Salbe ohne Duft, Farbstoffe oder sonstige Zusätze. Der Vorteil einer fertigen Basiscreme besteht darin, dass selbst gemachte Feuchtigkeitsspender nicht immer völlig glatt werden und sich die Creme etwas trennt, obwohl Sie sie dennoch verwenden können.

DAS BRAUCHEN SIE

150 ml feuchtigkeitsspendende Basiscreme • Ein großes Schraubglas • Einen Rührstab • Je 5 ml (1 TL) Rosenwasser und Avocadoöl • Je 4 Tropfen Echte Kamille, Rosenabsolue, Neroli und Lavendel • Je 3 Tropfen Palmarosa und Rosenholz

SO GEHEN SIE VOR

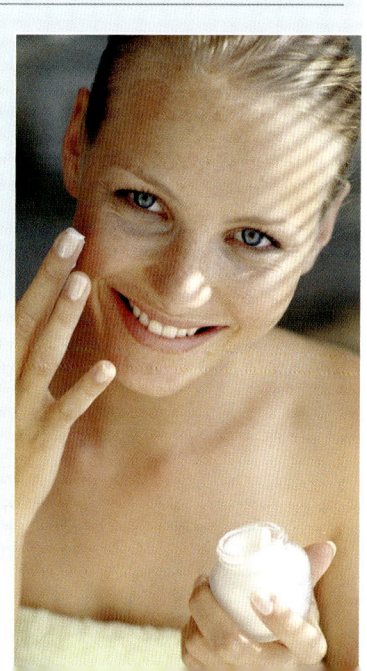

1 Füllen Sie die feuchtigkeitsspendende Basiscreme in das Glas. Rühren Sie mit dem Rührstab das Rosenwasser und das Avocadoöl ein.

2 Fügen Sie erst Echte Kamille, Rosenabsolue, Neroli und Lavendel hinzu, dann Palmarosa und Rosenholz. Rühren Sie den Feuchtigkeitsspender gründlich um.

Leichter Feuchtigkeitsspender für jeden Hauttyp

Dieses Rezept vereint die regenerierenden Eigenschaften von Hagebutten-kernöl mit den feuchtigkeitsspendenden von Mandelöl und ergibt einen leichten, aber nährenden Feuchtigkeitsspender für jeden Hauttyp. Er eignet sich für die tägliche Anwendung am Morgen.

DAS BRAUCHEN SIE

5 mg Bienenwachs • 2 feuerfeste Glasschüsseln • Eine Pfanne mit heißem Wasser • Je 15 ml (3 TL) Mandel- und Hagebuttenkernöl • Einen Schnee-besen oder ein Handrührgerät (niedrigste Stufe) • 2 Kapseln Vitamin E • Eine Nadel • 12 ml (2 $^1/_2$ TL) Rosenwasser • 3 ml ($^1/_2$ TL) Honig • Je 4 Tropfen Neroli, Sandelholz und Palmarosa • 2 Tropfen Jasmin • Großes Schraubglas

SO GEHEN SIE VOR

1 Setzen Sie eine der Glasschüsseln in die Pfanne mit Wasser und schmel-zen Sie das Bienenwachs bei schwacher Hitze. Rühren Sie Mandel- und Hagebuttenkernöl gründlich unter, sodass sich alles gut vermischt. Stechen Sie die Kapseln mit Vitamin E mit der Nadel auf und drücken Sie den Inhalt in die Mischung.

2 Erwärmen Sie in der anderen Schüssel Rosenwasser und Honig, bis der Inhalt beider Schüsseln die gleiche angenehme Temperatur hat.

3 Geben Sie nun die Rosenwasser-mischung unter ständigem Rühren tropfenweise zu den Ölen – wie bei der Mayonnaisebereitung.

4 Nehmen Sie die Pfanne vom Herd und rühren Sie die Mischung bis zum Erkalten. Rühren Sie dann Neroli, Sandelholz, Palmarosa und Jasmin gründlich unter. Füllen Sie alles in das Schraubglas.

Leichter Feuchtigkeitsspender für fettige Haut

Dieser Feuchtigkeitsspender für fettige Haut verwendet antiseptisches essenzielles Öl, das die Talgproduktion harmonisiert und vermindert.

DAS BRAUCHEN SIE

150 ml Basisfeuchtigkeitsspender • Ein großes Schraubglas • Einen Rührstab • Je 5 ml (1 TL) Orangenblütenwasser und Zaubernuss • Je 6 Tropfen Zypresse, Geranie und Lavendel • Je 2 Tropfen Grapefruit und Teebaum

SO GEHEN SIE VOR

1 Füllen Sie den Basisfeuchtigkeitsspender in das Glas. Rühren Sie mit dem Rührstab Orangenblütenwasser und Zaubernuss ein.

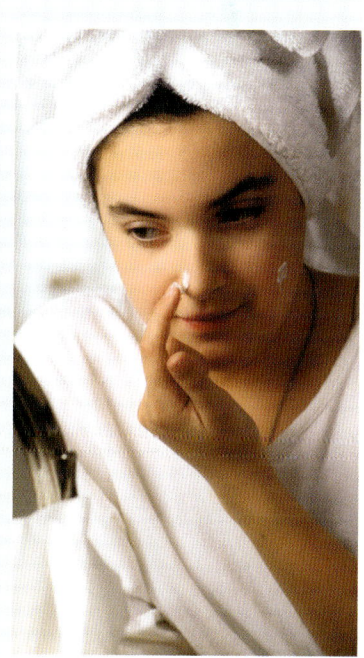

2 Fügen Sie Zypresse, Geranie und Lavendel hinzu, dann Grapefruit und Teebaum. Verrühren Sie alles gründlich. Folgende alternative Mischung mit männlichem Duft eignet sich für einen Jugendlichen oder einen Mann mit fettiger Haut oder Akne: Je 5 Tropfen Zedernholz, Zypresse und Wacholder sowie je zwei Tropfen Teebaum sowie Myrte und Lavendel.

Einfache Handcreme

Aromatherapeutische Handcremes befeuchten trockene Haut und heilen kleinere Schürfwunden. Das Rezept ist ganz einfach, weil es kein Blütenwasser enthält. Das essenzielle Zitronenöl entfernt sanft Verfärbungen an den Händen, und Benzoe heilt kleine Schnittwunden. Diese Handcreme wird recht fest, weil sie unraffiniertes Kokosöl enthält, das bei Zimmertemperatur hart wird. Auf der warmen Haut verflüssigt sich die Creme rasch. Solche Handcremes spenden viel Feuchtigkeit und ziehen langsamer ein als handelsübliche Cremes.

DAS BRAUCHEN SIE

75 g unraffiniertes Kokosöll • Eine feuerfeste Glasschüssell • Eine Pfanne mit heißem Wasser • 25 ml Mandelöl • Je 8 Tropfen Lavendel und Zitronel • 4 Tropfen Benzoe • Ein großes Schraubglas

SO GEHEN SIE VOR

1 Geben Sie das Kokosöl in die Glasschüssel, die Sie in die Pfanne mit heißem Wasser auf niedriger Heizstufe stellen. Wenn das Kokosöl geschmolzen ist, rühren Sie das Mandelöl ein, bis sich beides gut vermischt hat.

2 Nehmen Sie die Pfanne vom Herd und rühren Sie sorgfältig Lavendel, Zitrone und Benzoe ein. Füllen Sie die Mischung in das Schraubglas, solange sie noch warm und flüssig ist.

Handcreme für raue Hände

Die folgende Handcreme eignet sich gut für alle, die mit ihren Händen im Freien arbeiten, wie Gärtner, Maurer und andere. Die Haut an den Händen wird leicht hart, trocken und rissig, wenn sie nicht richtig gepflegt wird. Ringelblume ist ein Ölauszug mit legendären Heileigenschaften, während Myrrhe rissige Haut heilt.

DAS BRAUCHEN SIE

5 g Bienenwachs • Eine feuerfeste Glasschüssel • Eine Pfanne mit heißem Wasser • 25 g Kakaobutter • 20 ml (4 TL) Mandelöl • Je 3 ml ($\frac{1}{2}$ TL) Glyzerin und Ringelblumenöl • Je 5 Tropfen Myrrhe und Geranie • 3 Tropfen Mandarine • Ein großes Schraubglas

SO GEHEN SIE VOR

1 Stellen Sie die Glasschüssel in die Pfanne mit heißem Wasser und schmelzen Sie das Bienenwachs bei schwacher Hitze. Wenn das Bienenwachs geschmolzen ist, fügen Sie unter Rühren Kakaobutter, Mandelöl, Glyzerin und Ringelblumenöl hinzu und mischen alles gründlich.

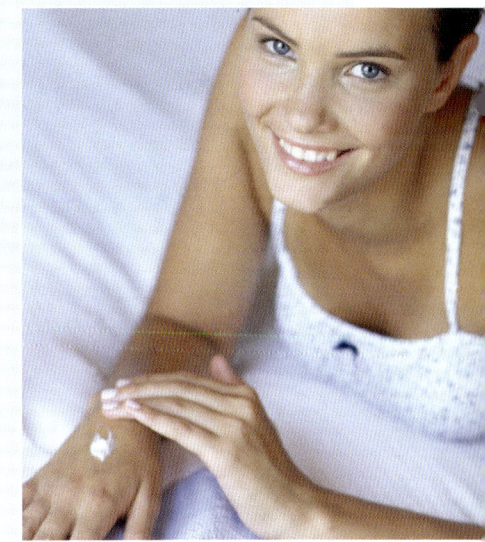

2 Nehmen Sie die Pfanne vom Herd und rühren Sie die Mischung bis zum Erkalten. Rühren Sie sorgfältig Myrrhe, Geranie und Mandarine unter und füllen die Mischung in das Glas.

Hauttonikum für jugendliche und fettige Haut

Aromatherapeutische Hauttonikums lassen sich leicht selbst herstellen. Dabei verwenden Sie nur natürliche Zutaten, die sanft zu Ihrer Haut sind. Wenn Sie empfindliche Haut haben, verwenden Sie nur reines Blütenwasser: Erst einen Wattebausch zum Entfernen von Reinigerresten, dann sprühen Sie Blütenwasser zur Erfrischung und Befeuchtung der Haut ins Gesicht. Bei anderem Hauttyp verwenden Sie ein Hauttonikum, gefolgt von einem geeigneten Blütenwasserspray. Dieses Hauttonikum baut auf Orangenblütenwasser auf und ist leicht zusammenziehend, was sich ideal für jugendliche und fettige Haut eignet. Es ist aber auch sanft genug für normale Haut. Die Zugabe von Orange, Neroli und Petit Grain nutzt die Synergie des ganzen Baums.

DAS BRAUCHEN SIE

10 ml (2 TL) hochprozentigen Wodka • Eine saubere, trockene Glasflasche, die mindestens 300 ml fasst • Je 3 Tropfen Neroli, Orange und Petit Grain • 25 ml Zaubernuss • 250 ml Orangenblütenwasser

---

SO GEHEN SIE VOR

1 Füllen Sie den Wodka in die Glasflasche. Geben Sie Neroli, Orange und Petit Grain hinzu und schütteln Sie gründlich, damit sich alles vermischt.

2 Fügen Sie die Zaubernuss hinzu, schütteln Sie und geben Sie dann das Orangenblütenwasser hinzu.

Schütteln Sie die Flasche, bis sich alle Zutaten gut vermischt haben. Die essenziellen Öle lösen sich nicht vollständig, deshalb müssen Sie die Flasche vor jedem Gebrauch kräftig schütteln.

Hauttonikum für trockene, empfindliche und reife Haut

Das folgende Tonikum nutzt die befeuchtenden, anregenden und entzündungshemmenden Eigenschaften der Rose in Verbindung mit Rosenwasser. Es eignet sich besonders für trockene, empfindliche und reife Haut.

DAS BRAUCHEN SIE

5 ml (1 TL) hochprozentigen Wodka • Eine saubere, trockene Glasflasche, die mindestens 300 ml fasst • Je 4 Tropfen Rosenabsolue und Rosenöl • 10 ml (2 TL) Zaubernuss • 270 ml Rosenblütenwasser

SO GEHEN SIE VOR

1 Füllen Sie den Wodka in die Glasflasche. Geben Sie Rosenabsolue und Rosenöl hinzu und schütteln Sie alles kräftig, um die Öle zu lösen.

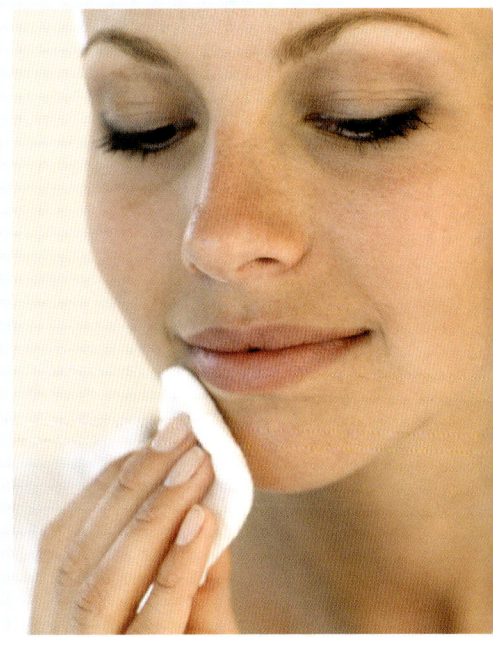

2 Fügen Sie Zaubernuss hinzu, schütteln Sie und geben Sie dann das Rosenblütenwasser hinzu. Schütteln Sie die Flasche, bis alle Zutaten gut vermischt sind. Die essenziellen Öle lösen sich nicht vollständig, deshalb müssen Sie die Flasche vor jedem Gebrauch kräftig schütteln.

Allzweck-Körperlotion

Körperlotionen sind Feuchtigkeitsspender für den Körper. Sie sind flüssiger als Gesichtssalben, damit sie sich leichter auf dem Körper verteilen und in die Haut einziehen. Obwohl der Körper das ganze Jahr von Feuchtigkeitsspendern profitiert, sind Körperlotionen besonders im Sommer geschätzt, wenn die Sonne die Haut austrocknet, etwa nach einem Sonnenbad. Diese leichte Lotion eignet sich für jeden Hauttyp. Das Rezept verwendet eine Basis-Hautlotion ohne Farbstoffe, Duft oder andere Zusätze. Haferkrautmilch ist ein natürlicher Feuchtigkeitsspender, der gut in die Haut einzieht.

DAS BRAUCHEN SIE
100 ml Basislotion • Eine 200 ml fassende Glasflasche • 50 ml Haferkrautmilch • 10 ml (2 TL) Orangeblütenwasser • Je 5 Tropfen Jasmin, Neroli, Petit Grain und Orange • Je 3 Tropfen Bergamotte, Geranie und Rosenholz

SO GEHEN SIE VOR

1 Füllen Sie die Basislotion in die Glasflasche. Fügen Sie die Haferkrautmilch und das Orangenblütenwasser hinzu. Schütteln Sie kräftig.

2 Fügen Sie Jasmin, Neroli, Petit Grain und Orange hinzu, dann Bergamotte, Geranie und Rosenholz. Schütteln Sie erneut kräftig.

Erfrischende Fußlotion

Diese anregende Fußlotion belebt müde Füße und lässt sie schöner aussehen. Wenden Sie sie an, nachdem Sie Ihre Füße zehn Minuten in warmem Wasser eingeweicht und dann abgestorbene Haut mit einer Hand voll grobem Salz abgescheuert haben.

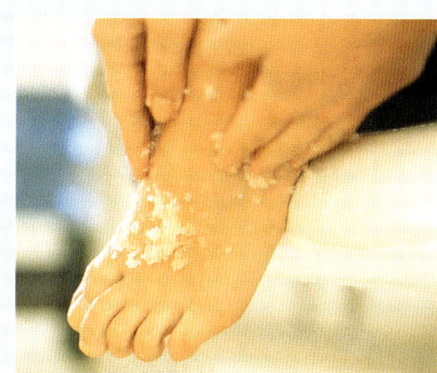

DAS BRAUCHEN SIE

70 ml Basislotion • Eine 100 ml fassende Glasflasche • Je 5 ml (1 TL) Zaubernuss und Orangenblütenwasser • Je 5 Tropfen Pfefferminze und Zypresse • Je 2 Tropfen Zitrone, Muskatellersalbei und Wacholder

SO GEHEN SIE VOR

1 Füllen Sie die Basislotion in die Glasflasche. Geben Sie Zaubernuss und Orangenblütenwasser hinzu und schütteln Sie kräftig.

2 Fügen Sie Pfefferminze und Zypresse hinzu, dann Zitrone, Muskatellersalbei und Wacholder, und schütteln Sie alles noch mal kräftig.

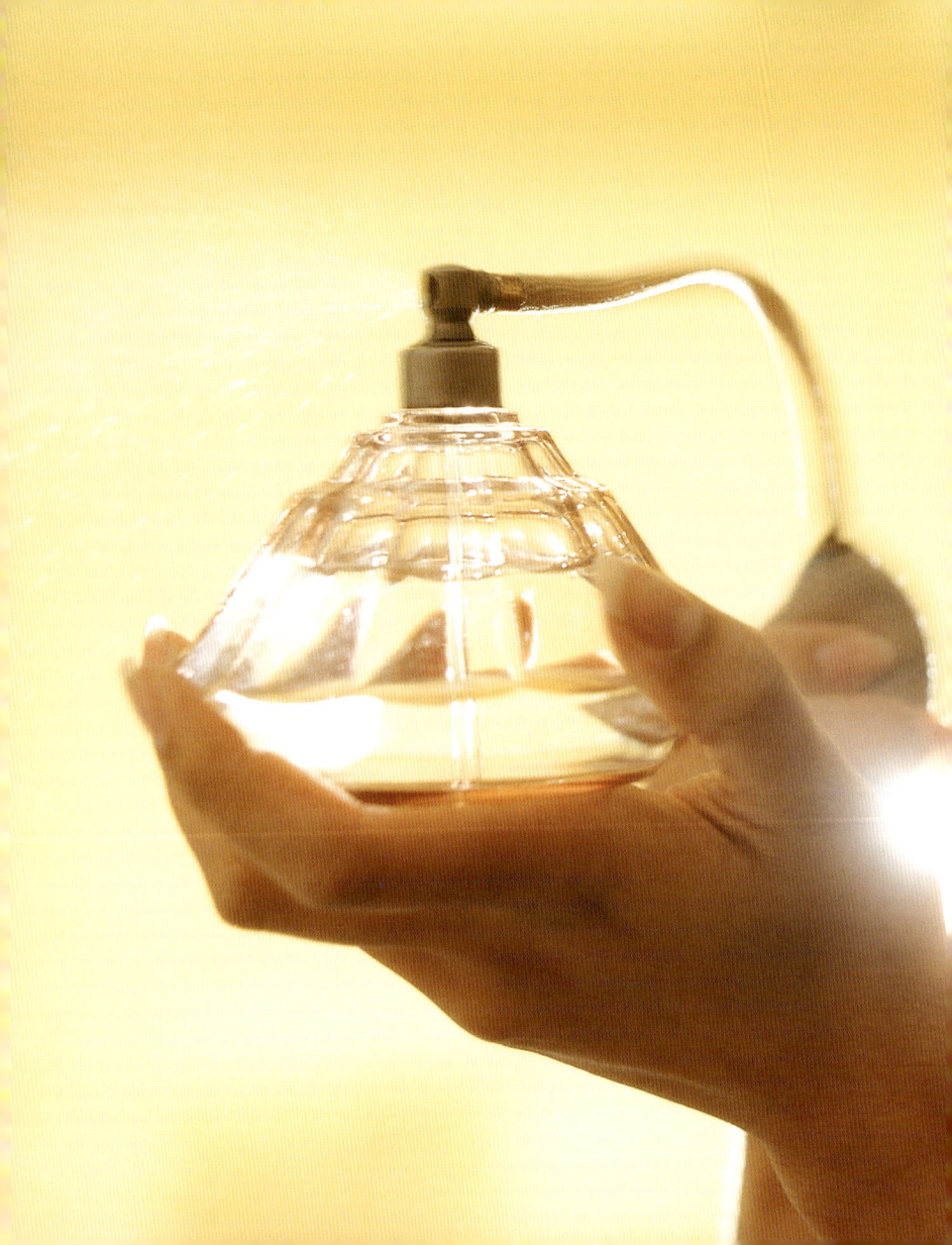

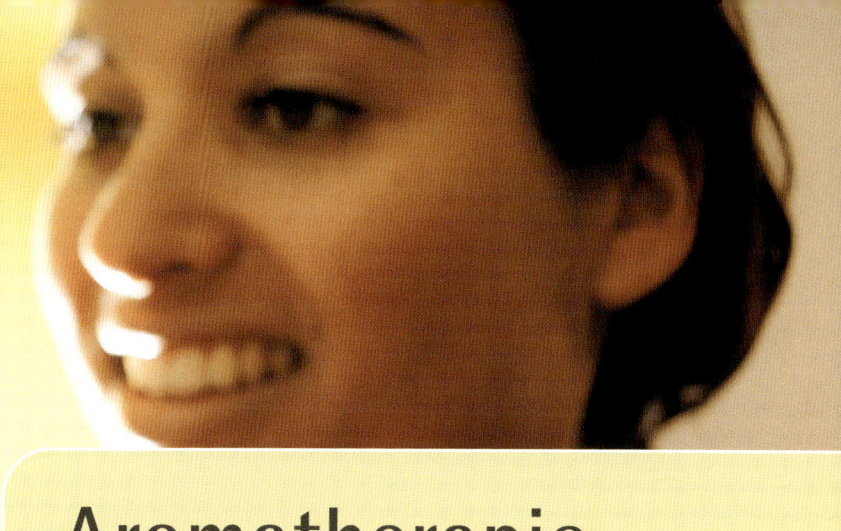

Aromatherapie für Stimmung und Gefühl

Wie essenzielle Öle Ihre Gefühle beeinflussen

Essenzielle Öle sind keine trägen Substanzen, sondern eher lebendig und dynamisch, weil sie die aktive Lebenskraft der Ursprungspflanze in sich tragen. Experimente mit Kirlian-Fotografie zeigten dieses aktive Prinzip als eine die Pflanze umgebende Lichtaura – ähnlich unserer eigenen Aura (die Aura ist das den Körper umgebende feine Energiefeld, auch ätherischer Körper genannt). Pflanzen und Menschen sind Kinder der Natur, von derselben Lebenskraft bestimmt. Die feine, zarte Komplexität essenzieller Öle kann nicht künstlich mit anorganischen Chemikalien nachgebildet werden. Aus diesem Grund beeinflussen essenzielle Öle, nicht aber synthetische Parfüms, unsere Stimmungen und Gefühle.

Unsere Vorfahren besaßen einen ausgeprägten Geruchssinn, ähnlich dem von Hunden. Sie konnten Gefahr, Nahrung und einen Partner riechen, weil ihr Leben davon abhing. Was sie rochen, erzeugte entsprechende Gefühle wie

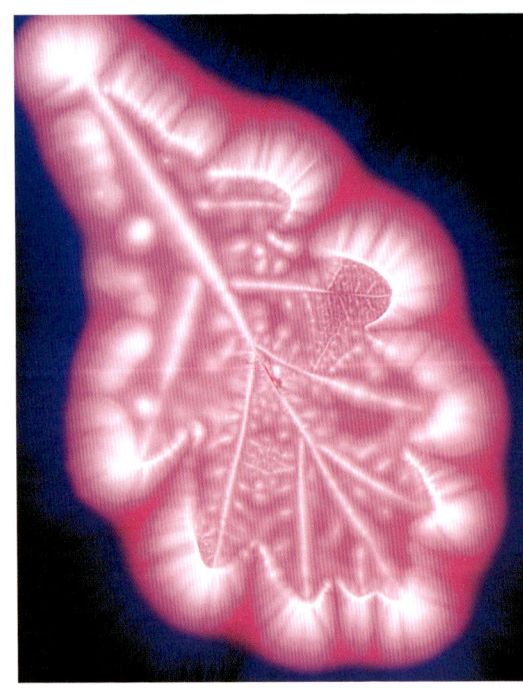

Angst, Hunger und sexuelle Erregung. Moderne Menschen haben im Lauf der Evolution viel von ihrem olfaktorischen Bewusstsein verloren, aber wir verfügen noch immer über einen ausreichenden Geruchssinn, der sich durch Übung entwickeln kann.

Geistige Ruhe und körperliche Ausgeglichenheit

Essenzielle Öle beeinflussen Ihre Gefühle, weil sie zweierlei bewirken. Wenn Sie ein essenzielles Öl riechen, das Ihnen gefällt, behagt Ihnen das, und es beruhigt Ihren Geist. Während Sie das Öl durch Einatmen riechen, läuft gleichzeitig und unabhängig vom Geruchssinn ein physiologischer Vorgang in Ihrem Körper ab. Das zeigt, wie wichtig es ist, essenzielle Öle zu verwenden, die Ihnen gefallen. Wenn Sie ein Aroma nicht mögen, wird ungeachtet seines wohltuenden körperlichen Einflusses die Gesamtwirkung eingeschränkt.

Der Einfluss essenzieller Öle auf den Geist und die Gefühle ist komplex und subtil. Die Öle harmonisieren und normalisieren den Körper weit mehr, als ihn anzuregen oder zu betäuben. Ähnlich wirken Sie auf die Gefühle. Essenzielle Öle besitzen eine komplementäre Anziehung auf bestimmte Teile des Körpers, des Geistes und der Gefühle.

So entwickelt z. B. ein Mensch mit einem „harten Herzen", der schroff und abweisend ist, häufig Herzprobleme wie Verkalkung der Arterien. Die Behandlung dieser Menschen mit Rose wirkt kräftigend auf das physische Herz, gleichzeitig stimmt es mild und hellt den Geist auf.

Diese Kirlian-Fotografie zeigt das Energiefeld,
das ein Blatt umgibt.

Stimmungsvolle Parfüms

Faszinierend an der Arbeit mit essenziellen Ölen ist die Art, wie sie die Stimmung beeinflussen können. Jedes essenzielle Öl besitzt einen individuellen Charakter, der zum Gesamtduft eines aromatherapeutischen Parfüms für Stimmungen beiträgt. Die Entscheidung, ein bestimmtes Parfüm zur Anregung einer besonderen Stimmung zu komponieren, ist wie das Öffnen einer Dose duftender Zaubersprüche.

Parfüm und Duft übten immer außergewöhnliche Macht über Sinne und

Herstellen eines stimmungsvollen Parfüms

DAS BRAUCHEN SIE
Eine dunkle 10 ml fassende, dicht verschließbare Glasflasche
10 ml (2 TL) Mandel- oder Jojobaöl
Essenzielles Öl nach Wahl (bis zu 50 Tropfen)

SO GEHEN SIE VOR

1 Zur Herstellung eines der klassischen Parfüms auf den folgenden Seiten nehmen Sie die dunkle Glasflasche und füllen die Hälfte des Mandel- oder Jojobaöls hinein.

2 Geben Sie das essenzielle Öl ihrer Wahl hinzu und schütteln Sie gut. Füllen Sie dann das restliche Trägeröl in die Flasche, schütteln Sie wieder gut und lassen Sie alles ein paar Tage durchziehen. Sollten Sie durch Benutzen des Parfüms Ausschlag bekommen, verdünnen Sie es nochmals mit Trägeröl.

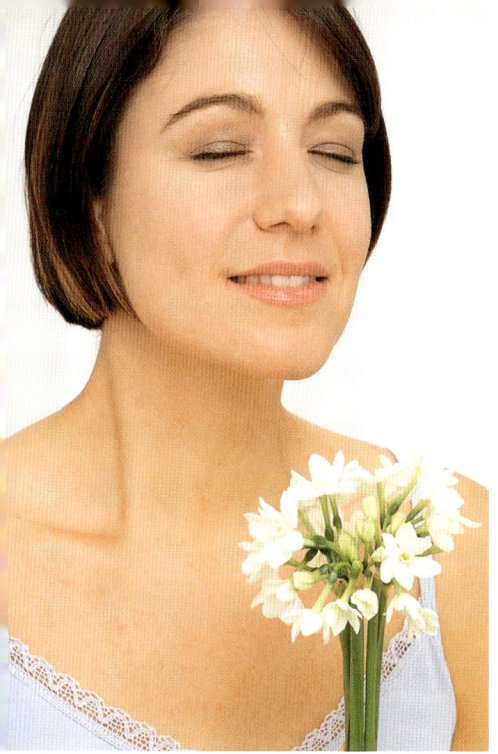

Der Duft essenzieller Öle übt einen starken Einfluss auf Stimmungen und Gefühle aus, belebt den Geist und ruft Freude hervor.

Gefühle aus. Diese subtile Seite der essenziellen Öle – man kann sie ihre „Psyche" nennen – ist geheimnisvoll, heilig und magisch. Religiöse Zeremonien und Rituale, bei denen Düfte, von denen man glaubte, sie seien göttlichen Ursprungs, den Göttern dargeboten wurden, spiegeln die uns bewegende Kraft von Düften wider. Wir werden von Düften gefangen genommen: Sie bewegen uns emotional und rufen tiefe Gefühle hervor. Parfüms wecken sinnliche Instinkte, bringen nostalgische Erinnerungen hervor und regen die Fantasie an. Die Poesie und andere Künste feierten seit jeher diese aufrüttelnde Kraft des Parfüms, weil es unsere Gefühle bewegen kann und uns in das Reich der Sinne entführt.

Jede Anwendung essenzieller Öle beeinflusst Ihre Stimmung, weil Sie den Duft während der aromatherapeutischen Behandlung riechen. Wenn Sie jedoch essenzielle Öle gezielt dazu einsetzen, Ihre Stimmung zu beeinflussen, zeigt sich ihre transformative, sinnliche Kraft am besten. Die Herstellung stimmungsvoller Parfüms ist eine der schöpferischsten Arten, das magische Potenzial essenzieller Öle zu entschlüsseln.

Romantische Düfte

Romantische Empfindungen schaffen eine besondere intime Stimmung. Romantisch zu sein ist anders, als sich sexy und erotisch zu fühlen, und hat nichts mit Leidenschaft zu tun. Romantik bedeutet eine sanfte Sehnsucht. Besonders Frauen sehen sich romantische Filme an und lesen romantische Bücher, um diese besondere, schwer zu fassende Stimmung zu erleben.

Wir wünschen uns unsere Partner öfter romantischer, weil romantisches Verhalten uns sagt, dass wir geliebt und umsorgt werden. Der Valentinstag fängt mit roten Rosen, Pralinen und mit einem Essen bei Kerzenlicht diese romantische Wirkung ein. Auch die Verwendung stimmungsvoller, romantischer Düfte bringt etwas mehr Romantik in den Alltag.

Exotische Fantasie

15 Tropfen Rosenöl

15 Tropfen Neroli

5 Tropfen Zitrone

5 Tropfen Eisenkraut

3 Tropfen Benzoe

3 Tropfen Majoran

2 Tropfen Gewürznelke

2 Tropfen Mimose

Tief und geheimnisvoll

10 Tropfen Rosenabsolue

10 Tropfen Palmarosa

10 Tropfen Ylang-Ylang

5 Tropfen Vetiver

5 Tropfen Muskatellersalbei

4 Tropfen Muskatnuss

3 Tropfen Basilikum

3 Tropfen Veilchenblätter

Das klassische romantische essenzielle Öl ist Rose: sowohl Rosenabsolue als auch Rosenöl der verschiedenen Sorten. Majoran und Benzoe beruhigen, wenn Ihnen mehr nach romantischem Kuscheln als nach Sex zumute ist. Ylang-Ylang und Rosenholz sind exotisch und süßlich romantisch, während Muskatellersalbei euphorisch und romantisch ist.

Exotische und aphrodisierende Parfüms dienen seit jeher zur Verführung und zur Stimulierung romantischer Gefühle.

Romantische Rose

15 Tropfen Rosenöl

15 Tropfen Rosenabsolue

10 Tropfen Geranie

3 Tropfen Bergamotte

2 Tropfen Patschuli

3 Tropfen Rosenholz

2 Tropfen Moschuskörner

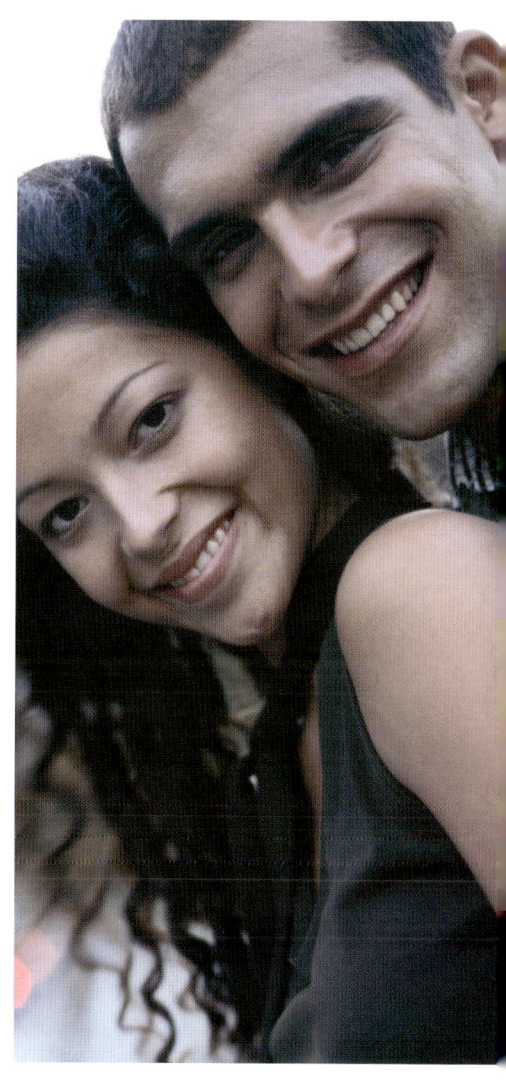

Aufheiternde Düfte

Aufheiternde Düfte enthalten einige der nützlichsten essenziellen Öle, weil sie häufige psychische Symptome wie Depression, Furcht, Melancholie und Apathie lindern. Manche dieser Stimmungen sind jedoch nicht allein psychischer Art, sie können körperliche Ursachen haben, die man nicht selbst behandeln sollte. Bei klinischer Depression sollten Sie stets professionelle medizinische Hilfe suchen. Dennoch helfen diese aufheiternden Düfte bei Niedergeschlagenheit.

Prüfen Sie Ihre Gefühlslage, bevor Sie eine Mischung zusammenstellen, denn es gibt viele aufheiternde essenzielle Öle. Wenn Sie einige Schlüsselworte gefunden haben, die beschreiben, wie Sie sich fühlen, lesen Sie in der Liste (siehe S. 268–385) sorgfältig die Be-

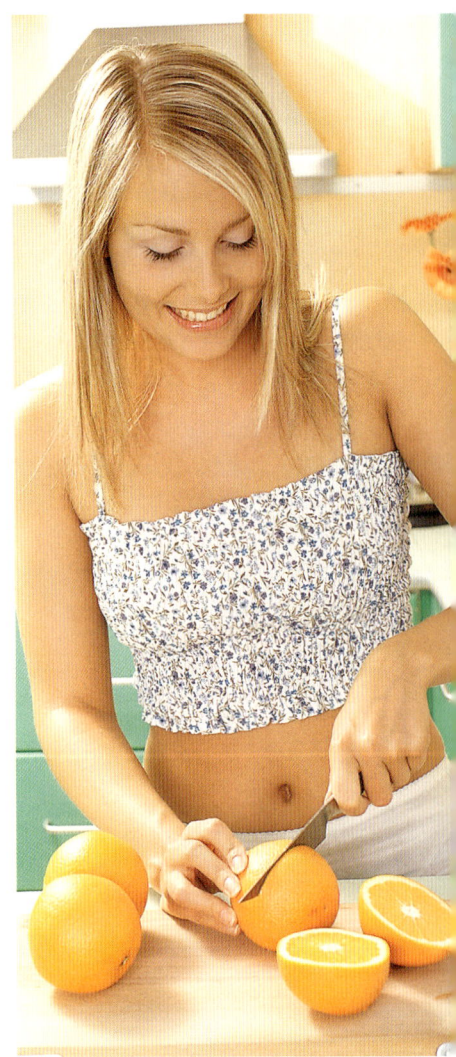

Der Duft von Grapefruit stimmt fröhlich, ist erfrischend und aufheiternd. Dieses essenzielle Öl kann man gut für einen aufheiternden Duft verwenden.

Frühlingsblüte

10 Tropfen Rosenöl

10 Tropfen Geranie

10 Tropfen Neroli

4 Tropfen Mimose

3 Tropfen Orange

4 Tropfen Römische Kamille

3 Tropfen Bergamotte

3 Tropfen Basilikum

3 Tropfen Sandelholz

schreibungen der verschiedenen als aufheiternd empfohlenen essenziellen Öle und wählen entsprechend aus.

Bergamotte, Melisse, Geranie, Rosenabsolue und Rosenöl sind klassische essenzielle Öle zur Erzeugung aufheiternder Stimmungsdüfte. Basilikum und Sandelholz sind ebenfalls eine gute Wahl.

Wenn Ängste mit im Spiel sind, nehmen Sie Neroli, Römische Kamille oder Weihrauch. Sind Sie von Apathie betroffen, sind Jasmin, Rosmarin und Patschuli nützlich.

Sommerhauch

10 Tropfen Bergamotte

10 Tropfen Melisse

10 Tropfen Neroli

5 Tropfen Lavendel

5 Tropfen Petit Grain

7 Tropfen Weihrauch

3 Tropfen Wacholder

Lebenselixier

15 Tropfen Melisse

12 Tropfen Rosenabsolue

7 Tropfen Zypresse

5 Tropfen Rosenholz

5 Tropfen Patschuli

3 Tropfen Römische Kamille

3 Tropfen Eisenkraut

Anregende Düfte

Anregende essenzielle Öle beleben Körper und Geist, und wer könnte dies nicht gelegentlich brauchen? Wie alle Anregungsmittel sollten diese essenziellen Öle nicht missbraucht, regelmäßig oder in großen Mengen verwendet werden.

Wenn Sie jedoch einmal zu wenig geschlafen haben oder sich besonders matt fühlen, kann ein anregend stimmender Duft leichter durch den Tag helfen.

Es gibt auch Situationen, wie etwa Prüfungen, in denen Sie sich auf der Höhe Ihrer geistigen Kräfte fühlen möchten. Ein anregend stimmender Duft kann Sie dabei unterstützen. Manche der anregenden essenziel-

Aufbruchstimmung

10 Tropfen Bergamotte

10 Tropfen Koriander

7 Tropfen Jasmin

7 Tropfen Petit Grain

6 Tropfen Neroli

5 Tropfen Schwarzer Pfeffer

5 Tropfen Zitronen-Eukalyptus

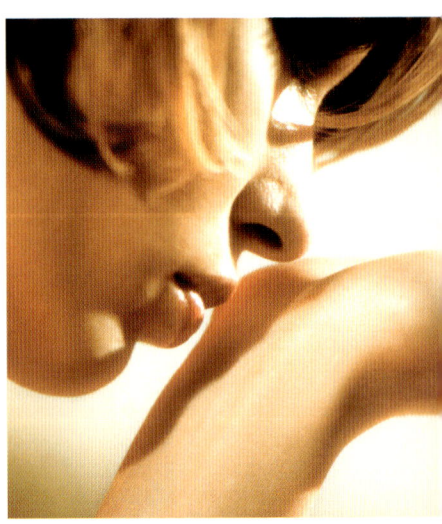

Ein anregender Duft und das gelegentliche Riechen daran können Ihnen helfen, den ganzen Tag hellwach zu bleiben.

Würzige Wunderkerze

10 Tropfen Grapefruit

10 Tropfen Ingwer

10 Tropfen Ylang-Ylang

10 Tropfen Melisse

5 Tropfen Patschuli

3 Tropfen Kardamom

2 Tropfen Basilikum

Zu allem bereit

10 Tropfen Rosmarin

10 Tropfen Zitrone

10 Tropfen Geranie

10 Tropfen Wacholder

5 Tropfen Gewürznelke

5 Tropfen Basilikum

len Öle befördern besonders die geistigen Aktivitäten. Diese Öle sind bei schlechtem Gedächtnis und Konzentrationsmangel nützlich.

Das dafür am besten geeignete essenzielle Öl ist Rosmarin, obwohl auch Pfefferminze, Basilikum und Kardamom gut sind. Allgemein anregende Öle sind Eukalyptus, *Eucalyptus citriodora* – eine lieblich nach Zitrone riechende Sorte – und alle Gewürzöle. Die genannten stimmungsvollen Düfte verwenden anregende Öle zusammen mit anderen essenziellen Ölen in ästhetischen Mischungen.

Beruhigende Düfte

Stress und Anspannung sind heute die gesellschaftlichen Hauptprobleme, und die Verwendung beruhigender essenzieller Öle zur Linderung ihrer Symptome ist eine der Hauptaufgaben der Aromatherapie. Es ist jedoch nicht immer möglich, zu einer aromatherapeutischen Massage zu gehen oder ein Bad mit essenziellen Ölen zu nehmen, wenn Ihnen der Stress zu viel wird. Beruhigend stimmende Düfte können jedoch leicht in der Hand- oder Jackentasche mitgeführt und bei Bedarf verwendet werden.

Stress und Anspannung führen ohne rechtzeitige Behandlung leicht zu Frustration und sogar Wut. Alle negativen Empfindungen sind schädlich und sollten so rasch wie möglich besänftigt werden. Die rechtzeitige Anwendung eines ruhig stimmenden Duftes und das gelegentliche Riechen daran kann die Aufregung dämpfen, bevor sie eskaliert.

Eines der besten wohltuenden essenziellen Öle ist Weihrauch, das die Atmung aktiv verlangsamt und ein tiefes Durchatmen ermöglicht, um sich zu beruhigen. Lavendel ist ein anderer klassischer Favorit genauso wie Römische Kamille, Neroli, Majoran, Ylang-Ylang, Muskatellersalbei, Sandelholz, Rosenöl, Rosenabsolue, Angelika und Melisse.

Bei zu viel Stress hilft ein ruhig stimmender aromatherapeutischer Duft, sich weniger angespannt zu fühlen.

Ruhige Gelassenheit

10 Tropfen Weihrauch

10 Tropfen Neroli

10 Tropfen Sandelholz

5 Tropfen Rosenöl

5 Tropfen Bergamotte

4 Tropfen Muskatellersalbei

4 Tropfen Angelika

2 Tropfen Jonquille

Provenzalischer Blumengruß

15 Tropfen Lavendel

15 Tropfen Römische Kamille

10 Tropfen Neroli

6 Tropfen Ylang-Ylang

2 Tropfen Narzisse

2 Tropfen Tuberose

Süß und mild

12 Tropfen Römische Kamille

12 Tropfen Weihrauch

12 Tropfen Lavendel

4 Tropfen Majoran

4 Tropfen Melisse

4 Tropfen Lindenblüten

2 Tropfen Vetiver

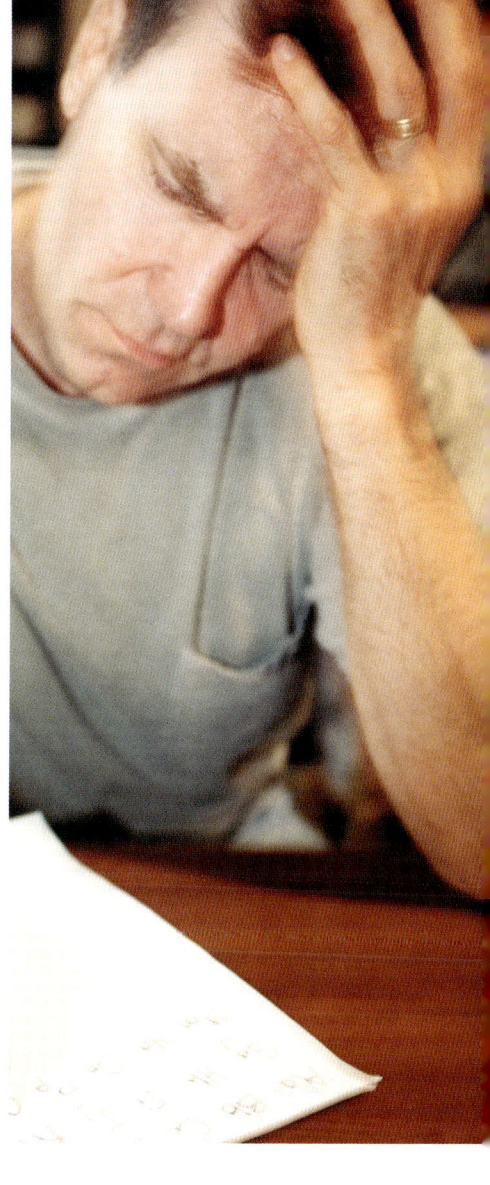

Stärkende Düfte

Mangelndes Selbstvertrauen kann sehr hinderlich sein und sich in dem Gefühl persönlichen Unvermögens wie mangelndem Selbstwertgefühl äußern oder darin, dass man sich aktuellen Aufgaben nicht gewachsen fühlt. Es kann sich auch in Schüchternheit zeigen oder darin, dass man nicht im Rampenlicht stehen möchte und deshalb Chancen, die das Leben bietet, nicht wahrnimmt.

Zuversichtlich stimmende Düfte sind eine wirksame (wenn auch subtile) Art, Gefühle mangelnden Selbstvertrauens zu überwinden. Ein guter Schritt nach vorn ist das genaue Erkennen der Gefühle und der Versuch, Ursachen und Situationen zu verstehen, die den Mangel an Zuversicht verursachen. Wenn Sie ahnen, wann und warum diese Gefühle manchmal auftreten, können Sie sich darauf vorbereiten und einen zuversichtlich stimmenden Duft anwenden.

Der beste Freund scheuer Menschen ist der Jasmin. Dieses volle, exotische essenzielle Öl ist ein starkes, entspannendes Antidepressivum, das Zuversicht erzeugt. Wenn Furcht aufsteigt, sind Neroli, Benzoe und Majoran eine gute Wahl. Ylang-Ylang, Rosenöl, Rosenabsolue, Muskatellersalbei, Bergamotte, Weihrauch, Lavendel, Veilchenblätter, Basilikum, Koriander und Ingwer fördern die Zuversicht.

Ein Zuversicht vermittelnder Duft hilft beim Überwinden der Nervosität vor einem großen Ereignis, etwa vor einem öffentlichen Vortrag.

Duftender Mut

10 Tropfen Lavendel

10 Tropfen Basilikum

8 Tropfen Rosenöl

8 Tropfen Neroli

7 Tropfen Bergamotte

5 Tropfen Ylang-Ylang

2 Tropfen Narzisse

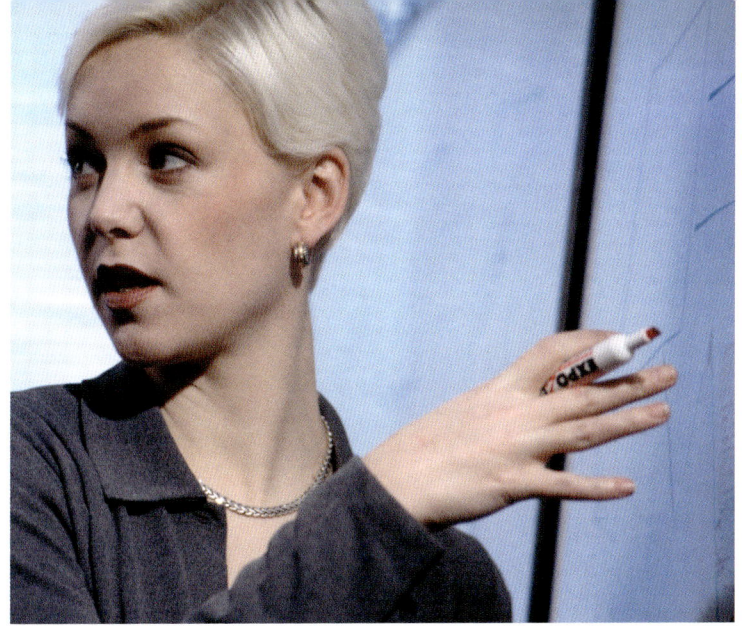

Indisches Versprechen

10 Tropfen Jasmin

10 Tropfen Neroli

10 Tropfen Sandelholz

8 Tropfen Ingwer

7 Tropfen Bergamotte

5 Tropfen Benzoe

Duftende Erlösung

10 Tropfen Weihrauch

10 Tropfen Lavendel

10 Tropfen Majoran

10 Tropfen Grapefruit

6 Tropfen Jasmin

4 Tropfen Veilchenblätter

Sinnliche Düfte

Besonders luxuriös und angenehm in der Aromatherapie ist sicher die Verwendung essenzieller Öle zur Erzeugung einer sinnlichen, nachgiebigen Stimmung. Das Wort „sinnlich" bedeutet buchstäblich „die Sinne ansprechend oder einbeziehend".

Sie können einen sinnlich stimmenden Duft entweder für sich selbst komponieren – um sich an einem entspannten Abend mit gutem Essen, Wein, Musik und anderen sinnlichen Genüssen zu erfreuen – oder damit Leidenschaft und sexuelle Aktivität einleiten. Ein guter sinnlich stimmender Duft bewegt sich an der Grenze zwischen Entspannung und Anregung, sodass Sie weder zu überdreht noch schläfrig sind. Wenn man zu zweit ist, sollten beide das Parfüm mögen – sonst kann sich ein sinnlich stimmender Duft in einen Liebestöter verwandeln!

Es gibt viele sinnliche essenzielle Öle, aber zu den feinsten gehören Rosenabsolue, Sandelholz, Jasmin, Ylang-Ylang, Patschuli und Muskatellersalbei. Auch Kardamom, Schwarzer Pfeffer, Neroli, Ingwer, Rosenöl, Rosenholz und Wacholder gehören dazu. Bei der Komposition Ihrer eigenen sinnlich stimmenden Düfte sollten Sie mindestens eines ihrer Lieblingsöle einbeziehen.

Liebesträume

10 Tropfen Rosenöl

8 Tropfen Patschuli

8 Tropfen Jasmin

6 Tropfen Limone

6 Tropfen Sandelholz

3 Tropfen Wacholder

2 Tropfen Tuberose

3 Tropfen Muskatellersalbei

2 Tropfen Kardamom

2 Tropfen Champaka

Sinnliche Düfte sind ein Luxus; sie eignen sich gut zu einer spielerischen, sinnlichen Massage mit dem Partner.

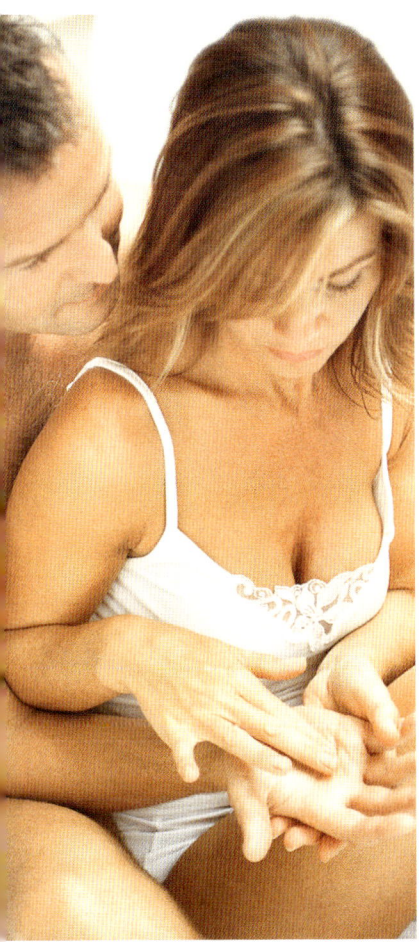

Leidenschaftliche Umarmung

15 Tropfen Rosenabsolue

15 Tropfen Neroli

10 Tropfen Zitrone

6 Tropfen Rosenholz

5 Tropfen Ylang-Ylang

3 Tropfen Schwarzer Pfeffer

2 Tropfen Lindenblüten

2 Tropfen Jonquille

2 Tropfen Eichenmoos

Magische Momente

12 Tropfen Rosenöl

12 Tropfen Rosenholz

8 Tropfen Sandelholz

8 Tropfen Rosenabsolue

5 Tropfen Mandarine

3 Tropfen Moschuskörner

2 Tropfen Kardamom

Methoden zur Angstlösung

Angstgefühle reichen von leichter Verstörung über Furcht und Aufregung bis hin zu nackter Angst und Panik. Zu den körperlichen Symptomen gehören Herzrasen, kurzes, schnelles, stoßartiges Atmen, manchmal ein Gefühl der Lähmung und der Starre sowie Verzagtheit oder Verwirrtheit. Das als „fight-or-flight" bekannte Syndrom kann auftreten, wenn Sie entweder aggressiv werden oder weglaufen möchten.

All diese körperlichen Anzeichen von Angst entwickeln sich rasch, sind unangenehm und anstrengend. Sie müssen daher umgehend behandelt werden.

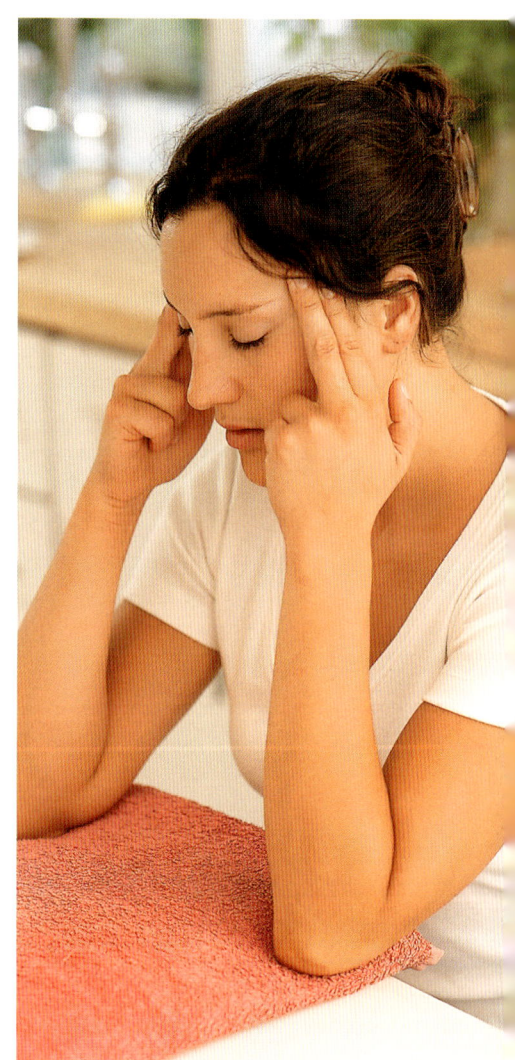

Neroli, Weihrauch und Lavendel gehören zu den besten essenziellen Ölen für die Verwendung in einem Duft gegen Angstbeschwerden.

Wirksame Behandlung

• Notfallmaßnahme: Atmen Sie essenzielle Öle direkt aus der Flasche ein. Wenn Zeit und Umstände es zulassen, tröpfeln Sie ein paar Tropfen auf ein Tuch und atmen Sie den Duft ein. Setzen Sie sich möglichst hin.

• Die besten essenziellen Öle zur Behandlung von Ängsten sind Neroli und Weihrauch. Neroli gehört zu den beruhigendsten Ölen, und Weihrauch harmonisiert und vertieft die Atmung. Auch Lavendel wirkt beruhigend. Tragen Sie einige Tropfen auf die Schläfen auf und reiben Sie sie sanft mit kreisenden Bewegungen. Wiederholen Sie diesen Vorgang auf den Innenseiten der Handgelenke.

• Wenn Angst ein wiederkehrendes Problem mit bekannter Ursache ist – zum Beispiel die Angst vor öffentlichem Reden – buchen Sie einen aromatherapeutischen Massagekurs. Der Aromatherapeut wird sich sicher auf Brustbereich, Hals und Schultern konzentrieren, um die durch die Angst entstandenen Verspannungen zu lösen. Auch die Behandlung der Bauchzone kann eine tiefere Atmung anregen und Ihre Aufmerksamkeit auf Ihre Mitte lenken. Sie können diese Bereiche auch selbst massieren.

• Wählen Sie eine Mischung, die einige der folgenden Öle enthält: Lavendel, Rosenabsolue, Melisse, Benzoe, Ylang-Ylang, Jasmin und Muskatellersalbei. Benutzen Sie neben der Massage einige der genannten Öle beim Baden, sowohl vor und nach dem Ereignis, das die Ängste auslöst. Verteilen Sie, wenn möglich, essenzielle Öle im Raum oder riechen Sie an einem mit geeigneten Ölen beträufelten Tuch.

Methoden gegen das Grübeln

Eine alte Weisheit sagt, dass es sinnlos ist, herumzugrübeln, denn wenn man in einer Sache etwas unternehmen kann, soll man das tun, statt darüber zu grübeln. Und wenn man nichts in der Sache unternehmen kann, dann gibt es keinen Grund, herumzugrübeln. Aber ungeachtet dessen grübeln viele Menschen dennoch über alles und jedes.

Grübeln bedeutet, endlos über ein Thema nachzudenken und nicht loslassen zu können. Grübeln ist kontraproduktiv, weil man sich oft zu sehr in eine Sache

Wirksame Behandlung

• Helle, kräftige kopfbezogene Öle helfen dabei, mit dem Grübeln über das Hauptproblem aufzuhören, die Dinge klarer zu sehen und sie anzupacken. Sie können Rosmarin, Basilikum, Pfefferminze, Kiefer, Zitronengras und Wacholder auf einem Tuch einatmen oder, für eine länger anhaltende, alles durchdringende Wirkung, Ihr Zimmer damit beduften.

• Manche der beruhigenden essenziellen Öle werden gegen Grübelei angewendet. Weihrauch soll Verbindungen mit der Vergangenheit abbrechen und hartnäckig quälende Gedanken fahren lassen. Im Altertum wurde Weihrauch dazu benutzt, böse Geister auszutreiben, und man kann Grübelei in diesem Kontext als bösen Geist verstehen. Nützlich sind Römische Kamille und Echte Kamille, genauso Majoran, Neroli, Eisenkraut und Melisse. Eine wirksame Methode zur Verbannung aller Grübeleien ist ein Bad mit einer Auswahl dieser essenziellen Öle.

verbeißt. Mit anderen Worten: Man kann nicht mehr einschätzen, wie man am besten mit dem problematischen Thema umgehen sollte.

Obwohl sich Grübelei vor allem im Kopf abspielt, kann sie auf längere Sicht zu Appetitverlust und zu Desinteresse an allem außer dem Gegenstand der Sorge führen. Hält dieser Zustand längere Zeit an, können Grübeleien zu schweren Depressionen führen.

Deshalb ist es vernünftig, etwas gegen das Grübeln zu unternehmen, bevor körperliche Symptome auftreten. Essenzielle Öle können hierbei auf vielerlei Weise helfen.

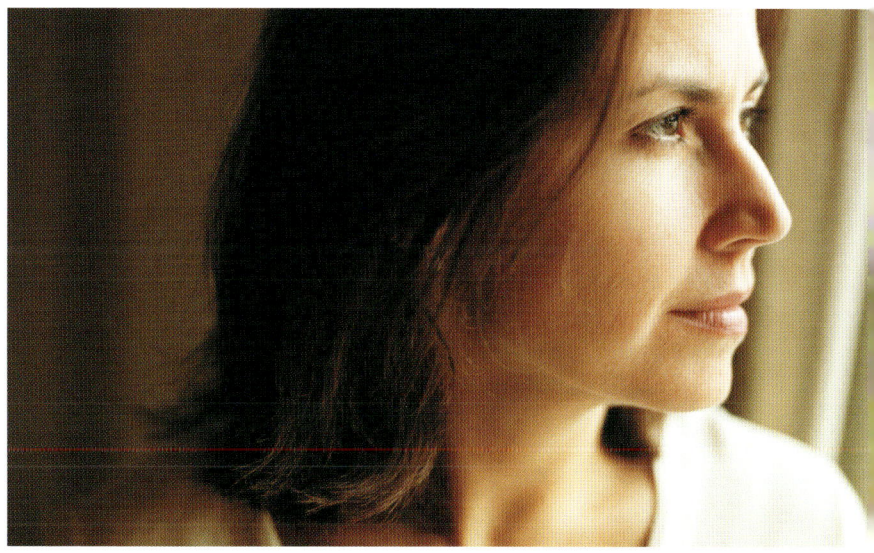

Man kann der auslaugenden Wirkung ständiger
Grübelei mit der Verwendung einer stimmungsvollen Mischung
aus geeigneten essenziellen Ölen entgegenwirken.

Bekämpfung von Ungeduld

Ungeduld und Gereiztheit hängen eng zusammen und beeinflussen einander. Deshalb ist es sinnvoll, diese beiden negativen Geisteshaltungen gleichzeitig zu behandeln. Sie beruhen auf frustrierten Wünschen, wenn etwas nicht nach eigenen Vorstellungen läuft oder man das Gewünschte nicht schnell genug bekommt. In unserer heutigen, schnelllebigen Zeit trifft man häufiger denn je auf diese negativen Empfindungen. Das ständige Leben in solch einem Spannungszustand ist ungesund und kann zu Problemen mit Herz und Blutdruck führen.

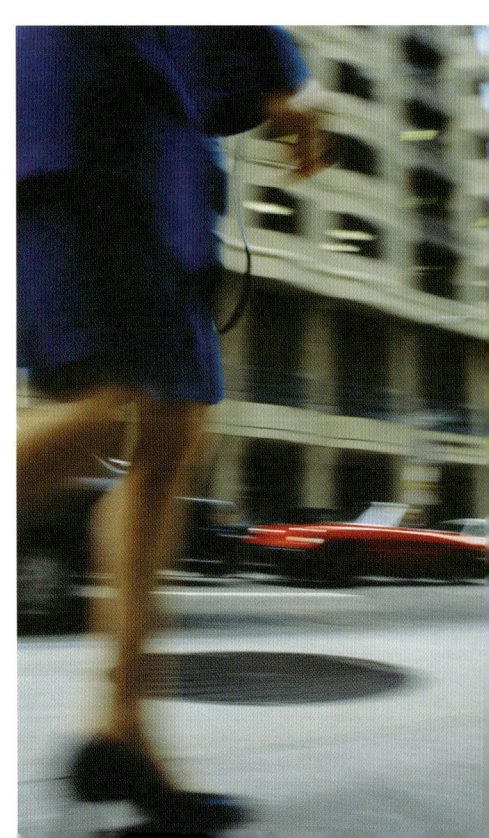

Zu weniger Ungeduld verhilft die Verwendung essenzieller Öle, die dazu anregen, sich mehr Zeit zu lassen und über die Absurdität nachzudenken, alles nach eigenen Vorstellungen – und zwar sofort – haben zu wollen. Es ist gewiss nicht leicht, in einer Gesellschaft, die zur Höchstgeschwindigkeit anspornt, langsamer zu verfahren. Sie können jedoch etwas Zeit im hektischen Alltag loseisen, die Sie dann allein und ruhig verbringen, wobei Sie Ihre Ungeduld in eine ruhige Akzeptanz umformen, und die Dinge nehmen, wie sie sind.

Wirksame Behandlung

• Regelmäßige aromatische Bäder sind zur Überwindung von Ungeduld sehr nützlich. Wählen Sie essenzielle Öle, die allgemein beruhigend wirken, sowie solche, die den durch die Ungeduld verursachten geistigen Aufruhr mildern. Eines der besten essenziellen Öle gegen Ungeduld ist Römische Kamille. Sanft, aber kraftvoll bekämpft es die aus der Ungeduld entstehende Gereiztheit ebenso wie Überempfindlichkeit und ständige Unzufriedenheit.

• Auch Weihrauch ist ein wirksames Öl, das Sie beruhigt, tiefer atmen lässt sowie Geist und Gefühle besänftigt. Majoran und Lavendel sind traditionelle Klassiker zur Behandlung von Gereiztheit und Ungeduld. Zypresse ist ein stärkendes, beruhigendes Öl, ein Symbol der Ewigkeit und inneren Weisheit, das Ihnen dabei hilft zu erkennen, wie albern es ist, ungeduldig zu sein.

• Nehmen Sie ein langes, entspannendes Bad und machen Sie es zu etwas Besonderem, nicht zu etwas Funktionalem. Zünden Sie Kerzen an, legen Sie leise Musik auf und dekorieren Sie Blüten und Kristalle in Ihrer Nähe. Wählen Sie einige der oben vorgeschlagenen essenziellen Öle aus, ergänzen Sie etwas Süßes und Sanftes, wie Geranie mit seiner ausgleichenden Eigenschaft, sowie etwas Leichtes und Fröhliches, wie Orange, Bergamotte oder Mandarine.

Regelmäßige aromatische Bäder mit Römischer Kamille und Weihrauch wirken stark beruhigend, was bei der Überwindung von Ungeduld hilft.

Überwindung von Trauer

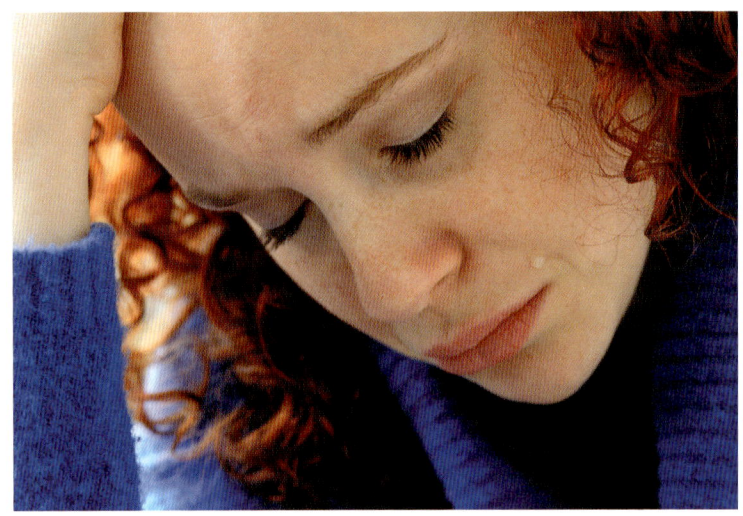

Von allen in diesem Kapitel erwähnten negativen Empfin-
dungen kann Trauer die ver-
heerendste sein, besonders im

*Verheerende Trauergefühle sind oft überwältigend,
aber Sie können die kraftvolle, wohltuende Wirkung
von Rosenabsolue dagegen einsetzen.*

Fall eines Verlustes. Wenn man mit der Trauer eines anderen konfrontiert wird,
fällt es oft schwer, etwas zu sagen oder zu tun, und die Begegnung kann ein
schlechtes, unbehagliches Gefühl zurücklassen. Für die eigene Trauer gibt es oft
wenig Trost durch Worte oder Taten anderer Menschen.

Gegen Trauer kann man jedoch weit mehr tun, als essenzielle Öle zu verwenden. Mehr als alles andere hilft einem Trauernden die schweigende, liebevolle
Pflege und Aufmerksamkeit eines Aromatherapeuten, der eine Ganzkörpermassage gibt.

Wirksame Behandlung

• Das Erste, was man gegen Trauer tun sollte, ist eine Terminvereinbarung für eine aromatherapeutische Behandlung. Der Therapeut wird Öle auswählen, um Sie ganzheitlich zu behandeln, wobei er den gesamten Menschen und nicht nur die Symptome der Trauer berücksichtigt. Er wählt wahrscheinlich Rosenabsolue oder Rosenöl in der Mischung, weil Rose eine besondere Verbindung zur Trauer hat. Sie öffnet das Herz sanft, damit angestaute Gefühle frei werden, und mindert die Sorgen und Schmerzen. Rose erlaubt das Aufkommen neuer Liebesempfindungen.

• Unterstützend zur aromatherapeutischen Massage sind Rosenöl und Rosenabsolue mild genug, um sie als Parfüm zu tragen. Ein oder zwei Tropfen, auf die Innenseiten der Handgelenke gerieben, umfangen Sie mit dem tröstenden Duft. Sie können auch jeden der zuvor als erhebend stimmend beschriebenen Düfte (siehe S. 98–99) auftragen. Wohltuend sind Bäder mit essenziellen Ölen und deren Zerstäubung im Zimmer.

• Andere essenzielle Öle gegen Trauer sind Benzoe und Majoran, die eine wärmende, tröstende Wirkung auf die Gefühle haben. Melisse ist ein hervorragendes Herztonikum, sowohl körperlich als auch emotional. In Zeiten der Trauer lindert sie mit ihren aufheiternden, antidepressiven Eigenschaften Schmerz und Verwundungen. Ysop kann helfen, wenn Ihre Trauer grenzenlos scheint. Er hilft dabei, Bande zu anderen zu knüpfen und beseitigt den emotionalen Ballast der Trauer.

Linderung von Depression

Depression bezeichnet ein breites Spektrum von Empfindungen mit verschiedenen psychischen Zuständen, Gefühlen und körperlichen Verhaltensweisen. Ein depressiver Mensch kann lethargisch und apathisch sein, sich ständig dumpf und erschöpft fühlen, wenig unternehmen, vielleicht viel schlafen. Andere sind nervös und angespannt, schlafen schlecht, haben Ängste und Ausbrüche fieberhafter Aktivitäten. Offensichtlich verlangen beide Fälle unterschiedliche Techniken und die Behandlung mit verschiedenen essenziellen Ölen.

Wirksame Behandlung

• Wenn sich die Depression in Apathie und Lethargie äußert, verlangt das nach belebenden, aufbauenden essenziellen Ölen. In diesem Fall sind Bäder mit geeigneten essenziellen Ölen eine gute Idee, nicht zuletzt, weil Sie dadurch etwas Positives für sich selbst tun, statt sich darauf zu verlassen, dass jemand Sie massiert und dadurch Ihre Passivität nur noch steigert. Selbstmassage kann jedoch hilfreich sein – weil Sie so aktiv etwas für sich selbst tun.

• Die besten essenziellen Öle bei Depressionen, die sich in Apathie und Lethargie äußern, wirken sowohl anregend als auch antidepressiv. Dazu zählen Bergamotte – vielleicht das sonnigste, aufheiterndste und froh machendste essenzielle Öl –, Geranie, Rosmarin, Wacholder und Jasmin. Pfefferminz kann die Gedanken klären und emotionale sowie geistige Spinnweben wegblasen. Melisse hilft Ihnen dabei, neues Interesse am Leben zu finden.

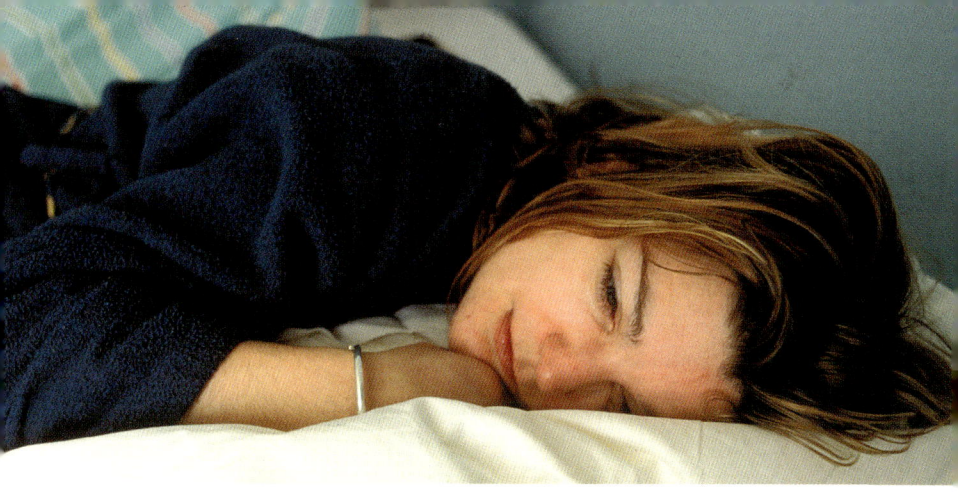

Versuchen Sie, besseren Gedanken mit anregenden, anti-
depressiven essenziellen Ölen auf die Sprünge zu helfen.

• Wenn sich die Depression in Ängsten und nervöser Spannung äußert, verlangt das nach beruhigenden, schlaffördernden essenziellen Ölen. Die beste
Behandlung ist hier wohl eine Ganzkörpermassage durch einen Aromatherapeuten. Gute Ergänzungen sind aber auch das Verteilen geeigneter essenzieller Öle im Zimmer und deren regelmäßige Anwendung beim Baden.

• Die in diesem Fall am besten geeigneten essenziellen Öle wirken sowohl beruhigend als auch antidepressiv. Dazu zählen Römische und Echte Kamille,
Neroli, Sandelholz, Ylang-Ylang, Weihrauch und Muskatellersalbei. Die Zugabe von nicht mehr als einem Tropfen Narzisse, Jonquille, Lindenblüten
oder Veilchenblättern zu einer Mischung fügt ihr einen stark beruhigenden,
fast hypnotisierenden Einfluss hinzu, der Ihnen dabei hilft, sich zu erden
und Ihre Mitte zu finden.

Besänftigung von Wut

Wut ist die zerstörerischste aller negativen Empfindungen, und selbst ein kurzer wütender Moment kann eine verheerende Wirkung auf Sie und andere Menschen haben. Wut kann man beschreiben als heiß, rot, überwältigend, plötzlich und gewalttätig. Oft wird sie als überwältigend und schwer zu kontrollieren beschrieben. Sie beeinflusst Gedanken, Körper, Gefühle und Geist, und vernetzt sie miteinander. Wut kann zum Beispiel durch eine verstopfte Leber ausgelöst werden und als Folge davon hohen Blutdruck verursachen. Mangelndes Selbstvertrauen, Gefühle von Unsicherheit und Verletzung können Wut als Strategie zur Selbstverteidigung aufkommen lassen.

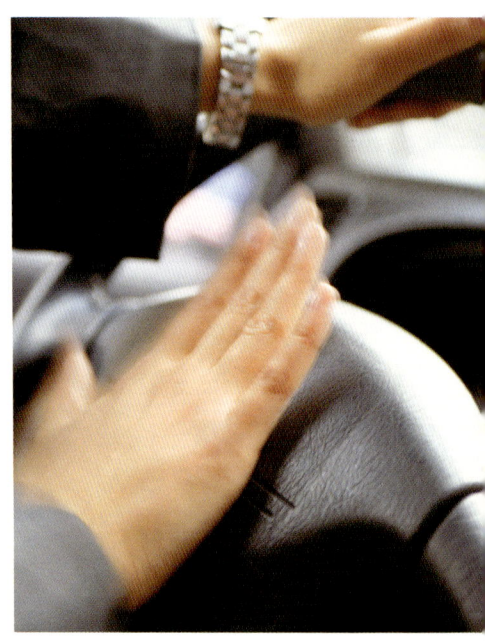

Das Einatmen Echter Kamille hilft dabei, sich zu beruhigen – man sollte sie immer im Auto haben.

Manchmal wird vorgeschlagen, Wut am besten zu äußern (zum Beispiel durch Anschreien anderer Menschen), aber das verschlimmert das Problem nur noch, indem es andere zur Wut anstachelt. Viel besser ist es, die Wut bei sich zu behalten, sie zu besänftigen und – indem Sie zu sich selbst tolerant, mitfühlend und nett sind – wieder Harmonie zu schaffen. Ein guter Ansatz im Umgang mit Wut ist, sie vergehen zu lassen, statt sie bei jemand anderem abzuladen.

Wirksame Behandlung

- Es gibt einige wirksame essenzielle Öle, die dabei helfen, mit Wut zurechtzukommen. Echte Kamille, deren essenzielles Öl tiefblau ist, wirkt besonders beruhigend. Der abkühlende Einfluss des blauen Azulens (eines der Inhaltsstoffe Echter Kamille) besänftigt die rote Glut der Wut. Die einschläfernde Süße von Ylang-Ylang mildert die aufgestiegene Aggression, und Rosenabsolue sowie Rosenöl öffnen und erweichen das wütende Herz.

- Weil Wut so rasch auftritt, ist das Riechen an einem geeigneten essenziellen Öl direkt aus der Flasche eine Methode mit sofortiger Wirkung. Gut entgegenwirken kann man der Wut durch ein langes, lauwarmes Bad mit beruhigenden essenziellen Ölen, mit reichlich Zeit zum Nachdenken und zur Ruhe kommen. Wenn Sie wissen, dass ein bestimmtes Ereignis Wut auslösen kann, tragen Sie rechtzeitig vorher einen beruhigend wirkenden Duft auf (siehe S. 102–103).

- Der Vorbote schäumender Wut – Gereiztheit – kann besänftigt werden, bevor das Gefühl außer Kontrolle gerät. Nehmen Sie sich etwas Zeit und verteilen Sie beruhigende essenzielle Öle in Ihrem Zimmer. Gereiztheit begegnet man besonders wirksam mit Lavendel, Majoran, Benzoe, Zypresse und Sandelholz.

Abbau von Stress

Etwas Stress und Anspannung sind hilfreich, um Ihre Ziele zu erreichen, und können bei kreativer Arbeit inspirierend sein. Wenn Sie zu entspannt sind, fühlen Sie sich wie im Urlaub, und es könnte schwierig werden, Ihre Aufgaben zu erfüllen. Heutzutage beklagt man jedoch zu viel Stress, und wenn Sie von Stress und Anspannung überwältigt werden, brauchen Sie eine Methode, die Ihnen beim Entspannen hilft.

Stress beginnt in den Gedanken und Empfindungen, wandert dann aber rasch in den Körper, verursacht Muskelverspannungen, flache Atmung, Kopfweh, Schlaflosigkeit und Appetitverlust. Ist der Stress erst einmal im Körper angelangt, muss er sowohl körperlich als auch emotional und geistig abgebaut werden. Vermeiden Sie zu viel Alkohol und Koffein. Obwohl sie kurzfristig zu helfen scheinen, stressen sie den Körper zusätzlich und sind deshalb kontraproduktiv.

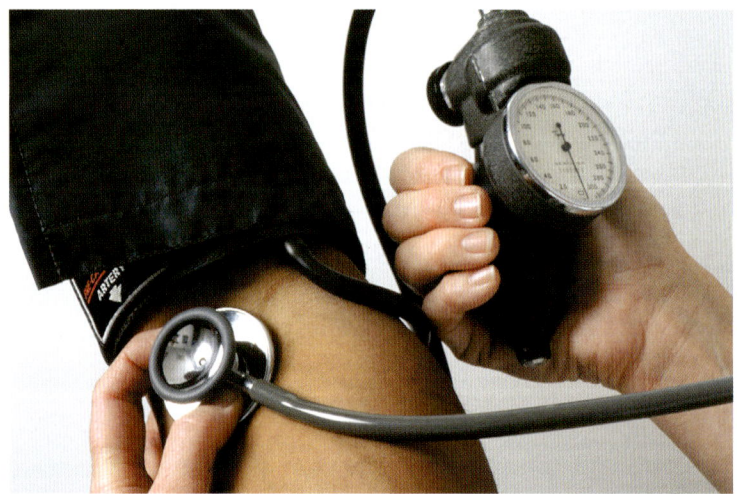

Wirksame Behandlung

- Massagen lösen körperliche Anspannung am besten. Versuchen Sie, regelmäßig einen Aromatherapeuten zu besuchen, wenn Sie sich über einen längeren Zeitraum gestresst fühlen. Eine Ganzkörpermassage mit geeigneten essenziellen Ölen baut körperlichen Stress ab, beruhigt die Nerven und beugt auf diese Weise neu entstehendem Stress vor.

- Auch Selbstmassage kann beim Abbau von körperlichem Stress helfen. Konzentrieren Sie sich auf Nacken, Schultern und Brust und massieren Sie, wenn der Stress Ihnen Kopfweh bereitet, auch die Kopfhaut. Wählen Sie ein essenzielles Öl, das gut für angespannte Muskeln ist, etwa Lavendel, Rosmarin, Majoran und Römische Kamille. Beziehen Sie auch emotional beruhigende Öle ein, die besänftigend auf die Gedanken wirken, so wie Bergamotte, Neroli, Rosenöl, Benzoe, Muskatellersalbei, Jasmin, Melisse und Sandelholz.

- Bäder mit beruhigenden essenziellen Ölen bauen ebenfalls körperlichen, geistigen und emotionalen Stress ab. Beziehen Sie Weihrauch ein, um Ihre Atmung zu vertiefen, was beruhigend und entspannend wirkt. Geranie wirkt vor allem ausgleichend, so haben Sie, wenn Sie nach dem Bad aktiv sein müssen, noch ausreichend Energie. Thymian ist bei Mattigkeit und Erschöpfung gut. Er wirkt belebend und kräftigt Geist und Körper, außerdem regt er den Appetit an.

*Wenn Sie unter viel Stress leiden, ist das
Messen des Blutdrucks eine sinnvolle Maßnahme
zur Gesundheitsüberwachung.*

Überwindung von Melancholie

Während Trauer in der Regel ein akuter Zustand mit einer bestimmten Ursache ist, sind Melancholie und Traurigkeit oft alles durchdringende, chronische Gefühle, manchmal mit nicht gleich erkennbarer Ursache. Natürlich kann man sich nach schlechten Nachrichten oder einem Unglück traurig fühlen, aber das löst noch keine anhaltende Schwermütigkeit aus.

Manchmal fühlen sich Menschen traurig und wissen nicht, warum. Sie fühlen sich einfach bedrückt, dunkel, schwer und entmutigt. Beim Auftreten dieser Stimmung scheinen Freude und Licht aus dem Leben zu verschwinden. Es ist schwierig, dieses melancholische, niedergeschlagene Gefühl abzuschütteln. Man kann beobachten, dass manche Menschen eine melancholische Veranlagung haben, eine Neigung, sich ohne Grund unglücklich und niedergeschlagen zu fühlen, aber fast jeder kann sich auch von Zeit zu Zeit ohne Grund traurig fühlen.

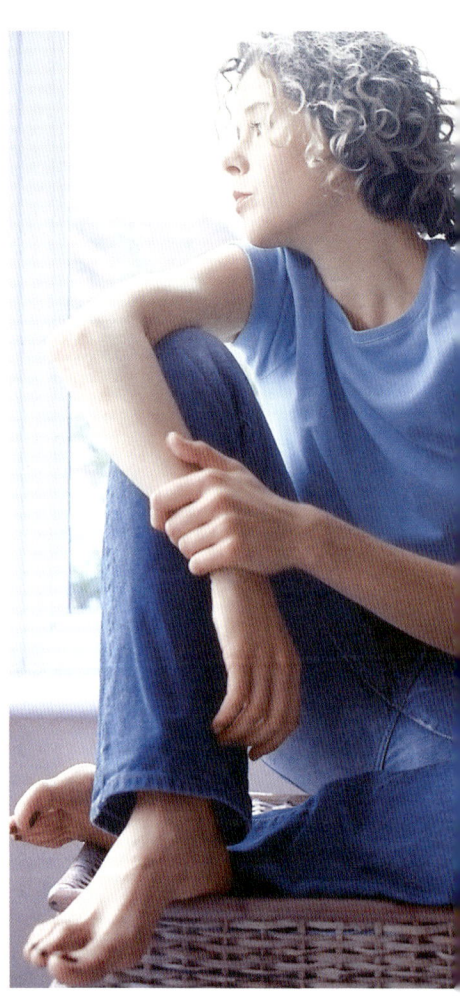

Wirksame Behandlung

• Wenn Sie niedergeschlagen sind, ist das Verteilen aufmunternder essenzieller Öle eine der besten Maßnahmen. Der nebulösen Natur der Empfindungen wird durch die Schaffung einer allgemeinen Atmosphäre erhebender Düfte entgegengewirkt. Die klärende, aufmunternde Wirkung von Basilikum vertreibt Melancholie. Bergamotte bringt Licht und ruft Freude hervor, während Patschuli erhellt und Jasmin den Geist stärkt.

• Eine andere nützliche Methode, Traurigkeit zu besiegen, ist das Tragen eines aufmunternd stimmenden Parfüms, das mehrmals täglich und vor dem abendlichen Zubettgehen aufgetragen wird. Sich über einen längeren Zeitraum mit einem aufmunternden Duft zu umgeben, vertreibt die melancholische Stimmung sanft und natürlich. Wählen Sie stimmungsvolle Parfüms wie Neroli, Rosenabsolue, Lavendel, Geranie oder Ylang-Ylang. Diese blumigen essenziellen Öle haben mit der Zeit aufmunternde Wirkung.

• Manchmal hilft ein kräftiges, frisches, klärendes Aroma, Melancholie zu vertreiben, und wenn die oben beschriebenen subtileren Ansätze nicht funktionieren, sollte man etwas anderes versuchen. Pfefferminz und Thymian sind belebende und erfrischende Nerventonika und sehr anregend. Sie können Ihre Traurigkeit vertreiben, indem sie Gedanken und Empfindungen aufhellen.

Das Verdampfen aufheiternder essenzieller Öle in einer Duftlampe vertreibt die Traurigkeit und umgibt mit einem fröhlichen Duft.

Gegen Antriebsschwäche

Es gibt einen feinen Unterschied zwischen Müdigkeit und Antriebsschwäche, obwohl diese beiden Zustände oft miteinander verwechselt werden. Während Müdigkeit durch lange und vielleicht anstrengende – körperliche oder geistige – Aktivität verursacht wird, kann Antriebsschwäche Sie schon am Morgen befallen, wenn Sie den Tag beginnen.

Antriebsschwäche betrifft Gedanken, Empfindungen und Geist, und vor allem den Körper mit Symptomen von Widerwillen und schwerfälligen Aktivitäten. Dies kann einfache körperliche Ursachen wie schlechte oder nicht ausreichende Ernährung haben, aber oft gibt es auch tiefer liegende Gründe. Auf dieser Ebene

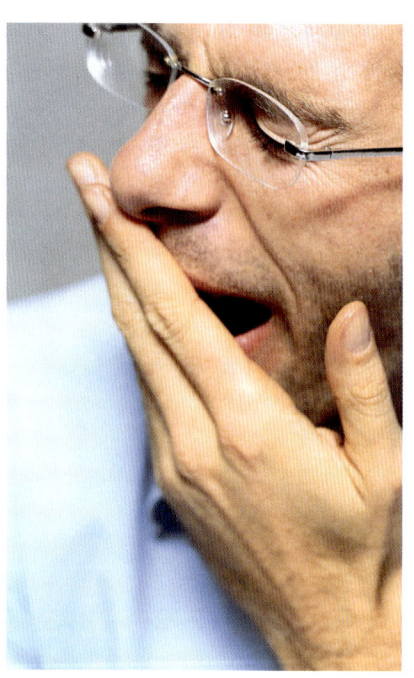

Antriebsschwäche kann ein Zeichen chronischer Erschöpfung sein. Essenzielle Öle bringen neue Energie.

können essenzielle Öle helfen. Vielleicht teilt Ihnen Ihr Körper durch die Antriebsschwäche mit, dass Sie chronisch erschöpft sind und eine Pause brauchen. Obwohl in diesem Fall ein Urlaub die Batterien wieder aufladen kann, sollten Sie Wege finden, wie Sie ständiges schnelles Ermüden vermeiden können.

Wirksame Behandlung

• Denken Sie über Ihre Schlafgewohnheiten nach. Vielleicht gehen Sie spät und übermüdet zu Bett, sodass Sie Schwierigkeiten haben zu schlafen. Vielleicht leiden Sie an Schlafstörungen, wachen müde auf, und es fehlt Ihnen an Energie. Wenn dem so ist, sollten Sie abends beruhigende Öle zur Unterstützung des Schlafs verwenden, und anregende Öle am Morgen, damit Ihr Energieniveau hochgefahren wird.

• Lavendel eignet sich bestens zur Unterstützung eines guten Schlafs, und auch Majoran, Römische und Echte Kamille, Neroli, Muskatellersalbei und Sandelholz sind sehr nützlich. Nehmen Sie ein aromatisches Bad (nicht zu heiß), bevor Sie zu Bett gehen, und geben Sie einen oder zwei Tropfen Lavendel auf Ihr Kopfkissen.

• Verwenden Sie morgens anregende essenzielle Öle, um den Tag mit viel Energie zu beginnen, die Sie gut durch den Tag bringt. Wenn Sie ohne Energie in den Tag starten, verschlimmert das die Sache nur. Eine gute Methode besteht darin, ein paar Tropfen essenziellen Öls auf den Boden der Dusche zu spritzen, bevor Sie hineinsteigen. Rosmarin und Basilikum sind anregend und erfrischend und wirken in Kombination mit Zitrusölen belebend.

Methoden zum Abbau von Nervosität

Nervosität, Anspannung und Stress sind körperliche Reaktionen auf äußere Stressfaktoren. Das Spektrum reicht von körperlichem Stress durch Beteiligung an einem Autounfall über Stress, der durch laute Musik, sonstigen Ärger mit der Nachbarschaft erzeugt wird, bis hin zu Sorgen im Beruf und Ängsten um die Beziehung.

Besteht der Stress über einen längeren Zeitraum, reagiert der Körper durch Überwinden der Stressreaktion und Anpassung an die Situation. Der Körper scheint oberflächlich vernünftig zu funktionieren, aber das Immunsystem wird angegriffen. Die Folge ist Nervosität. Langfristig kommt der Körper damit nicht zurecht, und Sie könnten erkranken, etwa an einem nervösen Hautausschlag oder einen Herzanfall erleiden.

Nervöse Anspannung ist gekennzeichnet von allgemeinem Unwohlsein: Sie werden unruhig, angespannt und nervös und entwickeln Verhaltensweisen wie etwa Zittern oder nervöse Zuckungen. Wenn Sie solche Symptome feststellen, sollten Sie sich der Situation schleunigst stellen, bevor Sie krank werden. Aromatherapie ist für alle, die unter nervöser Anspannung leiden, eine Wohltat.

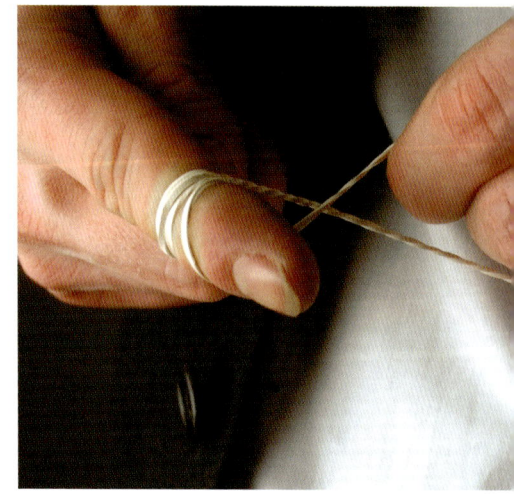

Wirksame Behandlung

- Am besten sind regelmäßige aromatherapeutische Ganzkörpermassagen, bei denen der Körper für eine Weile den Zustand tiefer Entspannung erfährt. Zwischen den Behandlungen wirkt eine Selbstmassage gut. Massieren Sie Nacken, Schultern, Brust und Bauch sowie die Füße, so oft Sie können.

- Es gibt viele beruhigende, antidepressive essenzielle Öle, mit denen man Nervosität behandeln kann. Dazu zählen Römische Kamille, Rosenabsolue und Rosenöl, Neroli, Muskatellersalbei, Jasmin, Vetiver, Lavendel, Rosenholz und Majoran. Wohltuend und beruhigend sind auch essenzielle Öle, die stärkend auf die Nebennieren wirken. Hierzu eignen sich besonders Rosmarin und Geranie.

- Abendliche Bäder mit beruhigenden essenziellen Ölen fördern die Entspannung. Wenn der Körper vor dem Zubettgehen richtig entspannt ist, können die Kräfte der Selbstheilung ihre Wirkung entfalten. Unterstützend können Sie tagsüber einen Duft tragen, der beruhigend oder erhebend ist oder Zuversicht verleiht, sowie beruhigende essenzielle Öle in Ihrem Zimmer verteilen.

Fingerspiele können ein Symptom von Nervosität sein.
Versuchen Sie, Ihre Nerven mit Ihrem bevorzugten beruhigenden,
antidepressiven Öl zu glätten.

Aromatherapie und Persönlichkeit

Man kann essenzielle Öle auf verschiedene Weise auswählen. Wenn ein körperliches Leiden zu behandeln ist, konzentrieren Sie sich vor allem auf die körperlichen Eigenschaften der essenziellen Öle. Haben Sie zum Beispiel einen rauen Hals, werden Sie ein essenzielles Öl wählen, das die bakterielle Infektion bekämpft, die das Problem verursacht, etwa Lavendel, Benzoe, Thymian oder Rosenholz.

In anderen Situationen werden essenzielle Öle eher wegen ihrer kosmetischen, die Haut pflegenden, wegen antidepressiven und aufmunternden oder wegen ihrer beruhigenden oder anregenden Eigenschaften gewählt. Weil essenzielle Öle Sie stets als ganze Persönlichkeit beeinflussen, ist eine kurze, ganzheitliche Einschätzung ratsam, aber nicht die Hauptüberlegung.

Die reifende Persönlichkeit

Wenn Sie erst einmal etwas Erfahrung mit der Verwendung essenzieller Öle haben, ist es interessant, wie Sie sie Ihrer Persönlichkeit entsprechend auswählen. Dies ist keine statische Schablone dessen, was Sie sind. Während Sie durchs Leben gehen und Erfahrungen sammeln, erfolgen subtile Veränderungen Ihrer Persönlichkeit. Sie reift und wächst, so wie Ihr Geist und Ihr Körper.

Die sich ändernde Natur der Persönlichkeit spiegelt sich in der Bevorzugung bestimmter essenzieller Öle wider. Bei der ersten Begegnung entscheiden Sie sofort, welche Sie mögen, weil sie Wohlbefinden vermitteln, und welche Sie nicht mögen, also sprichwörtlich „nicht riechen" können. Ihre Wahrnehmung kann sich jedoch mit der Zeit ändern. Ein einst geliebtes essenzielles Öl kann seinen Reiz verlieren, und eines, das Sie nie gereizt hat, wird plötzlich zu Ihrem Favoriten. Gelegentlich werden Sie feststellen, dass ein von Ihnen anfangs abgelehntes essenzielles Öl Sie jetzt anzieht.

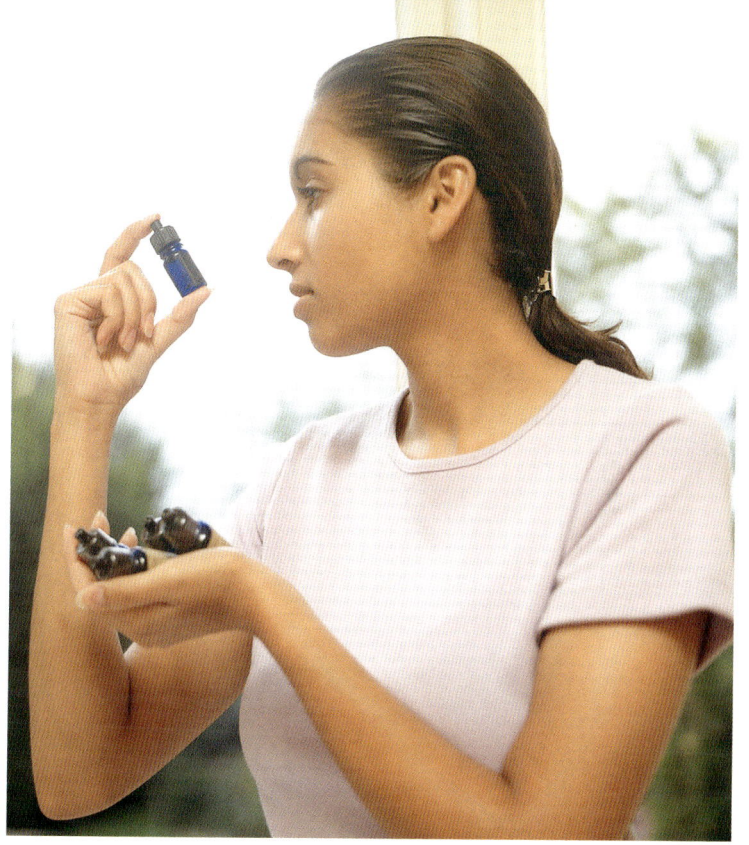

Die Wahl essenzieller Öle, die Ihre Persönlichkeit widerspiegeln, ist ein interessanter Ansatz der Aromatherapie.

Diese Beobachtung lässt vermuten, dass essenzielle Öle unterschiedliche Aspekte Ihrer Persönlichkeit widerspiegeln. Die Wahl essenzieller Öle und Mischungen, die im Augenblick anziehend auf Sie wirken, ermöglicht den Einsatz der subtilen Kräfte essenzieller Öle. Öle, die auf Ihre Stärken und positiven Empfindungen antworten und die Ihre Schwächen ausgleichen, stärken Ihr Selbstbewusstsein.

Komponieren Sie Ihre ganz persönliche Mischung

Ihre persönliche Mischung stellt Ihre duftende Identität dar. Ihre einzigartige Mischung wird aus verschiedenen essenziellen Ölen komponiert, zu denen Sie sich stark hingezogen fühlen, die mit Ihrem persönlichen Rhythmus mitschwingen und die Art widerspiegeln, wie Sie der Welt begegnen. Mit zunehmender Reife wird sich diese Mischung verändern und damit Veränderungen Ihrer Persönlichkeit widerspiegeln. Gelegentlich müssen Sie wohl ein essenzielles Öl durch ein anderes ersetzen, was die Mischung leicht verändert.

Nehmen Sie sich Zeit, über sich, Ihren Charakter und Ihre Gesundheit, Ihre Überzeugungen und Werte, Ihre Ge-

Ihre duftende Identität spiegelt Ihr Wesen wider. Versuchen Sie, Ihre persönliche Mischung in ein Parfüm zu verwandeln.

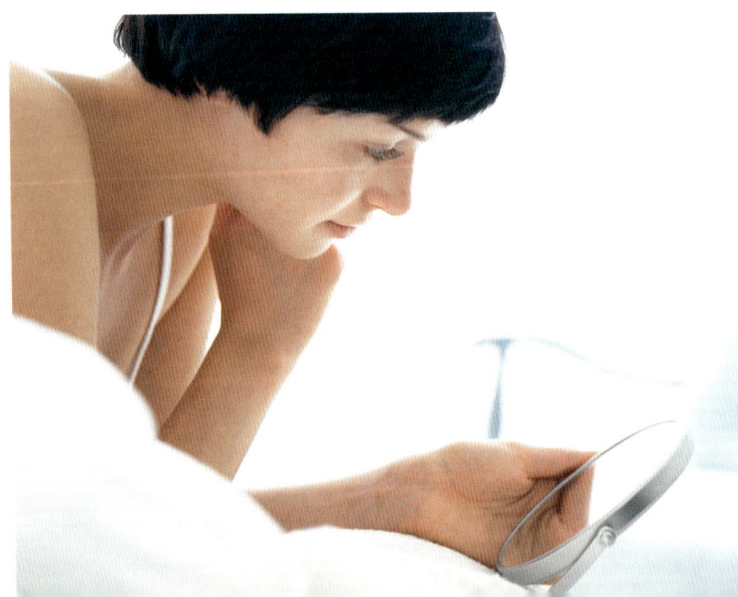

Verwandeln Sie Ihre persönliche Mischung in ein Parfüm

DAS BRAUCHEN SIE

Eine Roller-Ball-Flasche, die 10 ml (2 TL) Inhalt fasst • 10 ml (2 TL) Mandel- oder Jojobaöl • Essenzielle Öle Ihrer Wahl (bis zu 50 Tropfen)

SO GEHEN SIE VOR

1 Füllen Sie die Flasche zur Hälfte mit dem Mandel- oder Jojobaöl, dann fügen Sie die ausgewählten essenziellen Öle hinzu.

2 Schütteln Sie gründlich, füllen Sie die Flasche mit dem verbliebenen Trägeröl auf und schütteln Sie erneut. Lassen Sie die Mischung reifen – am besten ein oder zwei Wochen, mindestens aber einige Tage.

wohnheiten und Neigungen, Ihre Stärken und Schwächen gleichermaßen nachzudenken. Denken Sie gleichzeitig über die essenziellen Öle nach. Wann immer Ihnen eines in den Sinn kommt, legen Sie es auf die Seite.

Nehmen Sie für jedes essenzielle Öl einen Wattebausch und geben Sie einige Tropfen darauf. Kennzeichnen Sie jeden Wattebausch, damit Sie nicht durcheinander kommen. Riechen Sie nacheinander an allen: Kommt Ihnen ein Duft richtig vor, behalten Sie ihn; wenn nicht, verwerfen Sie ihn. Halten Sie zwei oder drei Wattebäusche unter die Nase und fächeln Sie damit herum. Ist die Mischung harmonisch? Spiegelt sie Ihre Persönlichkeit wider? Experimentieren Sie so lange, bis Sie die richtige Kombination für Ihre persönliche Mischung gefunden haben. Beschränken Sie sich zunächst auf fünf essenzielle Öle, wenn Sie zum ersten Mal Ihre persönliche Mischung komponieren. Das gibt Ihnen genug Spielraum, alle Aspekte Ihrer Persönlichkeit zu erforschen.

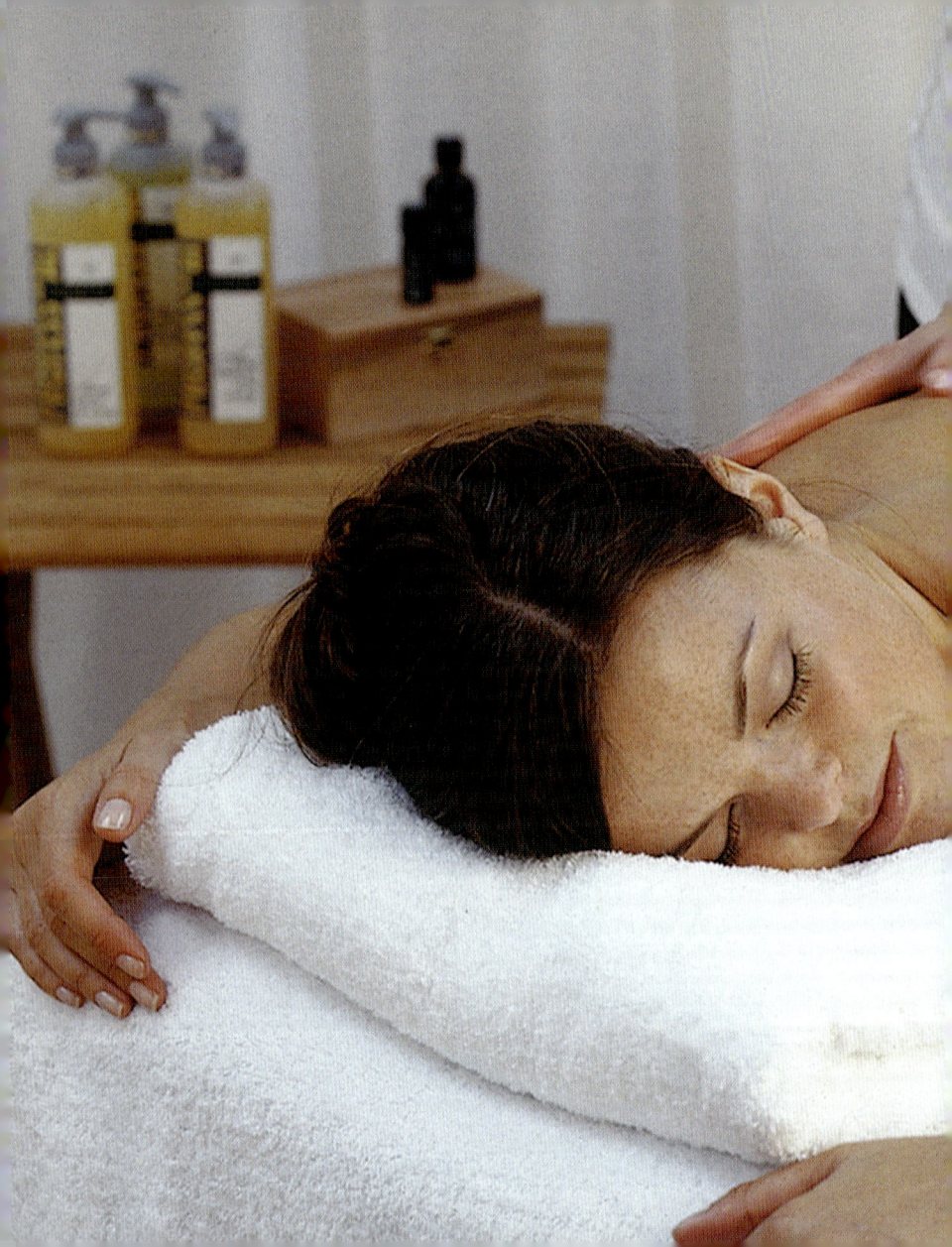

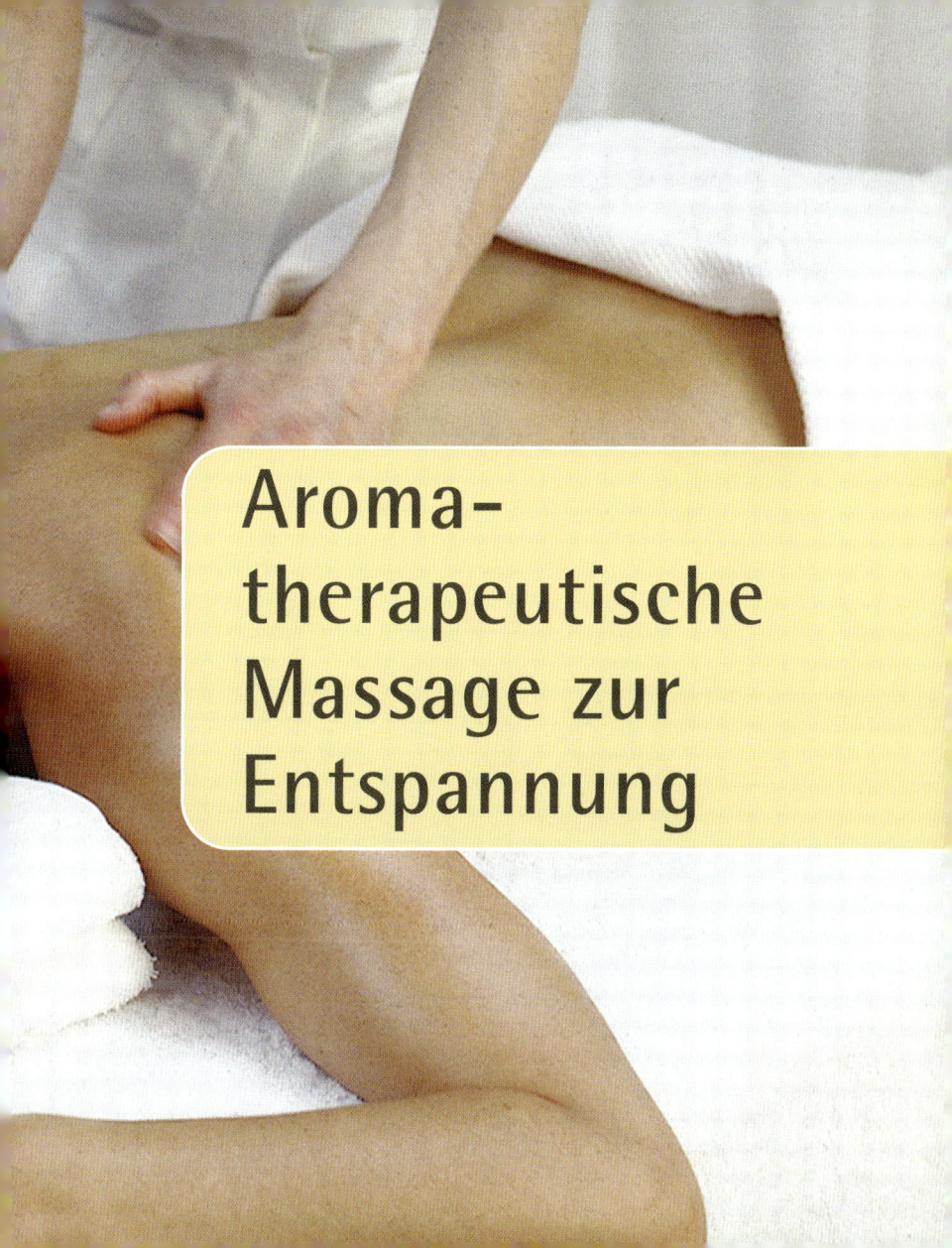

Aroma-therapeutische Massage zur Entspannung

Aromatherapeutische Massage

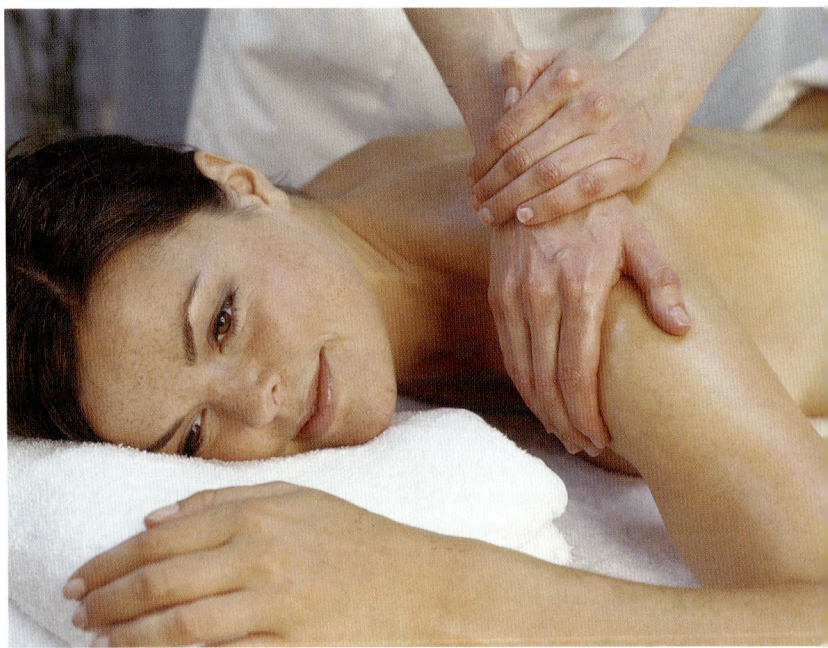

Eine aromatherapeutische Ganzkörpermassage durch einen qualifizierten und
erfahrenen Therapeuten ist der Höhe-

*Eine aromatherapeutische Ganzkörper-
massage durch einen erfahrenen Therapeuten schafft spürbares Wohlbefinden.*

punkt aller aromatherapeutischen Behandlungen. Die Kombination von heilen-
der Berührung, weich streichender, tiefer Massage verspannter Muskeln und
energetischer Arbeit, zusammen mit der therapeutischen Kraft der essenziellen
Öle ist unübertrefflich. Aber auch die in diesem Kapitel vorgestellten Massagetechniken können sehr wohltuend sein. Selbstmassage (siehe S. 164–167) sowie

das Verabreichen einfacher Massagen bei Freunden und Familie lohnen sich. Klare, genaue Anweisungen für einfache Massagegriffe und -techniken finden Sie auf den folgenden Seiten.

Die aromatherapeutische Massage hat viele Vorteile – körperlich und emotional sowie spirituell und energetisch. Auf körperlicher Ebene lindern die verschiedenen Massagegriffe Schmerzen, verbessern die Zirkulation von Blut und Lymphe, helfen Schadstoffe auszuscheiden und lockern erschöpfte, verspannte Muskeln. Auf emotionaler Ebene werden Gedanken und Gefühle beruhigt, und tiefe Entspannung wird fühlbar.

Über den Körper lernen

Vor dem Erlernen des Massierens muss man etwas über den Körper wissen und darüber, wie verschiedene Körperteile und Funktionen arbeiten. Obwohl die Massage auf der Körperoberfläche ausgeführt wird, wirkt sie auf die direkt unter der Haut liegenden Muskeln und beeinflusst auch die tiefer liegenden Muskeln, Organe und andere Körpersysteme.

Manchmal wird von Massagen abgeraten. Man sollte nie jemanden mit ernster Erkrankung massieren. Wenn man etwas über den Körper lernt, versteht man auch, wann Massage gut tut und wann nicht. Die folgenden kurzen Beschreibungen der wesentlichen Körpersysteme (siehe S. 136–153) sollten Ihnen genug Information bieten, um einfache Massagen bei sich selbst und anderen mit Kenntnis, Verständnis und Vertrauen durchzuführen.

Sie müssen einige grundlegende Massagegriffe lernen (siehe S. 160–163), die Sie bei unterschiedlichen hier beschriebenen Massagearten anwenden können. Schritt-für-Schritt-Anleitungen und Abbildungen erläutern, wie jeder Massagegriff ausgeführt werden sollte. Sie finden dort auch Informationen über die einzelnen als Trägeröle bei Massagen verwendeten Pflanzenöle (siehe S. 154–157) und einige klassische Mischungen essenzieller Öle (siehe S. 174–181).

Die Muskeln

Muskeln ermöglichen es dem Körper, sich durch Zusammenwirken mit den Knochen und Gelenken zu bewegen. Während das Skelett ein Gerüst aus Knochen ist, das dem Körper genug Stabilität zum Aufrechtstehen gibt, erlauben die Muskeln, die die Knochen verbinden, die Bewegung des Körpers. Diese Muskeln nennt man willkürliche Muskeln, weil man sie bewusst kontrollieren kann. Diese Muskeln kommen ins Spiel, wann immer wir uns bewegen wollen.

Willkürliche Muskeln nennt man auch quer gestreifte Muskeln, weil sie unter dem Mikroskop gestreift aussehen. Und weil sie an den Knochen ansetzen, nennt man sie auch Skelettmuskeln. Willkürliche Muskeln können durch Massage direkt beeinflusst werden, deshalb gilt ihnen das Hauptinteresse der Aromatherapeuten. Es gibt jedoch noch zwei weitere Muskelarten, die indirekt von der Massage beeinflusst werden.

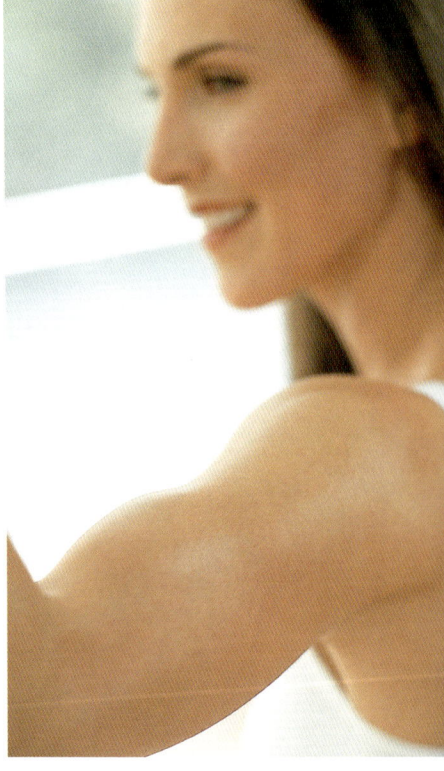

Die Armmuskeln bestehen aus gestreiften und Skelettmuskeln.

Unwillkürliche Muskeln können wir – wie der Name schon andeutet – nicht bewusst kontrollieren. Sie finden sich in den inneren Organen und werden auch

So hilft Massage

• Wenn wir altern oder uns zu wenig bewegen, verlieren die Muskeln an Spannkraft und werden schlaff. Massage kann die Muskelspannung wieder etwas verbessern, aber Bewegung ist in dieser Hinsicht nützlicher. Bevor Sie mit dem Massieren beginnen, befühlen Sie Ihre Muskeln zu verschiedenen Zeiten, um den Unterschied zwischen normaler Muskelspannung und schlaffen Muskeln zu erkennen.

• Bei der Massage bearbeiten Sie die willkürlichen Muskeln unter der Haut und das umliegende Gewebe. In den Muskeln ist immer etwas Spannung, die die Skelettknochen an Ort und Stelle hält. Nach langem oder hartem Trainieren oder infolge schlechter Haltung werden die Muskeln steif, müde und schmerzen. Massage lindert Schmerz und Verspannung und verbessert den Kreislauf, wodurch die bei anstrengenden Übungen in den Muskeln produzierten Abfallsstoffe abtransportiert werden.

glatte Muskeln genannt, weil sie unter dem Mikroskop glatt aussehen. Der Herzmuskel ist ein hoch spezialisierter Muskel, der das Herz bildet.

Diese Muskeln werden durch Massage indirekt beeinflusst, weil sich der gesamte Körper entspannt. Aromatherapeutische Massage, die entkrampfende essenzielle Öle verwendet, entspannt die unwillkürlichen Muskeln, und bestimmte essenzielle Öle haben herzstärkende Eigenschaften.

Das Knochensystem

Das Knochensystem besteht aus allen Knochen des Skeletts. Das Skelett sorgt für eine aufrechte Körperhaltung, und die harten Knochen schützen die weichen, lebenswichtigen Organe im Körperinneren. Obwohl Massage die Knochen nicht direkt beeinflusst, wirkt sie indirekt auf das Knochensystem, weil sie die Spannung in den Muskeln, die das Skelett zusammenhalten, lockert.

Es gibt wichtige Gründe zu wissen, wo sich die wichtigsten Knochen und Muskeln befinden. Zum Beispiel wollen Sie einen sehr hart verspannten Muskeln (der sich fast wie ein Knochen anfühlen kann) nicht mit einem Knochen verwechseln. Intensive Massage wird nicht direkt über Knochen ausgeführt, weil das schmerzt und unangenehm ist. Deshalb hilft ein wenig Vertrautheit mit der Lage der wichtigsten Knochen dabei, Muskeln und Knochen nicht zu verwechseln.

Wo immer zwei Knochen im Körper aufeinander treffen, befindet sich ein Gelenk. Die Muskeln, Sehnen und Bänder, die die Knochen an Ort und Stelle halten, ermöglichen Bewegungen an den Gelenken. Das bedeutet zum Beispiel,

So hilft Massage

- Massage an den Gelenken ist nützlich, weil die Muskeln, die dort die Knochen zusammenhalten, sehr hart arbeiten. Man muss jedoch aufpassen, nicht auf die Knochen zu drücken, sondern nur auf die Muskelverbindungen. Am besten wird das an der Art verdeutlicht, wie man die Wirbelsäule massiert: Die Massagegriffe werden seitlich an den umgebenden Muskeln der Wirbelsäule angesetzt und nicht an den Wirbeln selbst.

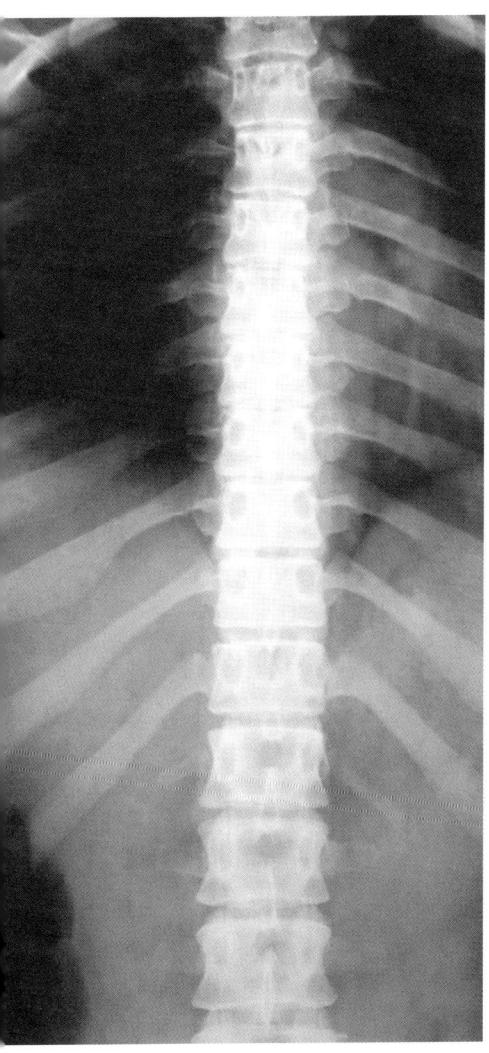

dass wir uns durch Einsetzen der Hüft- und Kniegelenke bücken können. Diese Gelenke (Synovialgelenke genannt) sind die beweglichsten im Körper. Dazu zählen die Ellbogen- und Knöchelgelenke. Synoviale Gelenke sondern Synovialflüssigkeit ab, ein Schmiermittel, das ein einfaches Bewegen der Gelenke ermöglicht und so zu starke Abnutzung verhindert.

Die zwischen den einzelnen Rückenwirbeln liegenden Knorpelscheiben erlauben eine eingeschränkte Beweglichkeit. Man nennt sie Bandscheiben. Der Knorpel ist äußerlich hart und dient als eingebauter Schutz der Wirbelsäule (und der Wirbel selbst) gegen stoßartige Bewegungen wie zum Beispiel Rennen und Springen.

Die Wirbelsäule besteht aus drei Abschnitten unterschiedlich geformter Wirbel, die biegsam genug für Bewegungen sind.

Das Herz-Kreislaufsystem

Das Herz-Kreislaufsystem umfasst das Herz, die Venen und die Arterien. Als Grundfunktion sichert es die nötige Blutzirkulation durch den Körper. Wenn frisches Blut jede Körperzelle erreicht, werden Zucker, Eisen, Salze, Sauerstoff – und Bestandteile essenzieller Öle – gegen Abfallstoffe wie Kohlendioxid, Harnstoff und Milchsäure ausgetauscht. Diese werden dann zu Lunge, Nieren und Haut transportiert und dort durch Ausatmen, Harnlassen oder Schwitzen ausgeschieden.

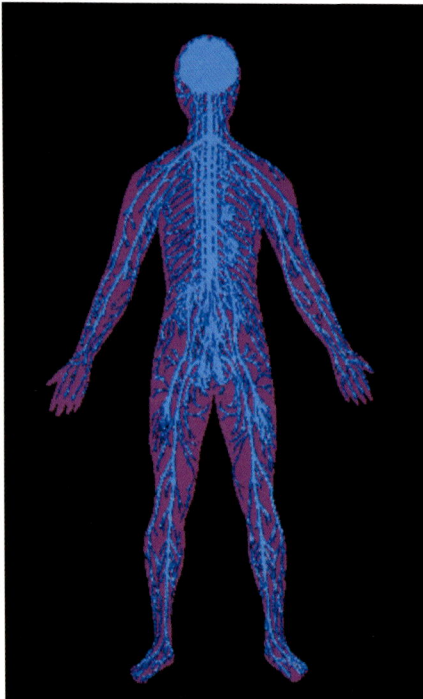

Das Herz ist das aktivste menschliche Organ und bestimmt unsere Existenz. Es ist zugleich der kräftigste Muskel des Körpers und arbeitet ununterbrochen – Tag und Nacht – vom Moment unserer Geburt bis zum dem Moment, in dem wir sterben. Das Herz pumpt das Blut durch den Körper, bringt frisches, sauerstoffreiches Blut aus der Lunge in alle Teile des Körpers und sauerstoffarmes Blut aus dem Körper in die Lunge, wo es

Viele Arterien und Venen versorgen unseren Körper mit sauerstoffreichem Blut und transportieren sauerstoffarmes Blut ab.

So hilft Massage

• Aromatherapeutische Massage ist eine Wohltat für das Herz, weil sich bei regelmäßiger Behandlung der gesamte Körper entspannt und Stress sowie Spannungen abbaut, die zu hohem Blutdruck, Schlaganfällen, Angina und Herzanfällen beitragen. Essenzielle Öle mit herzstärkenden Inhalten sind Rosmarin, Lavendel, Rose, Pfefferminze, Knoblauch und Majoran.

• Der Blutdruck schwankt je nach Aktivität, Ernährung, Koffeineinnahme und emotionalem Stress, aber der normale Blutdruck liegt zwischen 100 / 60 und 140 / 90. Unnatürlich hoher Blutdruck wird Hypertonie genannt. Hilfreich sind aromatherapeutische Massagen mit entspannenden, beruhigenden essenziellen Ölen wie Majoran, Ylang-Ylang und Lavendel, die den Blutdruck sanft senken. Man kann auch Knoblauchkapseln einnehmen.

• Aromatherapeutische Massagen mit anregenden essenziellen Ölen wie Rosmarin und Thymian, die den Blutdruck sanft ansteigen lassen, nützen bei unnatürlich niedrigem Blutdruck, den man Hypotonie nennt.

erneut mit Sauerstoff angereichert wird. Jede Störung im Herz-Kreislauf-System erfordert medizinische Beachtung.

Aromatherapeutische Massage kann jedoch, zusammen mit einer geänderten Lebensweise, dem Auftreten von Störungen im Herz-Kreislaufsystem vorbeugen und den Kreislauf anregen. Über Krampfadern, die ein kleines Kreislaufproblem darstellen, sollte man jede Massage vermeiden.

Das Atemsystem

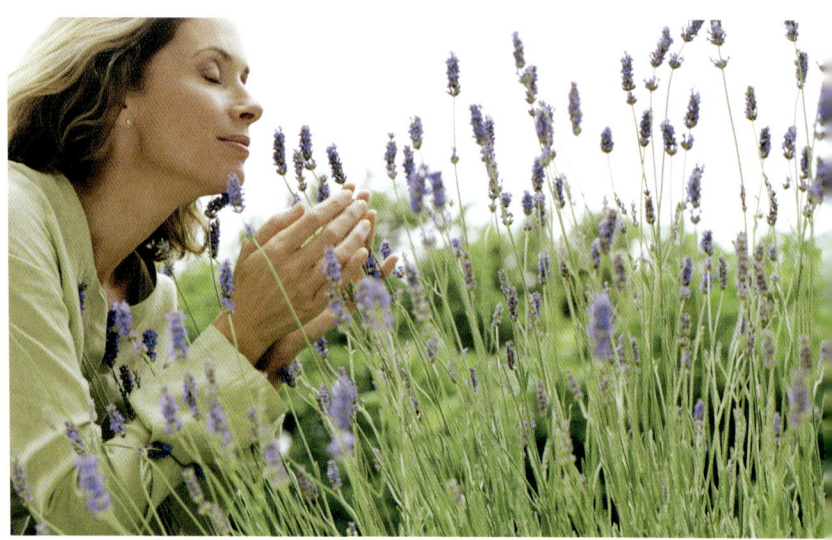

Zum Atemsystem gehören Nase, Pharynx (Rachen), Trachea (Luftröhre), Bronchien, Lunge, Alveolen und Zwerchfell.

Um den wundervoll aromatischen Duft frischen Lavendels zu genießen, brauchen wir alle Teile des Atemsystems.

Die Reihenfolge dieser Komponenten folgt dem Weg der durch die Nase eingeatmeten Luft die Luftröhre hinunter in die Lunge, sowie dem Heben des Zwerchfells. Beim Ausatmen ist die Reihenfolge umgekehrt, und das Zwerchfell senkt sich. Der eigentliche Atmungsvorgang ist der Austausch von Sauerstoff und Kohlendioxid zwischen der Atmosphäre und den Körperzellen.

Der Riechvorgang findet in der Nase statt. Das bedeutet, dass beim Einatmen aromatischer Bestandteile wie essenzielles Öl, diese zuerst im Schleim in der Nase gelöst und dann in Kontakt mit den Riechzellen kommen, die ebenfalls

So hilft Massage

- Aromatherapeutische Massage von Brust, Bauch, Zwerchfell und oberem Rücken kommt dem Atemsystem unmittelbar zugute, besonders wenn jemand an Erkältung, Husten oder Atemproblemen leidet. Wiederholtes Husten kann seine Ursache in einer Verspannung des gesamten Brustbereichs haben. Massage kann diese verspannten Muskeln lockern. Bestimmte essenzielle Öle wie Zedernholz, Zypresse, Muskatellersalbei und Eukalyptus haben krampflösende Eigenschaften, was bedeutet, dass sie die Bronchiolen in der Lunge entkrampfen.

- Essenzielle Öle wie Sandelholz, die schleimlösende Eigenschaften haben, beruhigen und bessern gereizte oder entzündete Schleimhäute. Bei Erkältung oder Husten werden die Schleimhäute gereizt und entzünden sich. Aromatherapeutische Massagen mit schleimlösenden essenziellen Ölen lindern die Symptome.

dort sitzen. Lange, an den Riechzellen sitzende Nervenfasern (Axone genannt) bringen dann die aromatische Botschaft zum Riechzentrum, das sich in der Gehirnrinde befindet.

Die Nase spielt beim Atmungsvorgang eine wichtige Rolle. Sie ist nicht nur ein Riechorgan, sondern filtert auch Pollen und Staub und wärmt und feuchtet die Luft an, bevor sie unsere Lunge erreicht. Während einer aromatherapeutischen Massage werden essenzielle Öle eingeatmet, gerochen und reisen dann zur Lunge, von wo aus sie im gesamten Körper verteilt werden. Gleichzeitig treten essenzielle Öle durch das Auftragen in die Haut ein.

Das Fortpflanzungssystem

Streng genommen befasst sich dieser Abschnitt mit dem weiblichen Fortpflanzungssystem, weil aromatherapeutische Massage und andere Anwendungen essenzieller Öle diesbezüglich viel zu bieten haben. Aromatherapie nutzt beim Menstruationszyklus, der Empfängnis und Schwangerschaft, bei Geburt und Menopause. Das männliche Fortpflanzungssystem ist dagegen weit weniger komplex, und Aromatherapie hat ihm weniger zu bieten.

Zum weiblichen Fortpflanzungssystem gehören die Eierstöcke, die die Eier produzieren, die Eileiter, die die Eier in den Uterus leiten, die Vagina, Vulva und Milchdrüsen (Brüste). Das weibliche Fortpflanzungssystem sondert außerdem Sexualhormone ab, bietet einen sicheren Ort für das Spermium zum Befruchten des Eis und der Entwicklung des Babys, liefert das Baby aus und produziert Milch, um es zu ernähren.

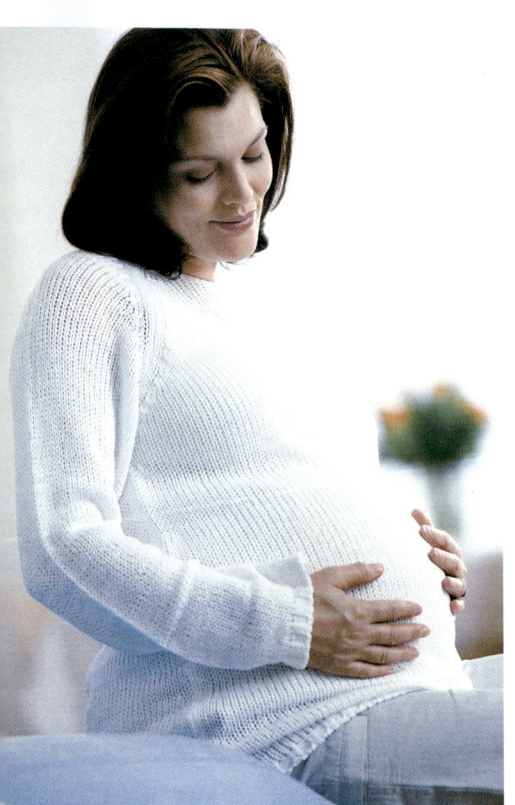

Regelmäßige aromatherapeutische Behandlungen durch einen erfahrenen Aromatherapeuten sind während der Schwangerschaft für das Wohlbefinden der werdenden Mutter sehr hilfreich.

So hilft Massage

• Aromatherapeutische Massage hilft Schwangeren (sanfte Aromatherapie während der Schwangerschaft, siehe S. 214–215).

• Aromatherapie ist auch bei Problemen in der Menstruation und Menopause hilfreich. Der Menstruationszyklus besteht aus der östrogenen Phase (die von der Menstruation bis zum Eisprung dauert) und der progesteronen Phase (vom Eisprung bis zum Einsetzen der Menstruation). Während der ersten Phase helfen bestimmte essenzielle Öle, die den Östrogenen ähnelnde, pflanzliche Hormone enthalten, unregelmäßige Verläufe zu normalisieren. Zu diesen essenziellen Ölen gehören Muskatellersalbei, Zypresse, Fenchel und Geranie. Während der progesteronen Phase verwendet man sie am besten so wenig wie möglich.

• Zypresse kann eine schmerzhafte Periode lindern und vermehrten Blutfluss eindämmen. Majoran, Lavendel, Römische Kamille, Echte Kamille und Muskatellersalbei sind dafür besonders geeignet. Eine sanfte Unterleibsmassage und warme Kompressen auf dem Unterleib sind die besten Methoden der Anwendung.

• Die Menopause setzt bei den meisten Frauen mit Ende vierzig oder Anfang fünfzig ein. Manche Frauen haben fast keine Symptome, aber viele leiden unter sehr heftiger Periode, Hitzewallungen, Depressionen und Schlafstörungen. Geranie wirkt hormonell ausgleichend, während Rose den Uterus reinigt und Zypresse bei starken Regelblutungen hilft. Diese essenziellen Öle können bei Massagen ebenso wie für Bäder und warme Unterleibskompressen angewendet werden.

Das Verdauungssystem

Das Verdauungssystem besteht aus dem Verdauungstrakt und den unterstützenden Organen. Der Verdauungstrakt beginnt mit dem Mund, gefolgt von Ösophagus (Speiseröhre), Magen, Dünndarm, Dickdarm, Rektum und Anus. Die unterstützenden Organe sind Speicheldrüsen, Leber, Gallenblase und Bauchspeicheldrüse. Die Aufgabe des Verdauungssystems ist die Aufnahme von Nahrung, Peristaltik (Wellen unwillentlicher Muskelkontraktionen, um die Nahrung voranzuschieben), Verdauung und Absorption, wobei die Nahrung aufgeschlossen und vom Körper aufgenommen wird, sowie die Ausscheidung von Abfallstoffen.

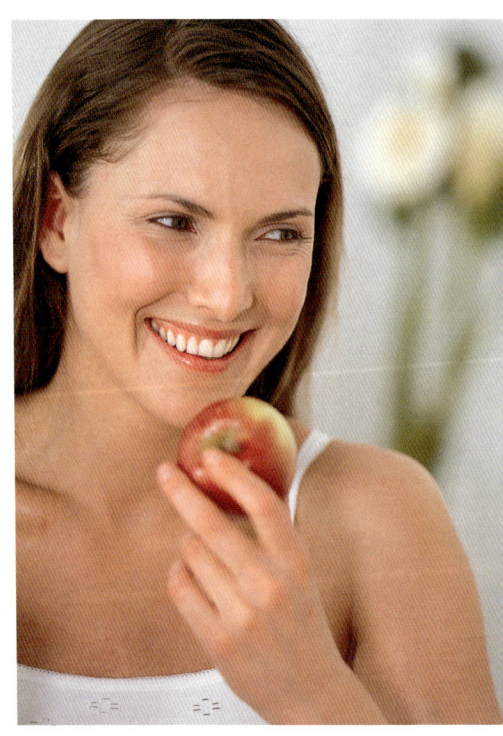

Das Sprichwort „Du bist, was du isst" bezieht sich darauf, wie gesund die aufgenommene Nahrung ist, aber genauso wichtig ist die Art, wie Nahrung gegessen und verdaut wird. Wie gesund Ihre Nahrung auch ist, wenn Sie Ihr Essen zu schnell oder zu heiß verschlingen oder an Verdauungsstörungen leiden, werden die Nährstoffe von Ihrem Körper nicht richtig aufgenommen. Aromatherapie kann den Verdauungsvorgang unterstützen, aber denken Sie daran, dass es-

So hilft Massage

● Zu den häufigsten Verdauungsstörungen gehören Durchfall, Verstopfung und Gasbildung. Essenzielle Öle mit entkrampfenden Eigenschaften lockern den weichen Muskel, der die Eingeweide auskleidet und erleichtern das Entweichen des Gases. Die besten entkrampfenden essenziellen Öle sind in diesem Fall Fenchel, Ingwer, Anis, Orange und Pfefferminze, die sanft in den Bauch einmassiert werden.

● Durchfall wird meist durch zu schnelles Passieren von Nahrung durch den Darm verursacht. Angst, Virusinfektionen, Bakterien, Schadstoffe, verdorbene Speisen und allergische Reaktionen sind die Ursachen dafür. Wenn Durchfall durch Angst ausgelöst wird, verwenden Sie Neroli für eine sanfte Bauchmassage, Bäder oder ein beduftetes Tuch. Eukalyptus eignet sich bei Virusinfektionen und Römische Kamille bei allergischen Reaktionen. Verstopfung, die von zu langsam passierender Nahrung herrührt, kann mit einer festen Bauchmassage im Uhrzeigersinn und der Verwendung von Majoran, Rosmarin, Schwarzem Pfeffer oder Fenchel behandelt werden.

senzielle Öle nie oral eingenommen werden dürfen. Es gibt einige wenige Ausnahmen, etwa Hals-, Husten- und Erkältungspastillen, die geringe Mengen Anis, Ysop, Eukalyptus und Pfefferminz enthalten. Essenzielles Pfefferminzöl enthaltende Pfefferminzpastillen unterstützen die Verdauung und helfen bei gereiztem Magen. Oft sind jedoch eine aromatherapeutische Massage und warme Bauchkompressen wirksamer.

Eine Ernährung mit viel frischem Obst erhält die
Gesundheit und verleiht einen schönen Teint.

Das Nervensystem

Das Nervensystem ist höchst komplex und funktioniert als das Nachrichtensystem und Kontrollzentrum des Körpers. Es teilt sich in zwei Hauptbereiche auf – das zentrale Nervensystem (ZNS) und das periphere Nervensystem (PNS) – wobei es auch noch weitere Unterteilungen gibt. Das Nervensystem arbeitet mithilfe elektrochemischer Energie.

Das ZNS besteht aus Gehirn und Rückenmark. Das PNS umfasst die Nervenprozesse, die das ZNS mit Muskeln und Drüsen verbinden. Das PNS unterteilt sich in die afferenten und efferenten Systeme, und Letzteres ist unterteilt in das somatische und das autonome Nervensystem (ANS). Das ANS ist unterteilt in sympathische und parasympathische Systeme.

Aufgabe des sympathischen Systems ist die Reaktion des Körpers auf Gefahr. Diese Nerven verursachen einen trockenen Mund, erweiterte Pupillen, Schweißausbrüche, schnelles Atmen und beschleunigen den Herzschlag, um auf den Umgang mit einer Gefahr vorzubereiten. Das parasympathische System überwacht die alltäglichen Körpervorgänge, deshalb regeln diese Nerven Atmung, Herzschlag, Verdauung usw.

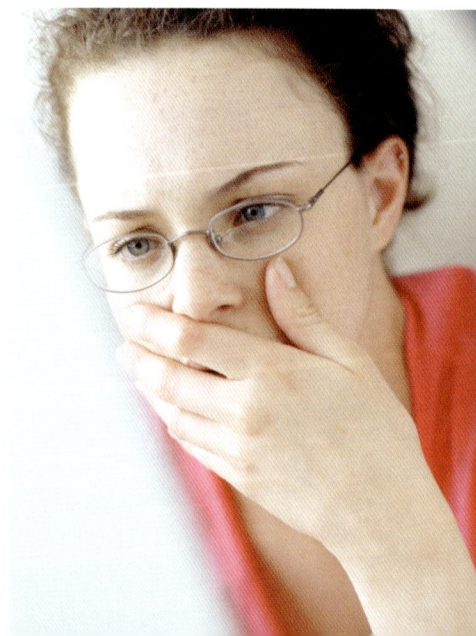

So hilft Massage

• Aromatherapie hat eine starke Wirkung auf das Nervensystem. Massagen mit geeigneten essenziellen Ölen können Schmerzen lindern oder beseitigen, Angstzustände vermindern, Muskelkrämpfe und Verspannungen lösen sowie die Empfindungen von Ruhe, Entspannung und allgemeinem Wohlbefinden fördern.

• Bestimmte essenzielle Öle haben eine stärkende Wirkung auf das Nervensystem. Anregende Nerventonika sind kräftigend und eignen sich bei Stress, Schwäche und Schock. Dazu zählen Angelikawurzel, Vetiver, Pfefferminze, Basilikum und Zitronengras. Die Nerven beruhigende Eigenschaften, die Stress und Anspannung vertreiben, haben Neroli, Sandelholz, Bergamotte, Lavendel und Römische Kamille.

• Analgetische essenzielle Öle lindern Muskelschmerzen, Kopfweh usw. Analgetika vermindern den Schmerz, indem sie die Aktivitäten der empfindlichen Nervenenden reduzieren. Die normale Anwendung besteht aus Massage sowie warmen und kalten Kompressen, aber bei Verbrennungen wird reiner Lavendel (das vielleicht beste Analgetikum) auf die betroffene Stelle aufgetragen. Andere Analgetika sind Eukalyptus, Majoran, Rosmarin und Pfefferminze.

Nach einem Schock sollte man zur Linderung der Symptome unmittelbar darauf essenzielle Öle mit anregenden, nervenstärkenden Eigenschaften einatmen.

Das Immunsystem

Das Immunsystem ist unsere Selbstverteidigung gegen buchstäblich Millionen von Mikroorganismen, die ständig in unseren Körper eindringen und ihn belagern wollen. Spezialisierte Blutzellen bilden zusammen mit dem Lymphsystem (siehe S. 152–153) das Immunsystem. Manche der Abwehrreaktionen des Körpers sind nicht spezialisiert und schützen gegen schädliche Mikroben, während andere auf bestimmte eindringende Kräfte abzielen.

Die Mikroorganismen oder Mikroben, die in den Körper einzudringen versuchen, können Viren, Parasiten, Bakterien oder Pilze sein. Nicht alle sind bedrohlich; viele sind in der Umwelt nützlich, andere leben in fröhlicher Koexistenz in unserem Körper. So spielt etwa die vielfältige Flora in unserem Verdauungssystem eine aktive Rolle für eine gut funktionierende Verdauung. Wenn sie zerstört wird – zum Beispiel durch die Einnahme von Antibiotika – wird empfohlen, lebende Joghurtkulturen zu essen, um sie zu ersetzen.

So hilft Massage

• Aromatherapie nützt dem Immunsystem, weil essenzielle Öle die körpereigene Immunreaktion auf zweierlei Art unterstützen und stärken. Manche essenziellen Öle mit anti-mikrobiellen Eigenschaften bekämpfen die Mikroben, während andere essenzielle Öle mit die Immunreaktion anregenden Eigenschaften die körpereigenen Abwehrmechanismen aktivieren. Wieder andere essenziellen Öle haben beide Eigenschaften, darunter Teebaum, Lavendel, Manuka, Ravensara, Eukalyptus und Bergamotte. Nützlich sind, je nach Situation, Massagen, Inhalationen und Kompressen.

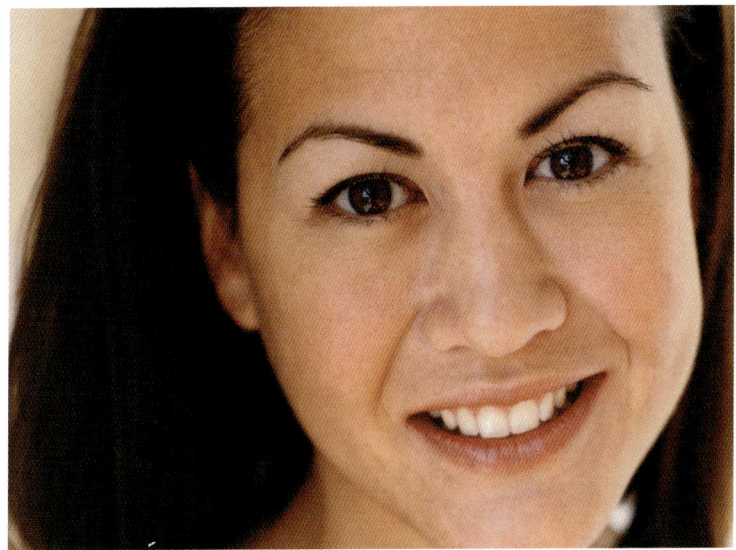

Sobald ein bedrohlicher Mikroorganismus in den Körper eindringt, antwortet das Immunsystem mit einer Kettenreaktion. Große weiße Zellen namens Phagozyten

Eine Massage mit essenziellen Ölen und die Immunreaktion anregenden Eigenschaften stärkt das Immunsystem.

spüren den Fremdkörper auf, wickeln sich darum und töten ihn ab, wobei die Zelle bei diesem Vorgang oft abstirbt. Man kann diese Wirkung an einer infizierten Wunde beobachten, wobei der Eiter teilweise aus toten Bakterien und toten weißen Blutkörperchen besteht.

Lymphozyten erzeugen als Antwort auf die eindringenden Mikroben Antikörper. Diese Antikörper bleiben im Blut, und wenn die gleiche Mikrobe erneut einzudringen versucht, reagiert der bereits vorhandene Antikörper als Abschreckung. Verfügen Sie über genügend Antikörper, um jegliche aufkommenden Symptome zu verhindern, bedeutet das, dass Sie immun gegen diesen Organismus sind.

Das Lymphsystem

Das Lymphsystem ist das Reinigungssystem des Körpers, es verläuft – im Großen und Ganzen – parallel zum Blutkreislauf. Anders als das Herz jedoch, das
unser Blut durch den Körper pumpt, benutzt das Lymphsystem den Druck der
umgebenden Muskeln, um die Lymphe zirkulieren zu lassen. Bewegungsmangel
und fehlende Muskelbewegung können daher die Funktion des Lymphsystems
beeinträchtigen. So wird zum Beispiel Cellulitis durch die Ablagerung von
Schadstoffen mangels Lymphzirkulation erzeugt.

Das Lymphsystem ist ein Netzwerk kleiner Kapillaren, größerer Gefäße und Kanäle, die die Lymphflüssigkeit transportieren, sowie der Lymphknoten, die als
Filter arbeiten. Lymphflüssigkeit ähnelt Plasma, enthält aber weniger Eiweiß und
mehr Lymphozyten, die für einen Immun-
schutz gegen Infektionen sorgen.

*Das Lymphsystem funktioniert als Rei-
nigungssystem des Körpers, indem es
den Druck der Muskelaktivität nutzt.*

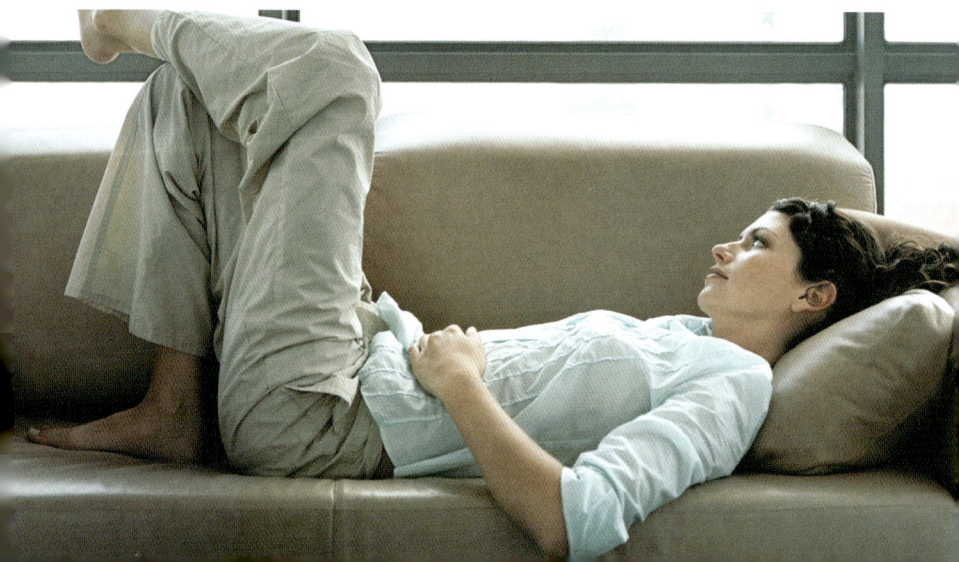

So hilft Massage

• Eine beherzte, stimulierende aromatherapeutische Massage, die den Lymphkreislauf von außen anregt, ist sehr nützlich. Das gilt besonders für Menschen mit schwerfälligem Lymphsystem, das in der Regel auf Bewegungsmangel, auf tägliches Sitzen am Schreibtisch oder ständiges Stehen zurückgeht. Die Massage arbeitet sich von den Extremitäten (zum Beispiel von den Händen die Arme aufwärts und von den Füßen die Beine entlang) bis in Richtung Schlüsselbein vor. Hier mündet das Lymphsystem direkt unter dem Schlüsselbein in die entsprechende Vene. Auch der Bauch wird massiert, weil sich hier viele Lymphdrüsen und Gefäße befinden.

• Essenzielle Öle mit blutreinigenden Eigenschaften sind sehr nützlich, weil sie die Ausscheidung von Schadstoffen anregen und den Fluss des Lymphsystems erleichtern. Zu den blutreinigenden essenziellen Ölen gehören Angelikawurzel, Karottensamen, Zypresse, Grapefruit, Fenchel und Wacholderbeere.

• Empfehlenswert sind auch den Kreislauf anregende und harntreibende essenzielle Öle. Den Kreislauf anregende Öle verstärken den Lymphfluss. Dazu gehören viele essenzielle Gewürzöle wie Schwarzer Pfeffer, Gewürznelken, Kardamom, Ingwer und Zimtblatt sowie Rosmarin. Harntreibende Mittel vermehren den Harnfluss, indem sie die Nieren anregen und die Ausscheidung von Schadstoffen beschleunigen. Zu den harntreibenden essenziellen Ölen zählen Grapefruit, Zitrone, Orange, Geranie, Wacholderbeere und Fenchel.

Trägeröle

Trägeröle sind neutrale Öle, in denen die essenziellen Öle vor der Massage gelöst werden. Im Wesentlichen bestehen die in der aromatherapeutischen Massage verwendeten Trägeröle aus Fettsäuren rein pflanzlichen Ursprungs.

Die meisten dieser pflanzlichen Öle werden aus Nüssen und Saaten gewonnen. Sie werden von der Haut leicht aufgenommen, und viele haben therapeutische Eigenschaften. Die Trägeröle bester Qualität sind kalt gepresst und unraffiniert. Sie sollten beim Kauf bevorzugt werden.

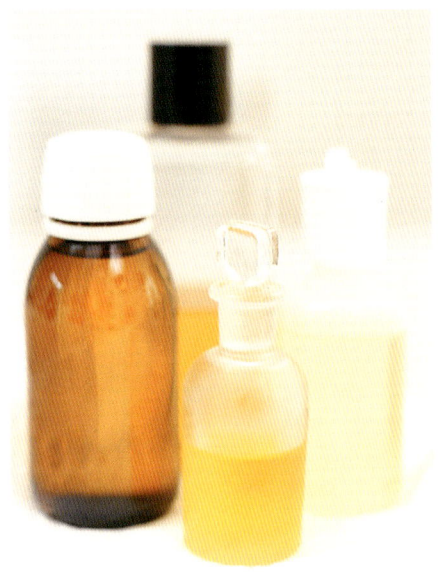

Aus einer kleinen Auswahl an Trägerölen können Sie eines speziell für Ihren Hauttyp auswählen.

Mandelöl

Mandelöl ist blassgelb, fast geruchlos und hat hervorragende beruhigende Eigenschaften. Es ist reich an Mineralstoffen, Vitaminen und Eiweißen und wird wegen seiner therapeutischen Eigenschaften viel in der Kosmetik genutzt. Mandelöl eignet sich besonders für trockene, empfindliche und gereizte Haut. Es macht die Haut weich, nährt und belebt sie, ist ein hervorragendes Schmiermittel und wohl das beste und vielseitigste Trägeröl für Massagen.

Aprikosenkernöl

Aprikosenkernöl hat ein dunkleres Gelb als Mandelöl und fühlt sich von der Struktur her leicht und samtig an. Es zieht sehr gut in die Haut ein, weshalb es sich sowohl für Gesichts- als auch Körpermassagen eignet. Aprikosenkernöl passt zu reifer, trockener, empfindlicher und entzündeter Haut.

Avocadoöl

Avocadoöl ist tiefgrün und hat ein leicht nussiges Aroma. Es ist viskos, dringt aber tief ein und wird für Massagen in der Regel bis zu 25 % mit einem leichteren Trägeröl wie etwa Mandelöl vermischt. Avocadoöl hilft bei unterversorgter, trockener, dehydrierter und reifer Haut. Es hilft auch bei der Behandlung von Ausschlägen.

Ringelblumenöl

Ringelblumenöl ist ein öliger Auszug. Das bedeutet, dass die relevanten Pflanzenteile in einem Trägeröl extrahiert wurden, wobei sie ihre aktiven Eigenschaften auf das Trägeröl übertragen. Ringelblume hat hervorragende Heileigenschaften, hilft bei der Neubildung von Gewebe und wird bei Hautabschürfungen, aufgeplatzten und rissigen Händen, blauen Flecken und Sonnenbrand sowie – sehr vorsichtig – bei Krampfadern eingesetzt.

Karottenöl

Auch bei Karottenöl handelt es sich um einen öligen Auszug, diesmal aus der Wurzel der Karotte. Man sollte es nicht mit dem ähnlich benannten Karottensamenöl verwechseln, bei dem es sich um ein essenzielles Öl handelt. Karottenöl ist leuchtend orange und enthält viel Beta-Karotin sowie Vitamine. Es eignet sich hervorragend zur Verlangsamung von Alterungserscheinungen sowie für trockene, juckende und entzündete Haut. In der Regel wird es in einer zehnprozentigen Verdünnung mit einem leichteren Trägeröl verwendet.

Kokosöl

Kokosöl ist in natürlichem, unraffiniertem Zustand bei Zimmertemperatur fest und wird zur Herstellung von Hautcremes sowie bei glanzlosem Haar verwendet. Raffiniertes Kokosöl kann als sehr leichtes, rasch einziehendes Massageöl verwendet werden.

Nachtkerzenöl

Nachtkerzenöl ist ein nützliches Trägeröl mit hervorragenden feuchtigkeitsspendenden Eigenschaften. Das goldgelbe, viskose Öl wird am besten in einer Verdünnung von 20 % mit einem leichteren Trägeröl gemischt und für trockene, alternde Haut und zur Behandlung von Psoriasis, prämenstruellen Verspannungen und Ausschlägen verwendet.

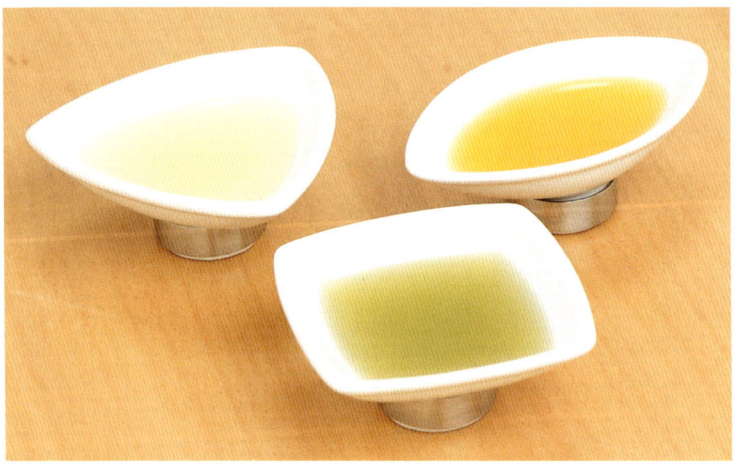

Die verschiedenen Trägeröle weisen ein breites Spektrum von Farben und Viskositäten auf – manche sind fast weiß, andere dagegen recht kräftig gefärbt.

Traubenkernöl

Traubenkernöl ist nur als raffiniertes Öl erhältlich, aber ein beliebtes Massageöl, weil es eine feine Struktur hat und rasch in die Haut einzieht. Es ist blassgrün und kann für eine bessere Wirksamkeit auf der Haut mit einem schwereren, mehr nährenden Trägeröl gemischt werden.

Haselnussöl

Haselnussöl ist blassgelb und hat ein stark nussiges Aroma. Es ist leicht, etwas zusammenziehend und zieht gut ein. Deshalb eignet es sich gut für fettige Haut. Haselnussöl ist auch gut für entzündete Haut und kann mit einem anderen Trägeröl gemischt werden, um das nussige Aroma abzuschwächen.

Jojobaöl

Obwohl sich Jojobaöl wie andere Trägeröle verhält, ist es eigentlich ein flüssiges Wachs, kein Öl. Es hat eine leichte Struktur und zieht tief ein. Deshalb ist es ein wertvolles Trägeröl für alle Hauttypen. Die chemische Zusammensetzung von Jojoba ähnelt der von Talg, dem natürlichen Schmiermittel der Haut. Das verleiht Jojobaöl hervorragende feuchtigkeitsspendende und beruhigende Eigenschaften und macht es zu einem beliebten Trägeröl für alle aromatherapeutischen Zwecke.

Hagebuttenkernöl

Hagebuttenkernöl variiert farblich von Blassgelb bis zu Tieforange und wird als Trägeröl immer beliebter, weil es regenerierende Eigenschaften besitzt, die Alterungserscheinungen des Gewebes verlangsamen. Es passt besonders gut zu trockener, reifer, sonnenverbrannter und glanzloser Haut und wird am besten in einer Verdünnung von 20 % mit einem leichteren Trägeröl verwendet.

Vorbereitung auf die Massage

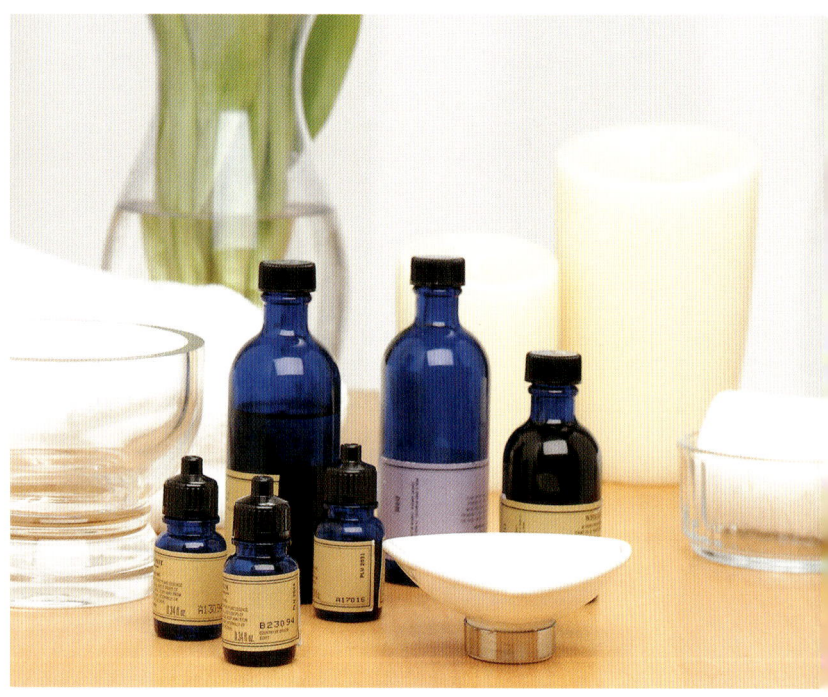

Eine Massage verlangt sorgfältige Vorbereitung, damit sie wirkt und sowohl für Sie angenehm ist als auch für andere von Ihnen massierte Menschen. Es ist einfach so: Wenn Sie schlecht vorbereitet sind und während der Massage feststellen, dass Ihnen die Handtücher ausgehen, müssen Sie unterbrechen und die Hände waschen, bevor Sie irgendetwas anfassen können.

Stellen Sie vor Beginn der Massage alle Träger-öle, essenziellen Öle, ein Mischgefäß, Handtücher und alles andere, das Sie brauchen, bereit.

Vorbereitungen

1 Suchen Sie einen privaten Raum, der ruhig, sauber und geräumig genug ist, um darin zu massieren. Er muss warm sein – mindestens einige Grade über der normalen Zimmertemperatur.

2 Sorgen Sie für eine gedämpfte Beleuchtung, hell genug, sodass Sie sehen, was Sie tun. Deckenfluter und seitliche Lampen sind besser als eine Deckenlampe, wenn Sie jemanden anderen massieren, weil so das Licht nicht direkt in die Augen fällt, wenn der / diejenige auf dem Rücken liegt.

3 Vergewissern Sie sich, dass Sie alles haben, was Sie brauchen, einschließlich genügend Zeit, damit Sie nicht hetzen müssen. Sie brauchen einige unterschiedlich große Handtücher, um Teile des Körpers abzudecken, nachdem Sie sie massiert haben. Ein großes Handtuch kann dazu dienen, einen Futon oder eine Matte auf dem Boden während der Massage abzudecken. Halten Sie einige Kissen bereit, auf die Sie sich setzen können und die Ihre Knie stützen, während Sie jemanden massieren.

4 Wählen Sie Ihre essenziellen Öle und mischen Sie sie mit so viel Trägeröl, wie für den bestimmten Zweck nötig ist. Für eine Ganzkörpermassage braucht man 15–25 ml (3–5 TL), je nachdem, wie groß die Person und wie trocken die Haut ist. Verwenden Sie ein kleines, flaches Gefäß, um die Finger bequem eintauchen zu können.

5 Bereiten Sie sich mental auf die Massage vor. Vergewissern Sie sich, dass Sie Ihr Buch auf der richtigen Seite aufgeschlagen haben, falls Sie etwas nachlesen müssen.

6 Achten Sie darauf, Ihre Fingernägel kurz zu schneiden, Ihr Haar zurückzubinden und alle Ringe oder Armbänder vor Beginn der Massage abzulegen.

Massagetechniken

Effleurage

Effleurage ist der Grundgriff, den Sie bei der Massage als Erstes und danach immer wieder anwenden. Er besteht aus langen, langsamen, streichenden Bewegungen, die stufenweise von sanft zu fest fortschreiten. Dieses anfängliche Streichen überzieht den Körper mit aromatischen Ölen und erzeugt ein entspanntes, beruhigtes Gefühl.

Die Technik der Effleurage bringt Blut an die Körperoberfläche. Dies dient der Aufnahme von Nährstoffen, regt die Lymphbewegung an und unterstützt die Ausscheidung von Schadstoffen. Effleurage leitet die Massage ein: Sie ist sanft, nicht durchdringend und erwärmt die Muskeln, bevor festere Griffe zur Anwendung kommen.

Ausführen der Effleurage

1 Benutzen Sie für die Effleurage Ihre ganze Hand, halten Sie sie flach, entspannt und die Finger locker zusammen.

2 Nehmen Sie beide Hände parallel zueinander und führen Sie ruhige, rhythmische Griffe entlang des gesamten Körperbereichs aus, an dem Sie arbeiten – zum Beispiel am Rücken beiderseits der Wirbelsäule hinauf und hinab.

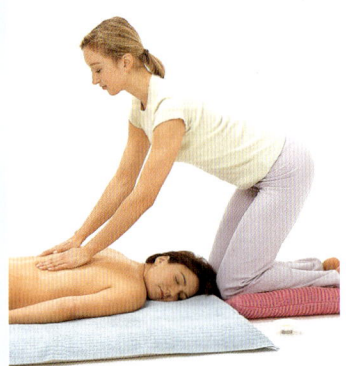

Petrissage

Petrissage ist die knetende Bewegung, die die Muskeln bearbeitet. Diese Technik beinhaltet das wiederholte sanfte und rhythmische Anheben des Muskels mit den Händen oder Fingerspitzen, das sanfte Drücken oder Drehen und anschließendes Entspannen.

Die Petrissage-Technik pumpt die Muskeln, was zu vermehrter Zirkulation und verbesserter lymphatischer Aktivität führt. Die Verspannung der Muskeln wird gelöst. Führen Sie immer einige Minuten Effleurage durch, bevor Sie mit der Petrissage beginnen, da diese festere Griffe vorsieht.

Petrissage wird nur an fleischigen und muskulösen Bereichen des Körpers durchgeführt – niemals direkt über Knochen. Von der Petrissage profitieren die Schulter, der Rücken und dessen Seiten sowie die Vorderseiten der Schenkel, die Rückseiten der Waden und der Oberarme.

Ausführen der Petrissage

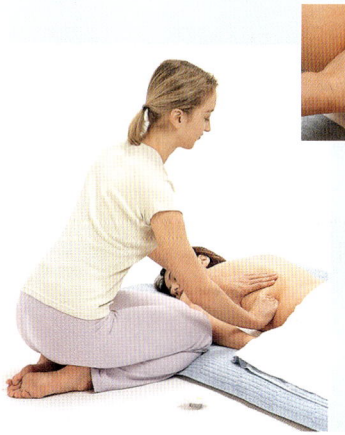

1 Halten Sie die Hände auf beiden Seiten des Muskels eng nebeneinander und heben, dehnen, drücken und entspannen Sie ihn. Petrissage ist wie Brot kneten – ein sanftes, rhythmisches Bearbeiten des Fleisches und der Muskeln darunter mit den Händen.

Friktion

Die Friktion besteht aus festen, reibenden, kreisenden Bewegungen. Sie geht tiefer als die Petrissage und darf wirklich nur angewendet werden, wenn der Bereich durch eine Effleurage (und vielleicht eine Petrissage) aufgewärmt wurde. Friktion wird oft mit den Fingerspitzen ausgeführt, obwohl in harten Bereichen, etwa an den Fußsohlen, auch die Fingerknöchel benutzt werden können. Sie dringt tief in verhärtete, verspannte Muskeln vor. Beginnen Sie sanft, und steigern Sie den Druck schrittweise, sonst können Schmerzen und Widerstände auftreten.

Die Griffe der Friktion dehnen Muskel- und Körpergewebe vom Knochen weg, regen den Blut- und Lymphkreislauf an, lösen darüber hinaus Verspannungen und Verstopfungen.

Ausführen der Friktion

1 Führen Sie große Kreisbewegungen aus, indem Sie die Handflächen flach auf den oberen Rücken legen und gegeneinander bewegen, um ein warmes Gefühl zu erzeugen und Verspannungen abzubauen. Wird dies langsam ausgeführt, ist es angenehm, geschieht dies forscher, wirkt es anregend.

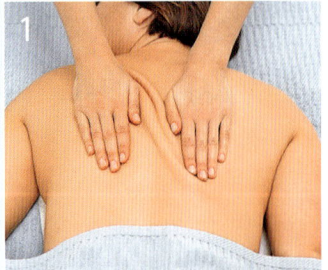

2 Führen Sie kleine, feste, kreisende Bewegungen mit den Fingerspitzen oder Daumen seitlich der Wirbelsäule aus, um Verspannungen im Rücken zu lösen und die Ausscheidung von Schadstoffen zu fördern.

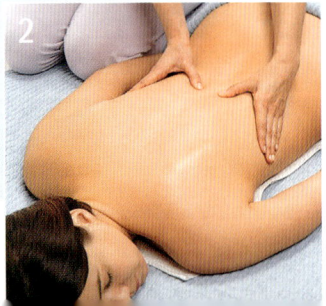

Spezialtechniken

Drainage, Federn und Aura-Massage

• **Drainage** Sie unterstützt den Lymphfluss und fördert dadurch die Ausscheidung von Schadstoffen. Eine einfache
Drainage verläuft folgendermaßen: Heben
Sie sanft ein Bein oder einen Arm an und
stützen Sie das Glied. Massieren Sie mit
festen Effleurage-Griffen nur in einer
Richtung vom Gelenk in Richtung der
Körpermitte.

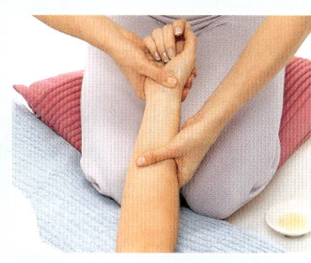

• **Federn** Dies eignet sich gut, um eine
Massagesitzung zu beenden. Der Behandelte behält ein ruhiges, abgeschlossenes
Gefühl zurück. Zum Federn wenden Sie
einen sehr leichten Griff mit sehr sanftem Druck der Fingerspitzen in langsa-
mem Rhythmus an. Wenden Sie zum Beispiel lange, fließende Griffe seitlich entlang der Wirbelsäule an.

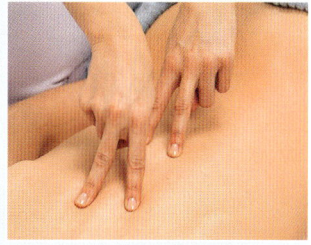

• **Aura-Massage** Auch sie eignet sich gut
zum Beenden einer Sitzung. Man arbeitet an der Aura (siehe S. 92) und ohne
Körperkontakt. Anwendung nach dem Federn etwa 2,5–5 cm vom Körper entfernt
über den ganzen Körper vom Kopf bis zu
den Zehen.

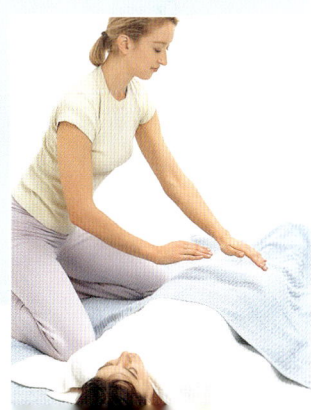

Selbstmassage

Bevor Sie jemand anderen massieren, sollten Sie etwas Selbstmassage üben. Dann entwickeln Sie die nötige Sensibilität, lernen den richtigen Druck anzuwenden, und wie man einen Körper vertrauensvoll und überzeugend berührt und massiert. Selbstmassage fühlt sich nie so entspannend an wie die Massage durch jemand anders. Dennoch eignet sie sich gut dazu, Muskelverspannungen und allgemeinen Stress zu lösen, und ein Gefühl von Ruhe und Wohlbefinden zu erzeugen. Selbstmassage hat auch den Vorteil, dass Sie sie ohne die Anwesenheit einer anderen Person durchführen können, also überall und jederzeit, wenn es nötig ist – etwa wenn Sie am Computer sitzend Kopfschmerzen bekommen. Dann stehen Sie auf, strecken sich und massieren dann Ihre Schultern und den Nacken (siehe S. 167)).

Die beste Selbstmassage führt man zu Hause unter Verwendung einer Mischung in einem Trägeröl gelöster essenzieller Öle durch. Leider können Sie sich nicht selbst den Rücken massieren, aber die meisten anderen Körperteile können Sie erreichen. Wenden Sie mindesten sechs Effleurage-Griffe an, auf und ab an jedem Körperteil. Sie können damit so lange fortfahren, wie Sie wollen. Wenden Sie danach Petrissage- und Friktionsgriffe an, um tiefe Muskelverspannungen zu lösen.

DAS BRAUCHEN SIE

Eine Matte oder einen Futon •
Handtücher • Essenzielle Öle
Ihrer Wahl, in einem kleinen
Gefäß mit Trägeröl gemischt

Füße und Beine

Fußmassage ist entspannend, und Reflexzonenmassage ist eine besondere Fußmassage, die dem ganzen Körper gut tut.

SO GEHEN SIE VOR

1 Setzen Sie sich bequem auf eine von einem Handtuch bedeckte Matte oder einen Futon auf den Boden. Das Gefäß mit dem Massageöl sollte in greifbarer Nähe stehen.

2 Nehmen Sie etwas Öl in die Hand und führen Sie am ersten Fuß mit immer stärkerem Druck Effleurage aus. Gehen Sie zu Petrissage über und wenden Sie bei den Fußsohlen Friktion an. Schließen Sie mit Effleurage ab und wiederholen Sie alles am anderen Fuß.

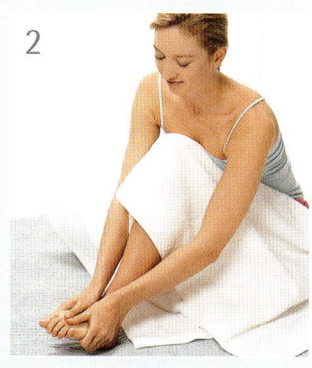

2

3 Legen Sie ein Bein frei und ölen Sie Ihre Hände großzügig ein. Führen Sie lange Effleuragegriffe entlang des gesamten Beins aus (auf- und abwärts). Gehen Sie zu Petrissage über, aber meiden Sie die Vorderseite des Unterschenkels. Wenn Sie unter Cellulitis oder Stauungen leiden, führen Sie einige Friktionsgriffe am Oberschenkel aus. Schließen Sie mit Effleurage ab. Wiederholen Sie alles am anderen Bein.

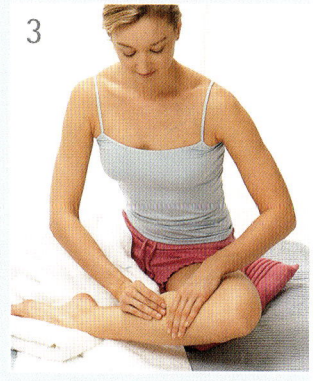

3

Hände, Arme und Bauch

Unsere viel benutzten Arme und Hände brauchen eine entspannende Massage. Eine Bauchmassage fördert die Verdauung.

SO GEHEN SIE VOR

1 Setzen Sie sich bequem auf eine von einem Handtuch bedeckte Matte. Das Gefäß mit Massageöl sollte in greifbarer Nähe stehen. Machen Sie die Arme frei.

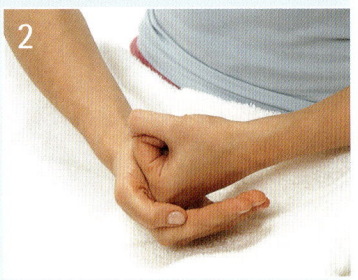

2 Effleurieren Sie mit etwas Öl an den Handflächen beide Hände. Gehen Sie zu Petrissage über und wenden Sie an den Handflächen kräftige Friktionsgriffe an. Schließen Sie mit Effleurage ab.

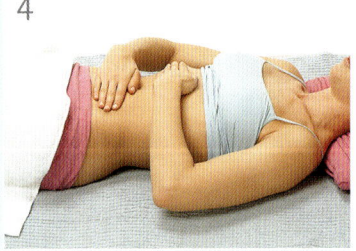

3 Ölen Sie eine Hand ein und effleurieren Sie den gesamten anderen Arm, von oben bis unten, gefolgt von einer einhändigen Petrissage. Schließen Sie mit Effleurage ab; Wiederholung am anderen Arm.

4 Entblößen Sie den Bauchbereich und ölen Sie Ihre Hände ein. Führen Sie im Uhrzeigersinn kreisende Effleurage-Griffe über dem Bauch aus, die der Richtung der Verdauung folgen. Führen Sie an den Bauchseiten Petrissage durch und schließen Sie mit Effleurage ab.

Nacken und Schultern

Nacken und Schultern sind schnell gestresst und verspannt. Deshalb profitieren sie mehr als jeder andere Körperbereich von einer Massage.

SO GEHEN SIE VOR

1 Setzen Sie sich bequem auf eine von einem Handtuch bedeckte Matte oder einen Futon. Das Gefäß mit Massageöl sollte in greifbarer Nähe stehen. Legen Sie am Oberkörper alle Kleidung ab und wickeln Sie ein Handtuch um Brustbereich und Bauch. Falls nötig, binden Sie Ihr Haar hoch, damit der Nacken frei ist.

2 Nehmen Sie etwas Öl in die Hand und effleurieren Sie mit immer stärkerem Druck den gesamten Nacken- und Schulterbereich.

3 Gehen Sie zu Petrissage über und bearbeiten Sie die Muskeln kräftig. Wo Sie tief sitzende Verspannungen spüren, führen Sie kleine Friktionskreise aus. Wiederholen Sie dies auf der anderen Seite und schließen Sie mit Effleurage ab.

4 Legen Sie die Fingerspitzen auf beide Seiten des Nackens hinter den Kopf und führen Sie Friktionskreise auf- und abwärts entlang der Nackenmuskulatur durch. Drücken Sie dabei nicht auf die Wirbelsäule, und schließen Sie mit Effleurage ab.

2
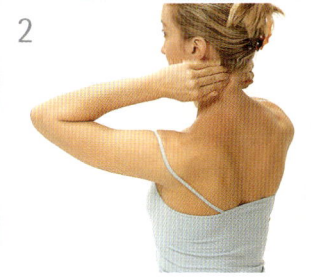

3
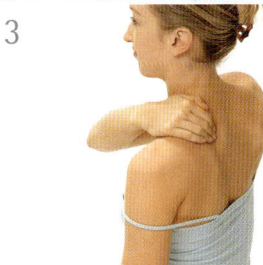

Verabreichen einer einfachen aromatherapeutischen Massage

Wenn Sie zum ersten Mal massieren, beginnen Sie am besten mit einer Rücken-massage. Probieren Sie verschiedene Positionen aus und halten Sie den Rücken gerade, damit es bequem bleibt. Achten Sie darauf, dass alle Körperteile des Massierten – außer den gerade bearbeiteten – mit Handtüchern bedeckt sind.

So führen Sie Massage durch

DAS BRAUCHEN SIE
Eine Matte oder einen Futon • Handtücher • Mit einem Trägeröl gemischte, essenzielle Öle Ihrer Wahl in einem kleinen Gefäß

SO GEHEN SIE VOR

1 Die / der zu Behandelnde liegt nur mit Unterhose bekleidet mit dem Gesicht nach unten auf einer Matte. Bedecken Sie den ganzen Körper bis auf den Rücken mit Handtüchern und knien Sie sich neben sie / ihn.

2 Mit etwas Öl in den Händen führen Sie sanfte Effleurage auf und ab entlang des Rückens durch, indem Sie jeweils eine Hand auf jeder Seite der Wirbelsäule benutzen und den Druck jedes Mal etwas verstärken.

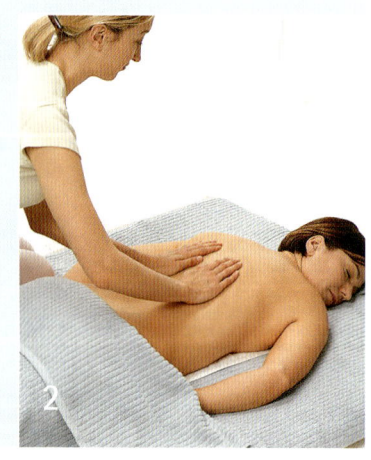

3 Führen Sie auf beiden Seiten des Rückens von oben nach unten Petrissage durch.

4 Führen Sie kleine Friktionskreise auf beiden Seiten der Wirbelsäule aus. Bewegen Sie sich hinter den Kopf und führen Sie große Friktionskreise auf dem oberen Rücken aus, wobei Sie Ihre Hände in entgegengesetzter Richtung bewegen. Effleurieren Sie den gesamten Rücken.

5 Entblößen Sie ein Bein. Führen Sie von oben nach unten Effleurage und dann Petrissage durch, zuerst am Oberschenkel und dann an der Wade. Wiederholen Sie dies am anderen Bein.

6 Fortsetzung der Massage in Rückenlage der / des zu Behandelnden.

7 Entblößen Sie ein Bein und effleurieren Sie entlang des Beins, wobei Sie darauf achten müssen, nicht auf das Schienbein oder das Knie zu drücken. Führen Sie am Oberschenkel Petrissage durch und rund um das Knie Friktionskreise. Effleurie-

ren Sie das ganze Bein. Wiederholen Sie alles am anderen Bein.

8 Führen Sie an einem Fuß Effleurage und Petrissage durch und Friktionskreise an der Fußsohle. Wiederholen Sie dies am anderen Fuß.

9 Entblößen und effleurieren Sie einen Arm und eine Hand jeweils von oben nach unten, führen Sie dann Petrissage durch und Friktionskreise auf der Handfläche. Effleurieren Sie jeweils den ganzen Arm.

10 Entblößen Sie den Bauchbereich und effleurieren Sie ihn sanft im Uhrzeigersinn. Führen Sie auf jeder Bauchseite Petrissage durch.

11 Entblößen Sie die Schultern und effleurieren Sie die obere Brust, Schultern und Nacken – schieben Sie Ihre Hand unter den Körper und führen Sie an den Schultern Petrissage durch. Effleurieren Sie erneut.

12 Beenden Sie die Sitzung mit einer Aura-Massage über dem ganzen Körper.

Intime Massage für Verliebte

Eine aromatherapeutische Massage ist heilend, beruhigend und nährend, kann aber auch sinnlich und erotisch sein. Diese Art sinnlicher Massage stellt eine wunderbare Form der intimen, nonverbalen Kommunikation zwischen Lieben-den dar.

Wenn es zwischen Liebenden keine drängenden sexuellen Gefühle gibt, kann ein langsames, sinnliches und erotisches Vorspiel die Freude am jeweils anderen erhöhen.

So führen Sie die Massage durch

DAS BRAUCHEN SIE
Kerzen, Blüten, Musik und schöne Dinge • Handtücher • Sinnliche und aphrodisierende, in einem Trägeröl gelöste, essenzielle Öle Ihrer Wahl (siehe S. 180–181) in einem kleinen Gefäß

SO GEHEN SIE VOR

1 Gestalten Sie einen privaten Raum mit Kerzen, Blüten, leiser Musik und schönen Dingen. Vergewissern Sie sich, dass es eine bequeme Liege oder Ähnliches gibt, sowie Handtücher zum Abdecken der Bettwäsche oder Bezüge. Halten Sie das Gefäß mit dem Massageöl bereit.

2 Beide Partner können nackt oder nur mit Unterwäsche bekleidet sein. Benutzen Sie aber wie bei anderen Massagen Handtücher zum Abde-cken. Beginnen Sie, indem Ihr/e Part-ner/in auf dem Bauch liegt. Entblö-ßen Sie ihren /seinen Rücken.

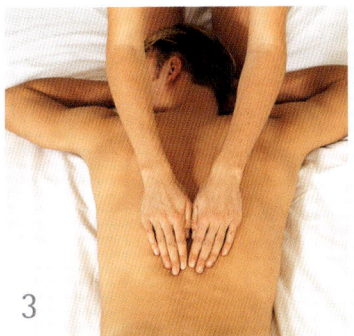

3

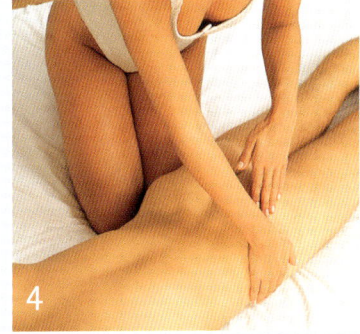

4

3 Ölen Sie Ihre Hände ein und knien Sie an einer Seite oder am Kopf Ihres Partners / Ihrer Partnerin nieder oder setzen Sie sich auf sein / ihr Gesäß, wenn Sie nicht zu schwer sind. Benutzen Sie beide Hände, um den Rücken Ihres Partners / Ihrer Partnerin langsam in rhythmischem Fluss auf und ab zu effleurieren.

4 Wenn Sie fortfahren wollen, fragen Sie Ihren Partner / Ihre Partnerin, welchen Körperteil er / sie als nächstes massiert bekommen möchte. Viele Körperteile haben erogene Zonen, konzentrieren Sie sich deshalb nicht nur auf die offensichtlich erogenen Bereiche. Seien Sie kreativ und denken Sie daran, dass Sie eine liebevolle, sinnliche Massage geben.

5 Lassen Sie natürlich aufkommende sexuelle Erregung und Verlangen zu – drängen Sie zu nichts und haben Sie keine vorgefassten Erwartungen. Manchmal ist eine intime Massage unter Liebenden nicht sexuell; sie kann wohlig, liebevoll und sinnlich sein, ohne unbedingt erotisch sein zu müssen.

6 Versuchen Sie die Rollen zu tauschen und ermuntern Sie Ihren Partner / Ihre Partnerin, Sie zu massieren. Sagen Sie Ihrem Partner / Ihrer Partnerin, was Sie mögen, was sich gut anfühlt und erfreuen Sie sich einfach gegenseitig an Ihren Körpern.

Anregende Massage für den Sport

Eine anregende aromatherapeutische Massage tut vor und nach dem Sport gut und unterstützt auch die körpereigenen Reinigungsvorgänge durch Wachrütteln des Lymphsystems. Die Anregung des Lymphsystems unterstützt außerdem die Genesung, indem sie das Immunsystem nach einer überstandenen Krankheit stärkt.

Sportliche Massagen sind kräftig, anregend und sollen, anders als die meisten anderen Massagen, nicht entspannen und beruhigen. Entweder bereiten sie durch Aufwärmen der Muskeln auf sportliche Aktivitäten vor oder dienen nach dem Sport der Erholung, indem sie harte, verspannte Muskeln lockern, die schwer gearbeitet haben. Auch die Technik sportlicher Massagen unterscheidet sich von normalen aromatherapeutischen Massagen, denn diese Massageform ist kräftiger, fester und intensiver.

So führen Sie die Massage durch

DAS BRAUCHEN SIE
Eine Matte oder einen Futon • Handtücher • Mit einem Trägeröl gemischte, essenzielle Öle Ihrer Wahl (siehe S. 176–177) in einem kleinen Gefäß

SO GEHEN SIE VOR

1 Bereiten Sie den zu Behandelnden wie immer vor. Diese einfache sportliche Massage bearbeitet nur die Beine, weil die unteren Gliedmaßen beim Sport besonders gefordert sind. Entblößen Sie ein Bein, ölen Sie Ihre Hände ein und effleurieren Sie auf- und abwärts wie bei einer normalen Massage. Verstärken Sie dann den Druck und die Geschwindigkeit der Effleuragegriffe. Sie sollten kräftiger, fester und in-

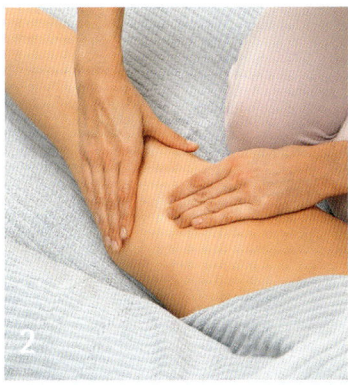

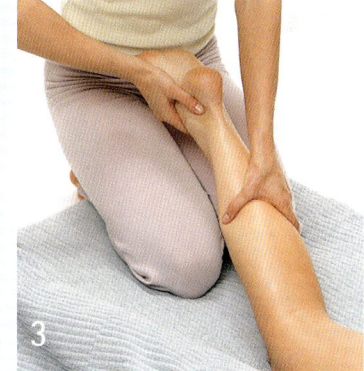

tensiver werden. Wenden Sie in der Kniekehle nicht zu viel Druck an, weil das Knie dadurch verletzt werden könnte.

2 Führen Sie am Oberschenkel Petrissage durch. Wenden Sie eine intensive, kräftige Technik an und führen Sie anschließend einige Friktionsgriffe aus.

3 Wenden Sie sich dem Unterschenkel unter Auslassung der Kniekehle zu und fahren Sie mit der kräftigen Petrissage fort. Heben Sie das Bein vorsichtig an und wenden Sie einige drainierende Griffe an.

4 Effleurieren Sie nach dieser Petrissage das ganze Bein, bedecken Sie es dann mit einem Handtuch und wiederholen Sie den Vorgang am anderen Bein.

5 Drehen Sie den zu Behandelnden um und entblößen Sie ein Bein. Effleurieren Sie das ganze Bein, wobei Sie immer kräftiger und intensiver in Ihrer Behandlung vorgehen. Wenden Sie keinen Druck am Knie an. Führen Sie am Oberschenkel Petrissage und Friktion durch, effleurieren Sie dann das ganze Bein, bedecken Sie es und wiederholen Sie den Vorgang am anderen Bein.

Beruhigende und entspannende Massagemischungen

Bei diesen zehn klassischen Massagemischungen handelt es sich um bewährte Kombinationen essenzieller Öle, die Ruhe und Entspannung fördern. Vielleicht entdecken Sie ein oder zwei Lieblingsmischungen, auf die Sie immer wieder zurückgreifen, weil gerade diese bei Ihnen besonders gut wirken.

Dennoch sollte man so viele Mischungen wie möglich ausprobieren, um eine eigene, vielleicht von diesen Vorschlägen inspirierte Mischung zu komponieren. Diese Mischungen sollten in 20 ml (4 TL) Trägeröl gemischt oder proportional entsprechend angepasst werden.

Versuchen Sie, Ihre eigene, beruhigende und entspannende Massagemischung aus den bevorzugten essenziellen Öle zu komponieren.

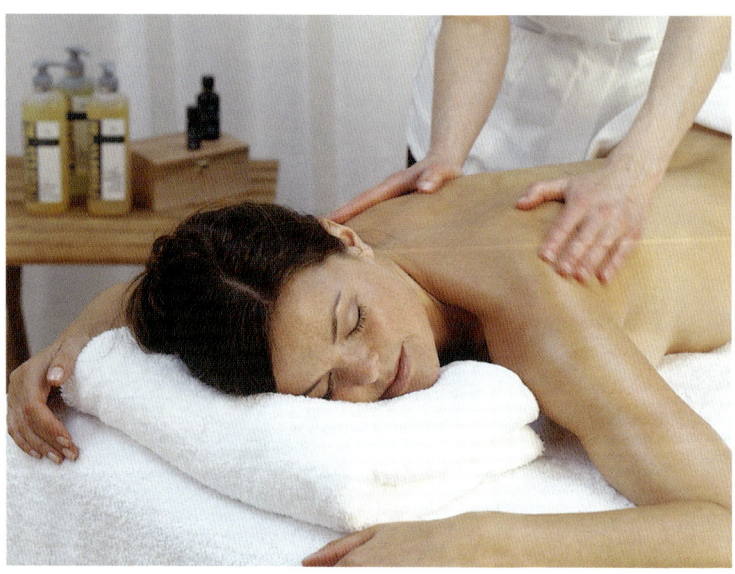

Kombinationsvorschläge

3 Tropfen Echte Kamille
5 Tropfen Lavendel
4 Tropfen Bergamotte

5 Tropfen Neroli
5 Tropfen Lavendel
2 Tropfen Geranie

4 Tropfen Lavendel
4 Tropfen Muskatellersalbei
4 Tropfen Melisse

5 Tropfen Rose
4 Tropfen Weihrauch
3 Tropfen Echte Kamille

6 Tropfen Neroli
3 Tropfen Geranie
3 Tropfen Ylang-Ylang

5 Tropfen Bergamotte
4 Tropfen Majoran
3 Tropfen Römische Kamille

4 Tropfen Weihrauch
4 Tropfen Myrrhe
4 Tropfen Sandelholz

4 Tropfen Muskatellersalbei
5 Tropfen Eisenkraut
3 Tropfen Patschuli

5 Tropfen Petit Grain
4 Tropfen Jasmin
3 Tropfen Orange

5 Tropfen Myrrhe
5 Tropfen Rose
2 Tropfen Rosenholz

Anwendung der Aromatherapie

Massagemischungen für Sport und verspannte Muskeln

Diese klassischen Mischungen verbinden essenzielle Öle, die Muskeln zur Vorbereitung auf den Sport oder andere anstrengende Aktivitäten straffen und aufwärmen, aber auch leichte Verspannungen nach dem Sport lösen können. Besonders wirksam sind diese Mischungen, wenn sie direkt vor oder nach sportlichen Aktivitäten angewendet werden.

Die folgenden zehn Mischungen duften eher kräftig und nach Kräutern statt süßlich-blumig und zart, weshalb viele davon eher zu Männern als zu Frauen passen. Diese Mischungen sollten in 20 ml (4 TL) Trägeröl gemischt oder proportional dementsprechend angepasst werden.

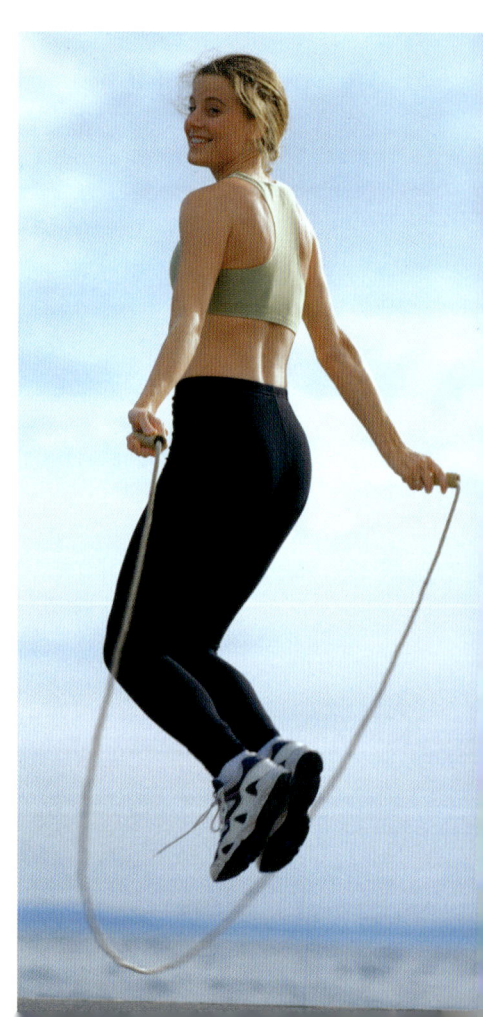

Eine kräftige, intensive aromatherapeutische Massage mit einer dieser Mischungen löst verspannte, verhärtete Muskeln nach anstrengenden Bewegungen.

Kombinationsvorschläge

4 Tropfen Rosmarin
4 Tropfen Lavendel
4 Tropfen Majoran

4 Tropfen Kiefer
4 Tropfen Cajeput
4 Tropfen Zitrone

5 Tropfen Thymian
4 Tropfen Zitrone
3 Tropfen Schwarzer Pfeffer

5 Tropfen Majoran
4 Tropfen Lavendel
3 Tropfen Echte Kamille

5 Tropfen Majoran
4 Tropfen Zedernholz
3 Tropfen Muskatnuss

5 Tropfen Muskatellersalbei
4 Tropfen Schwarzer Pfeffer
3 Tropfen Zitronengras

5 Tropfen Manuka
4 Tropfen Wacholder
3 Tropfen Grapefruit

5 Tropfen Lavendel
4 Tropfen Basilikum
3 Tropfen Römische Kamille

5 Tropfen Rosmarin
4 Tropfen Muskatellersalbei
3 Tropfen Basilikum

6 Tropfen Zitrone
5 Tropfen Rosmarin
1 Tropfen Pfefferminze

Entschlackende und anregende Massagemischungen

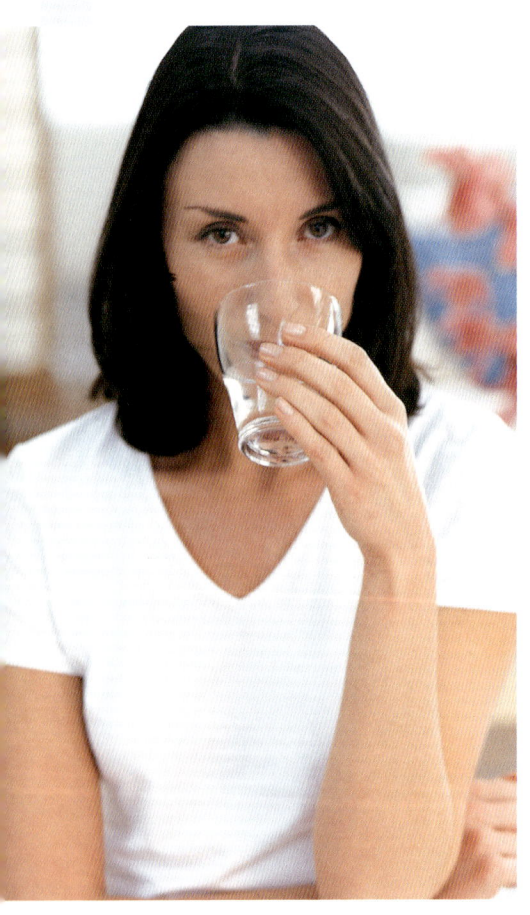

Diese zehn klassischen Mischungen eignen sich dazu, den Körper gründlich zu reinigen, und reduzieren Cellulitis, Verstopfung und anderes. Sie können vor dem Gang in die Sauna kräftig einmassiert werden. Das ist eine besonders wirksame Methode zur Ausscheidung von Schadstoffen.

Regelmäßig angewendet unterstützen diese Massagemischungen das Lymphsystem genauso wie Leber und Nieren. Achten Sie darauf, genug Quellwasser zu trinken, wenn Sie reinigende essenzielle Öle anwenden. Diese Mischungen sollten in 20 ml (4 TL) Trägeröl gemischt oder proportional entsprechend angepasst werden.

Trinken Sie viel Quell- oder Mineralwasser, wenn Sie entschlackende essenzielle Öle zur Tiefenreinigung des Körpers anwenden.

Kombinationsvorschläge

5 Tropfen Grapefruit
5 Tropfen Fenchel
2 Tropfen Karottensamen

4 Tropfen Wacholder
4 Tropfen Zistrose
4 Tropfen Zitrone

4 Tropfen Wacholder
4 Tropfen Rosmarin
4 Tropfen Zitrone

4 Tropfen Rosmarin
4 Tropfen Geranie
4 Tropfen Fenchel

5 Tropfen Geranie
4 Tropfen Fenchel
3 Tropfen Angelikawurzel

5 Tropfen Helichrysum
4 Tropfen Schwarzer Pfeffer
3 Tropfen Karottensamen

5 Tropfen Wacholder
5 Tropfen Limone
2 Tropfen Helichrysum

4 Tropfen Zitrone
4 Tropfen Grapefruit
4 Tropfen Angelikawurzel

6 Tropfen Geranie
4 Tropfen Fenchel
2 Tropfen Angelikawurzel

5 Tropfen Wacholder
5 Tropfen Zistrose
2 Tropfen Pfefferminze

Aufheiternde und aphrodisierende Massagemischungen

Diese klassischen Massagemischungen wirken allgemein aufheiternd und aphrodisierend, wenn sie in entsprechenden Situationen verwendet werden. Sie verbinden einige der am besten duftenden essenziellen Öle, und ihre Verwendung ist ein reines Vergnügen.

Diese zehn Mischungen enthalten auch anti-depressive essenzielle Öle, die bei nervlicher Anspannung, Angst und Depressionen helfen. Es handelt sich um klassische aufheiternde Mischungen, man kann jedoch mit unterschiedlichen Kombinationen und Proportionen dieser essenziellen Öle experimentieren. Diese Mischungen sollten in 20 ml (4 TL) Trägeröl gemischt oder proportional entsprechend angepasst werden.

Diese aufheiternden und aphrodisierenden Mischungen enthalten einige der am besten duftenden essenziellen Öle.

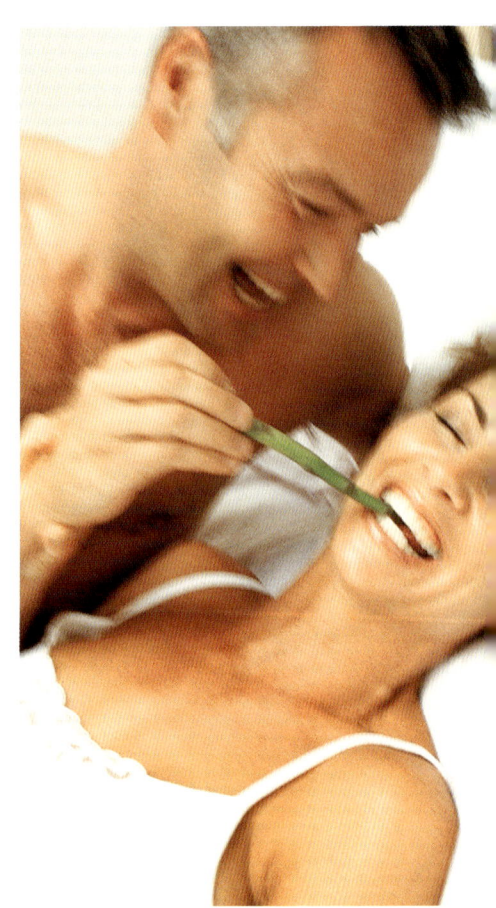

Kombinationsvorschläge

4 Tropfen Bergamotte
4 Tropfen Rosenöl
4 Tropfen Neroli

5 Tropfen Rosenabsolue
5 Tropfen Melisse
2 Tropfen Kardamom

5 Tropfen Rosenabsolue
4 Tropfen Sandelholz
3 Tropfen Patschuli

5 Tropfen Neroli
5 Tropfen Sandelholz
2 Tropfen Muskatellersalbei

6 Tropfen Jasmin
3 Tropfen Melisse
3 Tropfen Ylang-Ylang

5 Tropfen Neroli
4 Tropfen Rosenöl
3 Tropfen Jasmin

6 Tropfen Rosenholz
4 Tropfen Rosenöl
2 Tropfen Ylang-Ylang

5 Tropfen Rosenabsolue
5 Tropfen Bergamotte
2 Tropfen Weihrauch

4 Tropfen Sandelholz
4 Tropfen Jasmin
4 Tropfen Bergamotte

4 Tropfen Sandelholz
4 Tropfen Patschuli
4 Tropfen Melisse

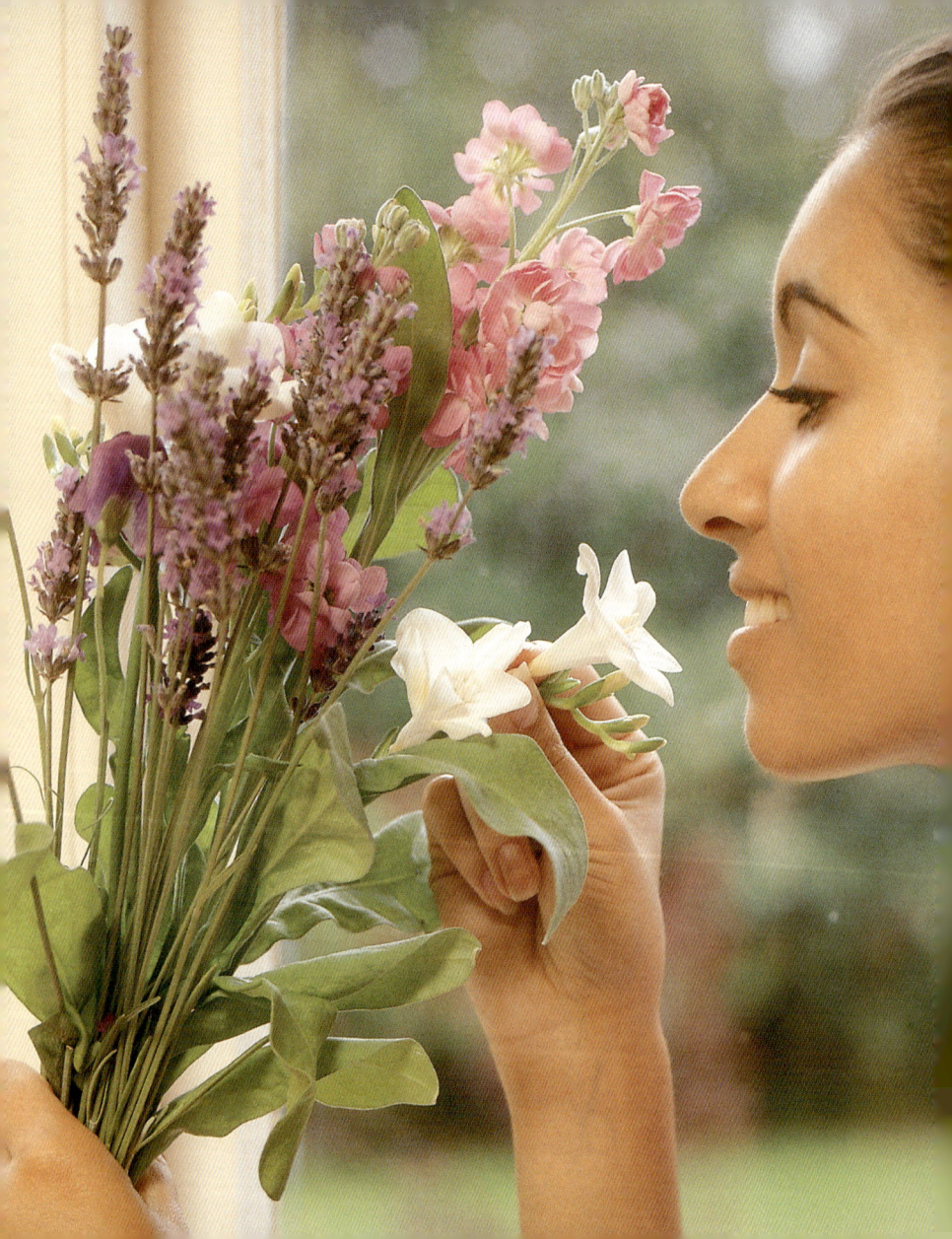

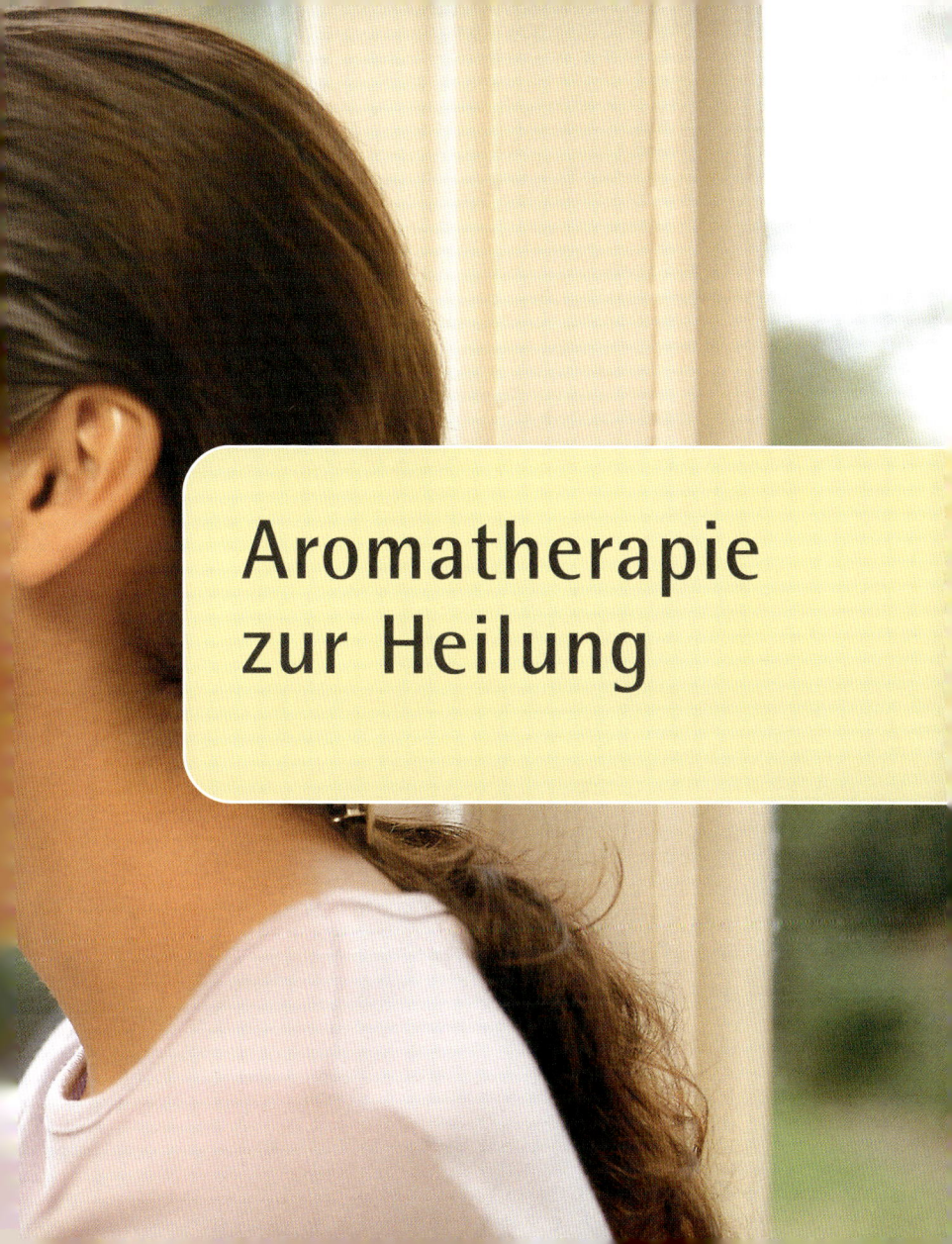

Aromatherapie zur Heilung

Die heilende Kraft essenzieller Öle

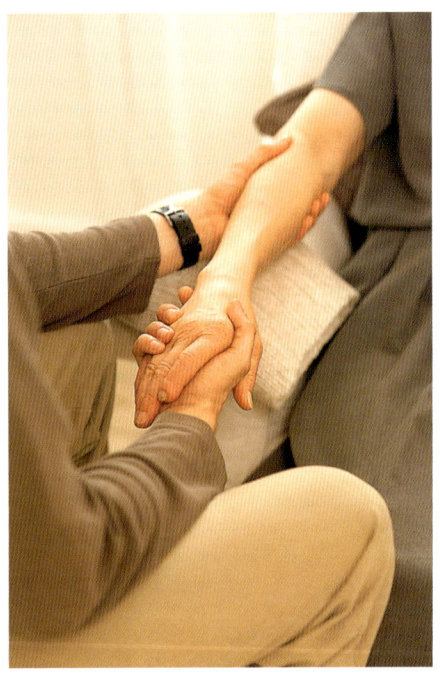

Die heilende Kraft der Aromatherapie kann für jeden von Nutzen sein, auch für ältere Menschen.

Dieses Kapitel beschreibt die heilenden Eigenschaften essenzieller Öle und zeigt, wie sie uns dabei helfen, Gesundheit und Wohlbefinden wiederzugewinnen und zu behalten. Eine Auflistung der häufigsten Leiden und Verletzungen sowie ihrer Behandlung mit essenziellen Ölen widmet sich der größte Abschnitts dieses Kapitels (siehe S. 194–209). Dieser sich auf das körperliche Wohlbefinden konzentrierende wichtige Aspekt der Aromatherapie ist im Alltag von großem Nutzen.

Bei der Selbstbehandlung, der Behandlung von Freunden und Familie mit Aromatherapie entsteht neben der Heilung auf körperlicher Ebene gleichzeitig auch ein befriedigendes Gefühl, etwas Besonderes zu leisten. Durch die Arbeit innerhalb eines ganzheitlichen Rahmens hilft die Aromatherapie Ihnen dabei, Verantwortung für die tägliche Gesundheitspflege zu übernehmen. Dies greift einige Generationen zurück auf eine Zeit, in der es für Mütter oder Großmütter normal war, einen Vorrat an

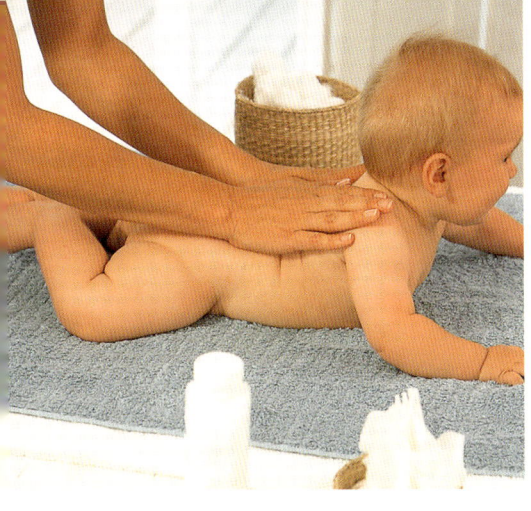

Säuglingsmassage macht Ihnen und dem Baby Freude und kann das Band zwischen Ihnen festigen.

Heilkräutern im Haus zu haben und sich um die Gesundheit der Familie zu kümmern.

Medizinische Aromatherapie

Die heilende Kraft essenzieller Öle wird in Frankreich, wo einige Ärzte sich in Aromatherapie weiterbilden, in einem medizinischen Kontext eingesetzt. Sie praktizieren medizinische Aromatherapie, die sich von der Art Aromatherapie, wie sie unter eher therapeutischem Aspekt betrieben wird, deutlich unterscheidet.

Die medizinische Aromatherapie wendet essenzielle Öle meist innerlich an. Die Öle werden abgemessen und in Gelatinekapseln eingeschlossen gemäß der Verschreibung eingenommen. Obwohl es der Überzeugung der therapeutischen Aromatherapie klar widerspricht, essenzielle Öle niemals innerlich zu verabreichen (ausgenommen Knoblauchkapseln), beweist die medizinische Aromatherapie den hohen Stellenwert und die Kraft, die essenzielle Öle haben.

In diesem Abschnitt lernen Sie außerdem, wie Sie die Aromatherapie bei Säuglingen, Kindern, Schwangeren und älteren Menschen anwenden können (siehe S. 210–217). Diese Personengruppen sind besonders verletzlich und bedürfen sanfterer und manchmal etwas anderer Behandlung als gesunde Erwachsene. Die dabei verwendeten Öle sind meist deutlich stärker verdünnt. Wenn Sie jedoch die entsprechenden Richtlinien beachten, kann die Aromatherapie sehr hilfreich sein.

Einfache Erste-Hilfe-Methoden

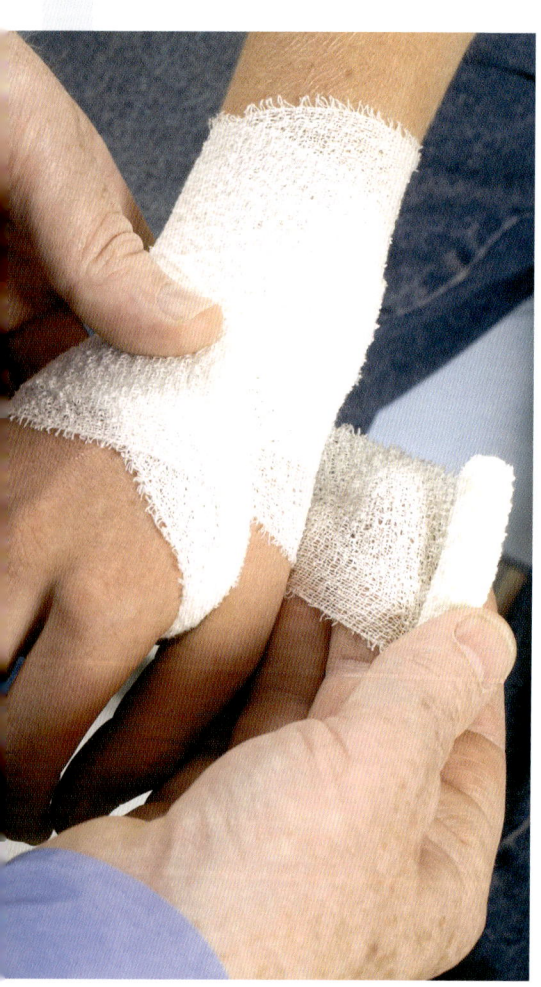

Mit essenziellen Ölen kann ein umfangreiches Spektrum kleinerer Beschwerden, Krankheiten und Verletzungen behandelt werden. Weiter oben im Buch haben Sie schon einige Erste-Hilfe-Methoden erlernt, etwa Massage, Baden und Zerstäubung. Einzelheiten wie das Bereiten warmer und kalter Kompressen, antiseptischer Lösungen und Dampfinhalationen folgen auf den nächsten Seiten. Gegenüber finden Sie einige allgemeine Hinweise dazu, wie Sie essenzielle Öle sicher zur Behandlung kleinerer Leiden, Unfälle und Krankheiten einsetzen können.

Mullbinden eignen sich gut, um Kompressen an Ort und Stelle zu halten.

Sicherheitshinweise

• Wenn Sie bereits von Ihrem Arzt verordnete Medikamente gegen ein bestimmtes Leiden bekommen, müssen Sie sowohl mit dem Arzt als auch einem ausgebildeten Aromatherapeuten klären, wie sicher es ist, essenzielle Öle zusammen mit schulmedizinischen Medikamenten einzusetzen. Wenn Sie zum Beispiel gegen eine Entzündung der Atemwege bereits Antibiotika nehmen, können Dampfinhalationen, Brusteinreibungen und Bäder mit essenziellen Ölen die Wirkung des Antibiotikums unterstützen. Bei weniger vertrauten Medikamenten müssen Sie Ihren Arzt fragen, wie sicher die Verwendung essenzieller Öle zusammen mit der verordneten Arznei ist.

• Es wurde bereits darauf hingewiesen, dass Sie essenzielle Öle niemals einnehmen dürfen. Auch sollten Sie das Innere der Ohren aussparen. Sie sollten niemals versuchen, essenzielle Öle (pur oder verdünnt) in das Ohr zu träufeln. Äußerlich als Kompressen oder örtliche Massage am Außenohr angewendet können essenzielle Öle jedoch schmerzlindernd wirken und eine Ausbreitung der Infektion verhindern.

• Wenn Sie einen kleineren Unfall hatten, etwa sich mit einem Messer in den Finger geschnitten haben, sollten Sie nicht in Panik geraten. Man muss berücksichtigen, dass Unfälle immer einen gewissen Schock oder eine leichte Panik erzeugen. Wenn Sie jedoch ruhig und besonnen statt panisch reagieren, können Sie die nötigen aromatherapeutischen Heilmittel sicher und gut anwenden.

Kompressen

Der Gebrauch essenzieller Öle für Kompressen ist einfach. Warme wie auch kalte Kompressen wirken schmerzlindernd sowie abschwellend und entzündungshemmend. Warme Kompressen verwendet man zur Behandlung schmerzender Gelenke (sowohl bei Arthritis als auch bei Rheuma), chronischen Rückenschmerzen, Ekzemen, Zahn- und Ohrenschmerzen. Kalte Kompressen verwendet man zur Behandlung von Kopfweh, zur Fiebersenkung und als Erste Hilfe bei Stauchungen, Zerrungen, Insektenstichen, Quetschungen und Prellungen.

Abwechselnd warme und kalte Kompressen sind ein Naturheilverfahren, das die Selbstheilung des Körpers an-

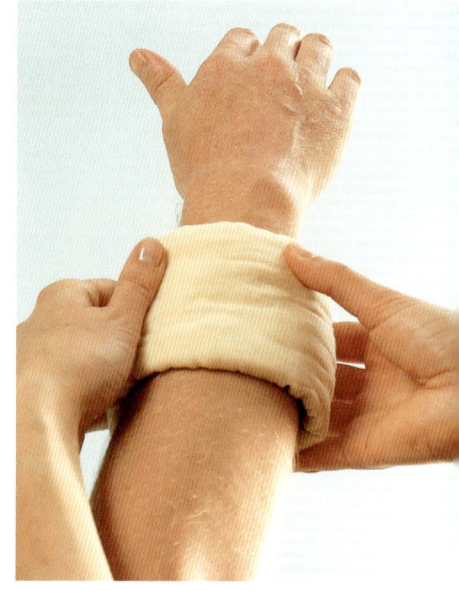

Ein gefalteter Waschlappen, in kaltes oder heißes Wasser mit einigen Tropfen essenziellen Öls getaucht, ergibt eine wirksame Kompresse.

regt. Sie wirken besonders bei starken Zerrungen, lindern den Schmerz und beschleunigen die Heilung. Verwenden Sie unmittelbar nach dem verursachenden Ereignis als Erste Hilfe kalte Kompressen. Am nächsten Tag verabreichen Sie abwechselnd warme und kalte Kompressen, wobei Sie mit einer warmen Kompresse beginnen und mit einer kalten aufhören.

Das Anlegen einer warmen Kompresse erfolgt wie das einer kalten, außer dass das Wasser so heiß sein sollte, wie Sie es gerade noch ertragen. Mit derselben Methode ersetzen Sie die warme Kompresse durch eine frische, wenn die erste Kompresse abgekühlt ist.

Eine kalte Kompresse anlegen

DAS BRAUCHEN SIE

Eine Schüssel • Eiswürfel oder kaltes Wasser • 5–6 Tropfen eines geeigneten essenziellen Öls • Sauberes Flanell oder ein Stück anderen saugfähigen Stoff • Plastikfolie oder ein Handtuch

SO GEHEN SIE VOR

1 Füllen Sie eine Schale mit kaltem Wasser. Fügen Sie entweder Eiswürfel hinzu oder lassen Sie den Hahn so lange laufen, bis das Wasser wirklich kalt ist.

2 Tröpfeln Sie das ausgewählte essenzielle Öl auf die Wasseroberfläche – es wird sich über die Oberfläche ausbreiten und einen dünnen Film bilden.

3 Tauchen Sie einen Waschlappen ins Wasser, sodass er zusammen mit dem Wasser so viel essenzielles Öl wie möglich aufnimmt.

4 Wringen Sie den Lappen aus, um überschüssiges Wasser zu entfernen und legen Sie ihn an die zu behandelnde Stelle. Bedecken Sie den Lappen mit Plastikfolie oder wickeln Sie ein Handtuch darum, um die Kompresse an Ort und Stelle zu halten.

5 Nach etwa fünf Minuten hat die Kompresse die Körpertemperatur angenommen und sollte durch eine neue kalte Kompresse ersetzt werden. Erneuern Sie die kalten Kompressen so lange, bis der Schmerz aufhört.

Antiseptische Lösungen

Alle essenziellen Öle sind antiseptisch, wobei diese Eigenschaft bei manchen Ölen stärker als bei anderen sein soll. Deshalb eignen sich essenzielle Öle hervorragend für antiseptische Lösungen, um Wunden zu säubern, für Fußbäder, Duschen und zum Gurgeln. Für jeden der genannten Zwecke werden verschiedene essenzielle Öle auf unterschiedliche Weise und in wechselnden Mengen angewendet. Daher müssen Sie sich vergewissern, dass Sie die verschiedenen Arten antiseptischer Lösungen nicht verwechseln.

Ein Angebot antiseptischer Spülungen

• Antiseptische Spülungen zur Reinigung von Wunden macht man folgendermaßen: Nehmen Sie eine Schüssel warmes bis heißes Wasser, tröpfeln Sie 5–6 Tropfen essenzielles Öl hinein und mischen Sie gründlich. Verwenden Sie in die Spülung getauchte Wattebäuschchen, um die Wunde sanft zu reinigen und entfernen Sie Schmutzpartikel und Blut.

• Machen Sie ein Fußbad, um Frostbeulen, Fußpilz und Warzen zu behandeln und die Durchblutung in den Füßen und Unterschenkeln zu verbessern. Man kann spezielle Fußbäder mit Sprudelfunktion kaufen, in die beide Füße bequem hineinpassen. Füllen Sie genug Wasser hinein, sodass die Füße bedeckt sind und fügen Sie dann 6–7 Tropfen essenzielles Öl hinzu. Rühren Sie gründlich um, bevor Sie die Füße ins Wasser tauchen.

• Zur Behandlung von vaginalem Soor und Zystitis bereiten Sie eine antiseptische Dusche und eine Spülung vor. Mischen Sie nun 6 Tropfen essenzielles Öl in 5 ml (1 TL) Wodka und fügen 500 ml abgekochtes und abgekühltes Wasser hinzu. Schütteln Sie die Mischung vor jedem Gebrauch.

• Verwenden Sie essenzielle Öle niemals in den Augen oder in deren Nähe. Kamillenauszüge kann man als Spülung zur Behandlung von Augeninfektionen

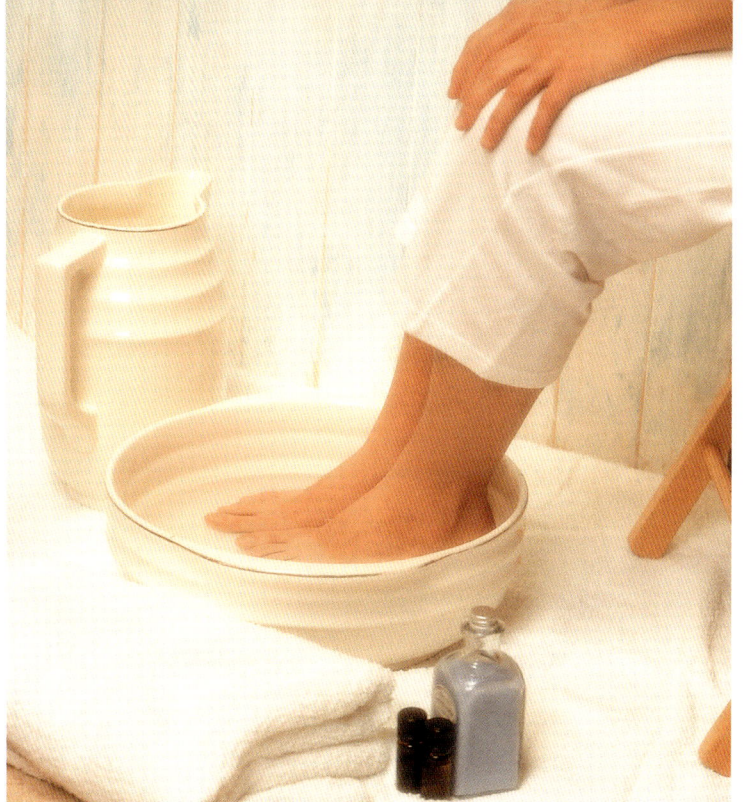

Ein wärmendes Fußbad im Winter ist eine wunderbare Art,
die Durchblutung der Füße und Unterschenkel anzuregen.

wie Bindehautentzündung verwenden. Legen Sie einen Kamille-Teebeutel in kochendes Wasser und lassen Sie den Kamillentee abkühlen. Entfernen Sie den Teebeutel und verwenden Sie den Aufguss, um die Augen auszuwaschen.

• Gurgeln Sie zur Behandlung eines rauen Halses. Dafür geben Sie 1–2 Tropfen essenzielles Öl in eine Tasse mit warmem Wasser und rühren gründlich um. Gurgeln Sie mit dieser Mischung einige Minuten lang, spucken Sie dann aus.

Dampfinhalation

Schon seit langem werden Dampfinhalationen dazu benutzt, Erkältungen, Husten, rauen Hals, Sinusitis, Bronchitis und andere Atemwegserkrankungen zu behandeln. Bevor essenzielle Öle überall erhältlich waren, verwendete man grobes Pflanzenmaterial, das Spuren essenzieller Öle enthielt. Die heutige gute Verfügbarkeit essenzieller Öle hat aromatherapeutische Dampfinhalationen jedoch leichter und wirksamer gemacht.

Wir haben uns bereits mit Gesichtsdampfbädern beschäftigt (siehe S. 70–71). Dampfinhalationen wenden eine ähnliche Methode an. Der Hauptunterschied

Bereiten einer Dampfinhalation

DAS BRAUCHEN SIE

Eine große Schüssel • Kochendes Wasser • 4–5 Tropfen eines geeigneten essenziellen Öls • Ein Handtuch

SO GEHEN SIE VOR

1 Füllen Sie die Schüssel zur Hälfte mit dem kochenden Wasser und tröpfeln Sie dann das ausgewählte essenzielle Öl hinein.

2 Beugen Sie sich über die Schüssel, bedecken Sie Ihren Kopf mit einem Handtuch und atmen Sie einige Minuten lang tief durch die Nase

ein. Denken Sie daran, die Augen geschlossen zu halten.

3 Sie können alternativ dazu auch einen speziellen Inhalator verwenden. Denken Sie aber daran, die Menge essenziellen Öls der geringeren Größe des Wasserbehälters im Inhalator anzupassen.

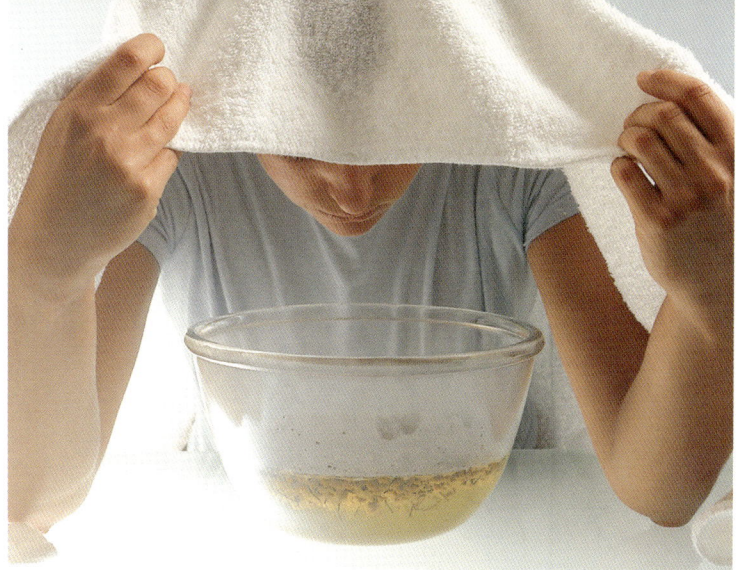

besteht jedoch im tiefen Einatmen durch die Nase, besonders wenn Sie erkältet sind und verstopfte Nebenhöhlen haben,

Dampfinhalationen mit essenziellen Ölen lindern unangenehme Symptome von Erkältungen, Halsschmerzen und Husten.

damit die betroffene Region auch erreicht wird. Außerdem wählen Sie bestimmte essenzielle Öle, um die zu behandelnden Symptome wirkungsvoll zu bekämpfen.

Auch größere Kinder können Dampfinhalationen erhalten, aber man muss aufpassen, dass sie sich nicht verbrühen. Für Menschen mit schwerem Asthma, Heuschnupfen oder Atembeschwerden sind Dampfinhalationen ungeeignet. Wenn Sie nicht sicher sind, dann machen Sie die Inhalation nur für eine Minute und warten danach, ob irgendeine Abwehrreaktion auftritt. Wenn nicht, können Sie schrittweise die Inhalationszeit verlängern.

Manche essenziellen Öle können recht scharf sein und Hustenreiz auslösen. Ist das der Fall, halten Sie Ihr Gesicht vom Dampf weg und atmen einige Male durch, bevor Sie zur Dampfinhalation zurückkehren.

Behandlung bestimmter Leiden

Die auf den folgenden Seiten gemachten Vorschläge sind zur Erste-Hilfe-Behandlung und zur Behandlung leichter Erkrankungen gedacht. Wenn sich die Symptome nicht bessern oder der Zustand ernst ist, suchen Sie sofort einen Arzt auf. Die hier vorgeschlagenen aromatherapeutischen Behandlungen können jedoch helfen, leichteren Erkrankungen und Verletzungen zu begegnen.

Kopfschmerzen und Migräne

• Machen Sie eine kalte Kompresse mit Lavendel und Pfefferminze. Legen Sie die Kompresse auf die Stirn und legen Sie sich dann in einen abgedunkelten Raum. Ersetzen Sie die Kompresse durch eine frische, wenn sie Körpertemperatur erreicht hat.

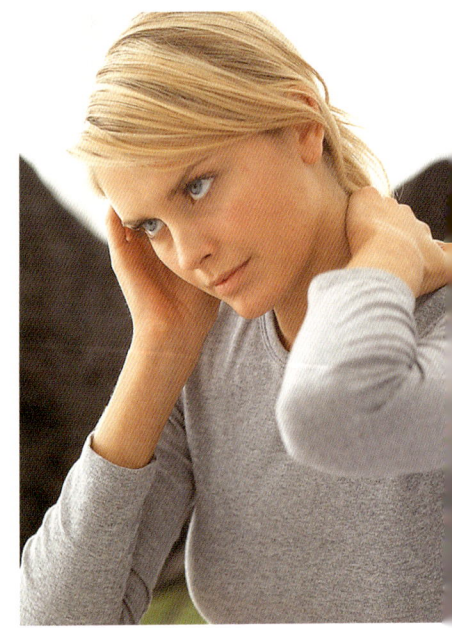

• Trinken Sie einen beruhigenden Kräutertee, etwa Lindenblüten, Eisenkraut, Zitronenmelisse oder Kamille.

• Massieren Sie Ihren Nacken mit 3 Tropfen Majoran, gemischt mit 5 ml (1 TL) Trägeröl. Migräne und Kopfschmerzen werden oft durch Stress und Verspannung ausgelöst, und eine Nackenmassage mit einem wärmenden essenziellen Öl wie Majoran kann sehr hilfreich sein.

Schuppen

Es gibt zwei Arten von Schuppen: Einfache, trockene Schuppen, wobei sich kleine Partikel trockener Haut von der Kopfhaut lösen und sich im Haar verfangen, und die seborrhoische Dermatitis, bei der durch eine Überproduktion von Talg dieser in Hautstellen auf der Kopfhaut eingeschlossen wird und dann zu einer Infektion führt, die juckt, verschorft und sich entzündet.

• Bei trockenen Schuppen mischen Sie je 3 Tropfen Teebaum und Lavendel in 10 ml (2 TL) Trägeröl und massieren damit mehrmals wöchentlich die Kopfhaut. Versuchen Sie auch 4–5 Tropfen Teebaum oder Lavendel in 5 ml (1 TL) mildem, unparfümiertem Shampoo und waschen Sie damit Ihr Haar.

• Bei seborrhoischer Dermatitis wenden Sie dieselben Methoden wie oben beschrieben an, verwenden aber Bergamotte, Sandelholz und Zitronengras statt Lavendel und Teebaum. Diese essenziellen Öle wirken ausgleichend auf die Talgproduktion, und Zitronengras eignet sich gut zur Behandlung von Dermatitis.

Akne

Halten Sie sich an die Hinweise zur Pflege trockener Haut (siehe S. 62–63) und versuchen Sie folgende Behandlung:

• Betupfen Sie einzelne Pickel mehrmals täglich mit Wattebausch mit einem Tropfen purem Teebaumöl, aber tragen Sie es so vorsichtig auf, dass Sie die umgebende Haut nicht berühren.

• Wenn bei der Heilung der Pickel Narben auftreten, tragen Sie zweimal täglich etwas von der folgenden Mischung auf: 2 Tropfen Neroli und 1 Tropfen Lavendel, gemischt in 5 ml (1 TL) Ringelblumenöl.

Die schwächende Wirkung von Kopfschmerzen und Migräne kann durch kalte Kompressen und Nackenmassage gelindert werden.

Ohrenschmerzen

• Legen Sie warme Kompressen mit Lavendel und Echter Kamille auf der Außenseite des Ohrs und der unmittelbaren Umgebung an.

• Wenn sich der Zustand verschlechtert, müssen Sie einen Arzt aufsuchen. Stecken Sie nichts ins Ohr, weil dies eine mögliche Infektion verschlimmern könnte.

Stirnhöhlenentzündung

• Das beste Heilmittel sind regelmäßige Dampfinhalationen, bis zu fünfmal täglich, unter Verwendung eines oder mehrerer der folgenden essenziellen Öle: Lavendel, Teebaum, Benzoe (in Form von Friar's Balsam – eine Markenprodukt, das viel einfacher für Inhalationen zu verwenden ist als das essenzielle Öl), Thymian, Eukalyptus, Pfefferminze oder Kiefer. Diese essenziellen Öle klären Kopf und Nebenhöhlen, befreien dabei von Verstopfung, Kopfschmerzen und den Schmerzen um die Augen und im Gesicht. Sie besitzen außerdem starke antiseptische Eigenschaften, die Entzündungen vorbeugen.

Zahnschmerzen

Zur Behandlung von Zahnschmerzen als Soforthilfe vor dem Gang zum Zahnarzt stehen zwei aromatherapeutische Heilmittel zur Verfügung.

• Geben Sie einen Tropfen Gewürznelkenöl auf einen Wattebausch und legen Sie ihn auf den schmerzenden Zahn. Gewürznelke wirkt analgetisch, lindert Schmerzen und ist auch stark desinfizierend, was Infektionen vorbeugt. Wenn durch Herausfallen einer Füllung ein großes Loch entstanden ist, tröpfeln Sie ein oder zwei Tropfen essenzielles Gewürznelkenöl auf einen kleinen Wattebausch und stopfen ihn in das Loch.

• Legen Sie auf der Außenseite des Gesichts, nahe des betroffenen Bereichs, warme Kompressen an. Verwenden Sie Echte oder Römische Kamille, weil sie schmerzlindernd und entzündungshemmend wirken.

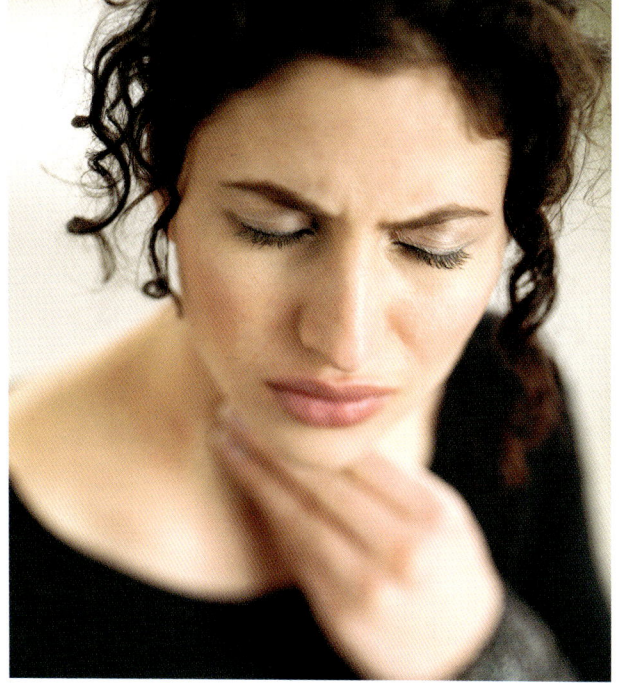

Bei Halsschmerzen wirkt eine Tasse Kräutertee nach Dampfinhalationen und Gurgeln beruhigend.

Laryngitis und Halsschmerzen

Laryngitis ist eine akute Entzündung der Mandeln und tritt infolge von Erkältung, Husten oder Halsschmerzen auf. Halsschmerzen können Teil einer Erkältung sein oder durch eine Halsinfektion entstehen.

• Die beste Behandlung für beide Leiden sind regelmäßige Dampfinhalationen, bis zu fünfmal täglich, mit Benzoe (in Form von Friar's Balsam), Thymian, Rosenholz, Sandelholz oder Lavendel.

• Gurgeln Sie zusätzlich mit 1 oder 2 Tropfen Thymian in einer Tasse mit warmem Wasser. Gurgeln Sie auch zwischen den Inhalationen.

Erkältungen

• Um Erkältungen vorzubeugen inhalieren Sie mehrmals täglich mit Lavendel und Eukalyptus. Verwenden Sie diese essenziellen Öle auch beim Baden.

• Wenn sich eine Erkältung entwickelt, verwenden Sie nachts eine Duftlampe mit Lavendel und tagsüber eine mit Rosmarin. Das bekämpft die Infektion und verhindert, dass Familienmitglieder sich anstecken.

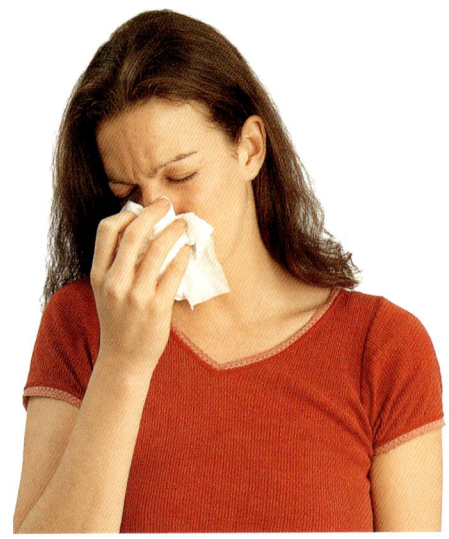

Bei einer Erkältung helfen Dampfinhalationen die Symptome zu lindern.

• Tröpfeln Sie einige Tropfen Eukalyptus oder *Eucalyptus citriodora* auf ein Tuch und atmen Sie dies ein, um die verstopfte Nase zu befreien.

• Nehmen Sie zweimal täglich eine Knoblauchkapsel ein und nehmen Sie viel Flüssigkeit zu sich, besonders Kamillen-, Holunderblüten- oder Pfefferminztee.

Herpes

Herpes wird durch den Virus *Herpes simplex 1* verursacht und taucht meist auf, wenn man erschöpft oder erkältet ist oder andere Infektionen hat. Wenn man rasch handelt, kann man den Ausbruch von Herpes verhindern.

• Beim ersten Anzeichen von Herpes nehmen Sie eine Mischung von je 2 Tropfen Bergamotte und Lavendel und je 1 Tropfen von Eukalyptus und Teebaum, gelöst in 5 ml (1 TL) Wodka. Betupfen Sie den Herpes damit, bis er verschwindet.

• Wenn sich Bläschen entwickeln und schmerzen, tragen Sie abwechselnd puren Lavendel (mit einem Wattebausch) und die alkoholische Mischung auf.

Grippe

• Wenn Sie spüren, dass Sie eine Grippe bekommen, nehmen Sie ein heißes Bad mit je 3 Tropfen Lavendel und gehen danach sofort ins Bett.

• Wenn der Virus Sie erwischt hat, müssen Sie für die Dauer der Grippe das Bett hüten. Verdunsten Sie in Ihrem Schlafzimmer Lavendel, Teebaum, Rosmarin oder Eukalyptus in einer Duftlampe und trinken Sie viel, besonders Kräutertees.

Husten

Husten kann entweder trocken und gereizt oder „produktiv" sein (wenn durch Husten überschüssiger Schleim ausgeworfen wird).

• Benzoe, Bergamotte, Sandelholz, Myrte und Thymian haben auswurffördernde Eigenschaften (sie helfen bei der Ausscheidung von Schleim aus dem Atemsystem). Verwenden Sie eines oder mehrere dieser essenziellen Öle bis zu fünfmal täglich für regelmäßige Dampfinhalationen.

• Sie können diese essenziellen Öle auch zum Baden verwenden sowie für örtliche Massagen des oberen Rückens, der Kehle und der Brust. Sandelholz eignet sich besonders gut bei trockenem Husten, ebenso sind Lavendel und Majoran wohltuend.

Bronchitis

Dabei handelt es sich um eine Entzündung der Bronchien. Es kann sich entweder um eine durch Viren ausgelöste akute Infektion oder um einen chronischen, meist durch Rauchen oder Umweltfaktoren ausgelösten Zustand handeln.

• Machen Sie Dampfinhalationen.

• Feuchtigkeit hilft bei Husten und Bronchitis. Deshalb sollten Sie sich möglichst in einem warmen Zimmer mit einem Kessel ständig kochenden Wassers zur Luftbefeuchtung aufhalten, bis die Symptome sich bessern. Verschlimmert sich die Bronchitis und tritt Fieber auf, muss ein Arzt konsultiert werden.

Asthma

• Bei einem akuten Asthmaanfall setzen Sie sich irgendwo ruhig hin und atmen Sie Lavendel, Weihrauch, Bergamotte oder Römische Kamille direkt aus der Flasche oder von einem Tuch ein, das Sie mit ein paar Tropfen besprenkelt haben, oder verwenden Sie diese essenziellen Öle in einem Raumspray.

• Machen Sie keine Dampfinhalationen, weil die Hitze Ihren Zustand verschlimmern könnte. Feuchtigkeit ist jedoch wohltuend, und ein Kessel mit ständig kochendem Wasser im Zimmer kann hilfreich sein.

• Massieren Sie regelmäßig Ihren oberen Rücken und die Brust mit einem der oben erwähnten essenziellen Öle, wobei Sie 6 Tropfen mit 10 ml (2 TL) Trägeröl mischen. Das kann die Schwere und Häufigkeit der Anfälle mindern.

Heuschnupfen

Heuschnupfen ist eine Allergie auf Pollen und verursacht eine laufende Nase, entzündete Augen und ständiges Niesen. Beachten Sie den örtlichen Wetterbericht mit der Pollenflugvorhersage und vermeiden Sie es, ins Freie zu gehen oder die Fenster zu öffnen, wenn viel Pollen in der Luft sind.

• Beim ersten Auftreten von Symptomen tröpfeln Sie einige Tropfen Römische Kamille oder Melisse auf ein Tuch und atmen Sie das regelmäßig ein. Wenn dies die Symptome nicht beseitigt, versuchen Sie es mit Dampfinhalationen mit Lavendel und Eukalyptus, aber wenn diese zu stark sein sollten, kehren Sie zum Einatmen der essenziellen Öle zurück.

• Machen Sie mit eiskaltem Rosenwasser oder Zaubernuss eine kalte Kompresse für Augen und Nase.

• Trinken Sie Kräutertees mit Kamille und Zitronenmelisse.

Sich an einer Wiese voller Wildblumen
und Gräser zu erfreuen, kann leider
Symptome von Heuschnupfen hervorrufen.

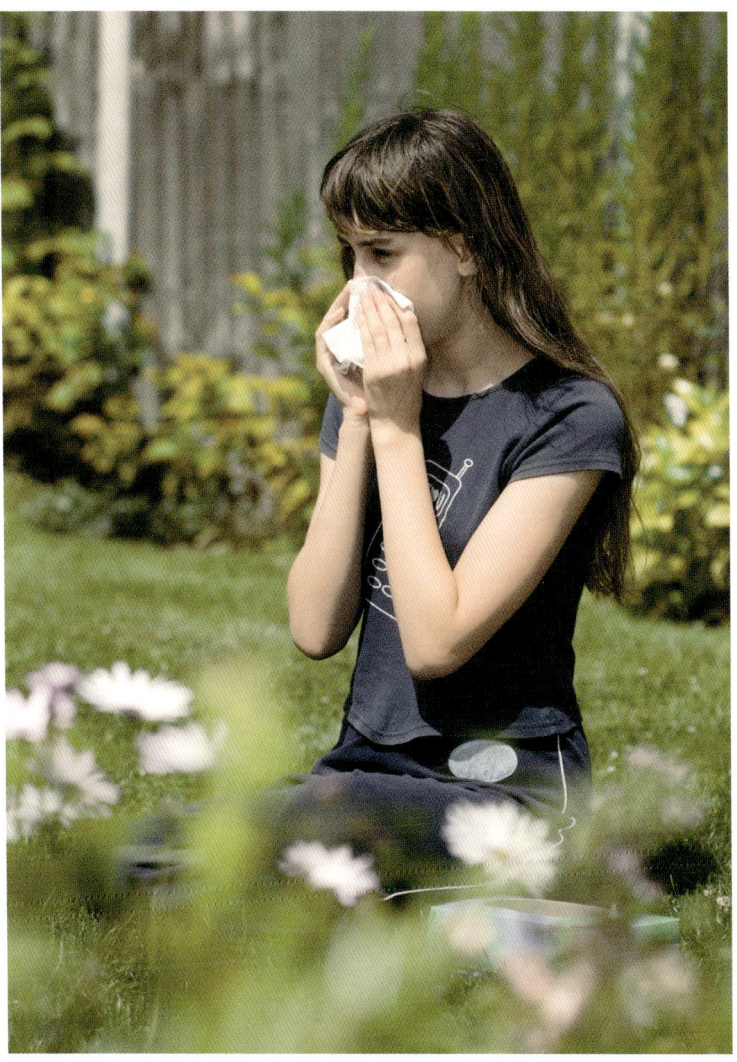

Ausschläge

Ausschläge werden meist durch Stress und starke nervliche Anspannung verschlimmert. Die Symptome roter, juckender, schuppiger Haut ähneln allergischen Reaktionen und Dermatitis, deshalb sind die folgenden aromatherapeutischen Behandlungen auch für diese Zustände geeignet.

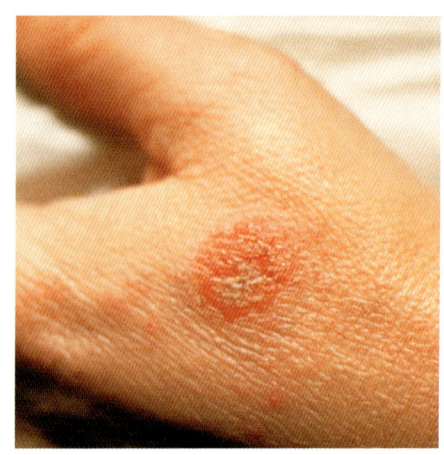

Ausschlag kann eine lästige Angelegenheit sein.

• Aromatherapeutische Massage vermindert Stress und Spannungen. Besuchen Sie deshalb einen Aromatherapeuten und praktizieren Sie so oft wie möglich Selbstmassage.

• Nehmen Sie regelmäßig aromatische Bäder mit Römischer oder Echter Kamille, Geranie, Melisse oder Lavendel, wobei Sie maximal 5 Tropfen verwenden, gemischt mit etwas Nachtkerzenöl.

• Trinken Sie Kamillentee und verwenden Sie die abgekühlten Teebeutel als kalte Kompressen auf befallenen Hautpartien.

• Verwenden Sie auf der betroffenen Haut eine Körperlotion mit einer einprozentigen Verdünnung – 1 Tropfen auf 5 ml (1 TL) Echte Kamille und Melisse.

Verbrennungen

Am wichtigsten ist es, die verbrannte Hautstelle sofort in eiskaltes Wasser zu tauchen und dort mindestens fünf Minuten abzukühlen.

• Die Behandlung von Brandwunden ist eine der wenigen Gelegenheiten, bei denen essenzielles Öl – in diesem Fall Lavendel – pur auf die Haut aufgetragen wird. Lavendel stillt Schmerzen und fördert eine rasche Heilung.

Prellungen

• Eine wirksame Erste-Hilfe-Maßnahme, um Schmerzen und Schwellungen zu vermindern, ist eine kalte Kompresse mit Zaubernuss. Lassen Sie darauf kalte Kompressen mit Fenchel, mit Ysop oder Lavendel folgen.

• Wenn die Prellung vor dem Zubettgehen noch geschwollen ist oder schmerzt, geben Sie 3 Tropfen Lavendel in 5 ml (1 TL) Ringelblumenöl und massieren sie vorsichtig ein.

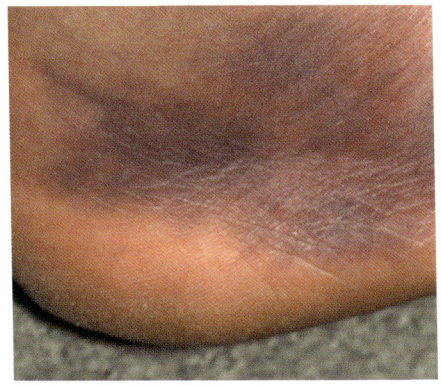

Abszesse und Furunkel

Bei stärkeren Prellungen sucht man am besten einen Arzt auf, statt sie selbst zu behandeln.

• Zur Behandlung von Abszessen und Furunkeln eignen sich am besten wiederholte warme Kompressen mit Römischer Kamille, Lavendel oder Teebaum.

• Zur Behandlung von Furunkeln wenden Sie lokal regelmäßig eine desinfizierende Lösung aus Lavendel oder Teebaum an.

• Furunkel entstehen durch Schadstoffe. Deshalb helfen entschlackende Massagen und essenzielle Öle wie Rosmarin und Wacholder, die man auch für Bäder verwenden kann.

• Nehmen Sie zweimal täglich Knoblauchkapseln ein.

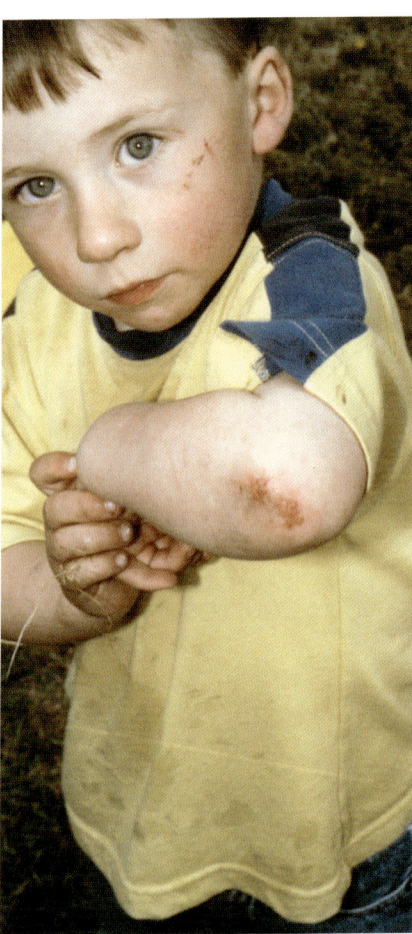

Kleinere Schnitt- und Schürfwunden heilen bei Kindern ziemlich rasch, besonders mithilfe einfacher aromatherapeutischer Heilmittel.

Schnitt- und Schürfwunden

• Waschen Sie zuerst den betroffenen Bereich mit einer antiseptischen Lösung, um allen Schmutz zu entfernen. Geben Sie 5–6 Tropfen Teebaum oder Zitrone in eine Schüssel mit warmem Wasser und betupfen Sie die Stelle vorsichtig mit der antiseptischen Lösung.

• Sie brauchen zur gründlichen Reinigung der Wunde einige in antiseptische Lösung getauchte Wattebäusche.

• Wenn die Wunde sauber ist, tupfen Sie etwas puren Lavendel auf die betroffene Stelle. Wenn ein Pflaster oder Verband nötig ist, tröpfeln Sie vor dem Anlegen einige Tropfen Lavendel darauf.

• Wenn die Wunde nach einigen Tagen nässt und nicht verheilt ist, wechseln Sie den Verband und nehmen Myrrhe oder Teebaum statt Lavendel.

Zerrung und Verstauchung

• Machen Sie kalte Kompressen mit Lavendel oder Echter Kamille, und ersetzen Sie sie durch frische, bis die Schwellung zurückgeht und der anfängliche Schmerz nachlässt. Bandagieren Sie die betroffene Stelle leicht, um über Nacht etwas Halt zu geben.

• Wenden Sie am folgenden Tag wechselnde warme und kalte Kompressen mit Lavendel, Echter oder Römischer Kamille an, um den Heilungsprozess zu fördern.

• Beobachten Sie die Heilung in den folgenden Tagen und wechseln den Verband nach Bedarf.

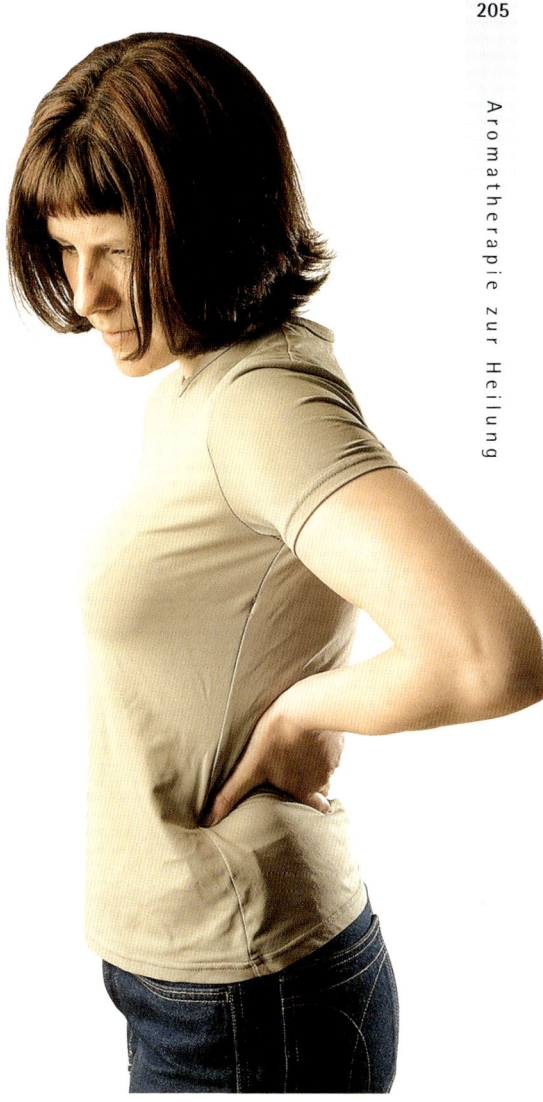

Leichtere Zerrungen und Verstauchungen können schmerzhaft sein, aber aromatherapeutische Kompressen beschleunigen den Heilungsprozess.

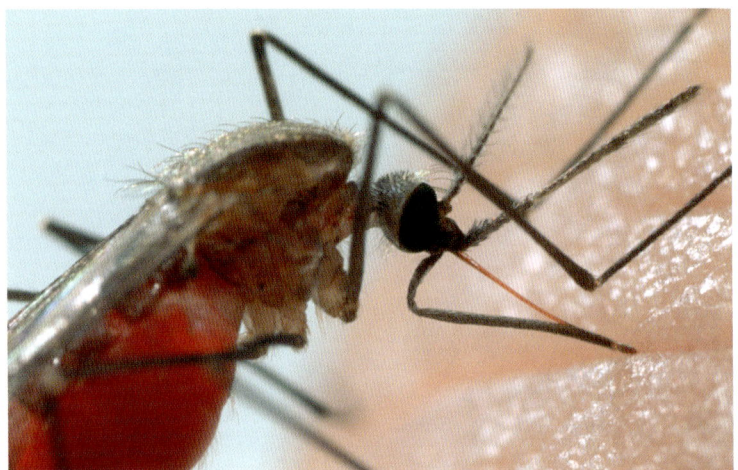

Insektenstiche

Bevor Sie einen Insektenstich behandeln, sollten Sie mit einer Pinzette möglichst den Stachel aus der Haut entfernen.

Entfernen Sie den Stachel aus der Wunde, bevor Sie aromatherapeutische Heilmittel auftragen.

• Bei Wespen- und Bienenstichen legen Sie wiederholt kalte Kompressen mit Zaubernuss und Lavendel an, bis der Schmerz nachlässt. Tragen Sie dann einige Tropfen Lavendel oder Teebaum direkt, und wenn nötig, mehrmals auf die betroffene Stelle auf.

• Bei Mückenstichen tragen Sie puren Lavendel oder Teebaum wie empfohlen auf. Wenn der Stich anschwillt und schmerzt, legen Sie kalte Kompressen mit Lavendel und Kamille auf.

Verdauungsstörungen

Zu den leichteren Verdauungsstörungen zählen Blähungen, Übelkeit und Magenverstimmungen.

- Zur Behandlung von Blähungen trinken Sie eine Tasse Fencheltee nach den Mahlzeiten. Massieren Sie Ihren Leib sanft im Uhrzeigersinn mit einem der folgenden essenziellen Öle, wobei Sie 6 Tropfen Öl auf 10 ml (2 TL) Trägeröl geben: Basilikum, Schwarzer Pfeffer, Kardamom, Fenchel, Ysop, Majoran, Pfefferminze und Rosmarin.

- Gegen Übelkeit riechen Sie direkt aus der Flasche an Pfefferminze, Lavendel oder Ingwer, oder tröpfeln Sie einige Tropfen auf ein Tuch und atmen dies ein. Trinken Sie zusätzlich Pfefferminz-, Kamillen-, Melissen- oder Ingwertee gegen das Erbrechen.

- Gegen Magenverstimmungen massieren Sie den Magen und das Sonnengeflecht im Uhrzeigersinn mit je 1 Tropfen Majoran, Lavendel und Römischer Kamille, gemischt in 5 ml (1 TL) Trägeröl. Wenn die Magenverstimmung schmerzt, versuchen Sie es mit einer warmen Kompresse mit denselben essenziellen Ölen und trinken Sie langsam einen Kräutertee aus Pfefferminze oder Kamille.

PMS

Das Prämenstruelle Syndrom (PMS) beeinflusst viele Frauen in unterschiedlichem Maß.

- Wenn Sie vom PMS betroffen sind, tragen Sie ein aufheiterndes Parfüm auf, das Rose, Petit Grain, Neroli oder Römische Kamille enthält.

- Suchen Sie einen Aromatherapeuten für eine Ganzkörpermassage auf oder massieren Sie sich selbst und nehmen Sie aromatische Bäder.

- Wenn Sie leicht reizbar sind, verwenden Sie Rosenöl, Römische Kamille, Zypresse und Weihrauch.

- Verwenden Sie Rosenabsolue, Jasmin, Römische Kamille und Melisse, wenn Sie niedergeschlagen sind.

- Trinken Sie Kräutertee mit entspannender, beruhigender Wirkung wie Kamille, Zitronenmelisse und Eisenkraut, die bei PMS helfen.

Krampfartige Menstruationsbeschwerden

• Verwenden Sie zur Linderung von schmerzenden und unangenehmen Menstruationskrämpfen wiederholte Kompressen mit Majoran und Muskatellersalbei auf dem Unterleib.

• Geringe Flüssigkeitsausscheidungen verursachen ein allgemein aufgeblähtes Gefühl und können mit Symptomen wie schmerzenden Brüsten und einem geschwollenen Unterleib einhergehen. Um die Flüssigkeitsausscheidung anzuregen, nehmen Sie warme aromatische Bäder mit folgender Mischung: Je 3 Tropfen Lavendel und Muskatellersalbei, gemischt mit etwas Nachtkerzenöl. Sie können auch je 2 Tropfen Lavendel, Römische Kamille und Muskatellersalbei mit je 5 ml (1 TL) Nachtkerzen- und Jojobaöl mischen und damit sanft Ihren Unterleib im Uhrzeigersinn massieren.

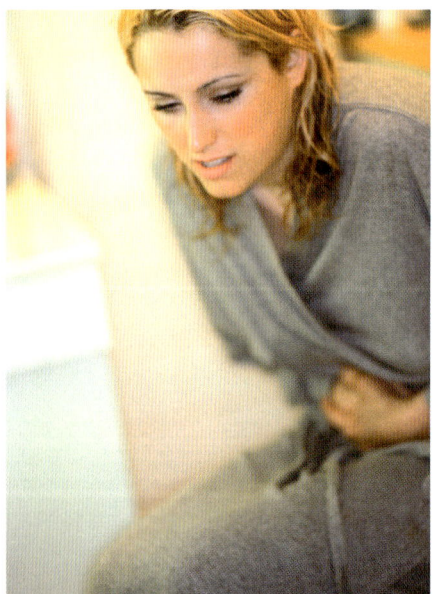

• Um geringe Flüssigkeitsausscheidung und andere Menstruationsprobleme zu vermeiden, suchen Sie einen Aromatherapeuten für eine Lymphdrainage auf. Leisten Sie sich in Zukunft stets einige Tage vor Fälligkeit der Periode eine Lymphdrainage.

Warme Kompressen auf dem Unterleib mit Majoran und Muskatellersalbei lindern schmerzhafte und unangenehme Menstruationskrämpfe.

Blasenentzündung

• Trinken Sie bei den ersten Anzeichen von Blasenentzündung viel Kamillentee.

• Stellen Sie eine aromatische Lösung aus je 3 Tropfen Bergamotte und Teebaum in 500 ml abgekochtem, abgekühltem Wasser her. Verwenden Sie diese regelmäßig für lokale Waschungen, wobei Sie darauf achten müssen, die Blasenöffnung zu betupfen.

• Legen Sie mehrfach eine warme Kompresse mit Bergamotte, Kamille und Sandelholz auf den Unterleib.

• Wenn die Blasenentzündung unangenehmer wird oder Blut oder Eiter im Urin auftreten, suchen Sie sofort einen Arzt auf.

• Um Blasenentzündungen vorzubeugen, nehmen Sie regelmäßig Bäder mit Teebaum, Lavendel, Bergamotte und Römischer Kamille.

Fußpilz

Diese juckende Pilzerkrankung zwischen den Zehen spricht gut auf Teebaum, Myrrhe und Lavendel an.

• Mischen Sie 3 Tropfen von jedem dieser Öle mit 5 ml (1 TL) Wodka und betupfen die betroffenen Bereiche damit.

• Verwenden Sie eine antiseptische Lösung aus Myrrhe und Teebaum als Fußbad, um die Füße sehr sauber zu halten, was die Infektion zurückdrängt.

Schlafstörungen

• Um Schlafstorungen zu bekämpfen, nehmen Sie kurz vor dem Zubettgehen warme (nicht heiße) Bäder und geben insgesamt bis zu 6 Tropfen Römische Kamille, Neroli, Weihrauch und Muskatellersalbei hinzu.

• Träufeln Sie einige Tropfen Lavendel auf Ihr Kopfkissen.

• Trinken Sie Kamillentee.

Sanfte Aromatherapie für Säuglinge

Beachten Sie zusätzlich zu den Sicherheitshinweisen für Erwachsene (siehe S. 187) die nebenstehenden Sicherheitsregeln. Wenn der Säugling Schlafstörungen hat oder erregt und unruhig ist, können beruhigende essenzielle Öle dem Säugling dabei helfen, zur Ruhe zu kommen und einzuschlafen, was auch den Eltern mehr Ruhe verschafft. Säuglingsmassage fördert die Beziehung zu Ihrem Kind. Studien haben bewiesen, dass regelmäßig massierte Säuglinge gesünder sind und besser schlafen und weniger Angst haben als nicht massierte Säuglinge.

Säuglingsmassage schafft eine liebevolle, tiefe Verbindung zwischen Eltern und Kind.

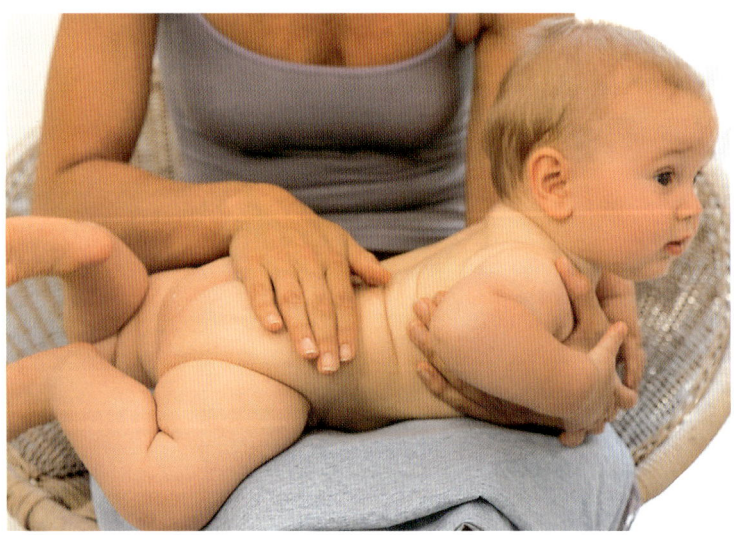

Sicherheitsregeln

• Zwei Monate alte Säuglinge können schon massiert werden. Vermeiden Sie aber drei Wochen lang Massagen, wenn das Kind geimpft worden ist.

• Bei Säuglingen unter einem Jahr verwenden Sie nur halbprozentige Verdünnung oder weniger und jedes Mal nicht mehr als insgesamt 1 Tropfen essenziellen Öls. Bei Säuglingen sind nur Römische Kamille, Neroli, Lavendel, Mandarine oder Rose erlaubt – meiden Sie alle anderen essenziellen Öle.

• Mischen Sie für die Säuglingsmassage 1 Tropfen essenziellen Öls mit 10 ml (2 TL) Trägeröl, massieren Sie dann sanft Arme, Hände, Beine, Füße, Rücken, Brust und Bauch. Wenn der Säugling Anzeichen von Unbehagen zeigt, sollten Sie aufhören. Wahrscheinlich brauchen Sie nicht die gesamte Massagemischung. Bewahren Sie den Rest in einer dunklen Glasflasche auf. Sie können ihn für eine weitere Massage oder ein Bad benutzen.

• Verwenden Sie für Bäder nur verdünnte essenzielle Öle. Säuglingshaut ist sehr empfindlich, und die Kleinen stecken gern ihre Finger in den Mund und reiben sich die Augen.

• Wenn ein Säugling unruhig ist, verwenden Sie für Massage oder zum Bad Römische Kamille oder Neroli. Zum besseren Einschlafen verwenden Sie Lavendel als Bad oder zum Massieren oder geben alternativ dazu einen Tropfen auf die Bettwäsche oder den Schlafanzug des Säuglings.

Sanfte Aromatherapie für Kinder

In der Aromatherapie empfiehlt es sich, bei Kindern zwischen Kleinkindern zwischen ein und fünf Jahren und älteren Kindern zu unterscheiden. Ab einem Alter von 14 Jahren können Kinder wie Erwachsene mit Aromatherapie behandelt werden. Kinder fangen sich alle Arten von Kinderkrankheiten ein. Mit Aromatherapie kann man sie sicher und wirkungsvoll behandeln, solange man neben den für Erwachsene geltenden Sicherheitsregeln (siehe S. 186–187) die folgenden Sicherheitshinweise beachtet.

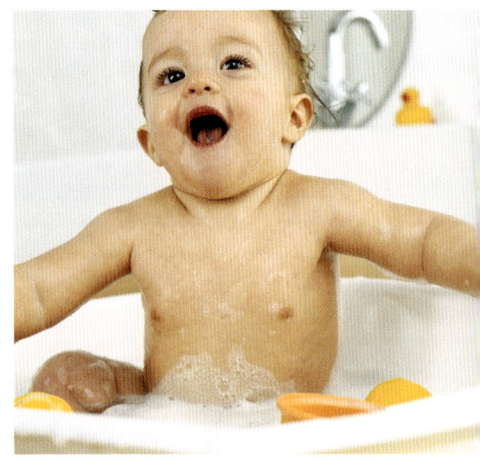

Mischen Sie das essenzielle Öl mit etwas Trägeröl, bevor Sie es in das Kinderbad geben.

Sicherheitshinweise

• Für Kleinkinder über einem Jahr verwenden Sie halb- oder einprozentiges essenzielles Öl und jedes Mal nicht mehr als insgesamt 3 Tropfen. Zusätzlich zu den essenziellen Ölen können Sie für junge Säuglinge (siehe S. 210–211) Myrte und Benzoe verwenden, weil diese beiden essenziellen Öle mild und wirksam sind.

• Wie bei jungen Säuglingen ist Kamille eines der besten essenziellen Öle für Kleinkinder. Die beruhigenden Eigenschaften der Kamille haben ihr auch den Beinamen „essenzielles Öl für Kinder" eingebracht. Verwenden Sie Kamille bei Schlafstörungen, Gereiztheit, Magenverstimmungen und beim Zahnen für lokale Massagen und Bäder. Verdünnen Sie essenzielle Öle vor der Verwendung im Bad mit einem Trägeröl.

• Für Kinder zwischen sechs und 14 Jahren können Sie alle nicht die Haut reizenden essenziellen Öle halb- bis einprozentig verwenden, sofern keine anderen Warnungen bestehen (siehe das Verzeichnis essenzieller Öle auf den Seiten 268–385).

• Für Kleinkinder und Kinder mit Husten und Atemwegsbeschwerden verwenden Sie Myrte in geeigneter Verdünnung zur Brustmassage. Myrte ist mild, aber wirksam und leicht beruhigend, und die meisten Kinder mögen den sauberen, frischen Duft. Sie können Myrte auch mit Lavendel verwenden, etwa im Bad und in einer Duftlampe im Kinderzimmer. Dabei müssen Sie jedoch darauf achten, dass die Duftlampe für das Kind unerreichbar aufgestellt wird.

• Lavendel und Benzoe (in Form von Friar's Balsam) eignet sich bei Kindern gut für Inhalationen bei Erkältungen, Nebenhöhlenproblemen und rauem Hals. Beaufsichtigen Sie die Kinder die ganze Zeit über, damit sie sich nicht verbrühen, und verwenden Sie nur 4 Tropfen essenziellen Öls für die Inhalation.

Sanfte Aromatherapie für Schwangere

Aromatherapie wirkt nährend und beruhigend und fördert bei Schwangeren das Wohlbefinden. Sie kann auch einige der Unannehmlichkeiten einer Schwangerschaft lindern. Eine der interessanten Verbindungen zwischen Aromatherapie und Schwangerschaft besteht darin, dass Schwangere eine erhöhte Wahrnehmung für Düfte haben. Das sollte bei der Auswahl der essenziellen Öle berücksichtigt werden, weil es für die Frau wichtig ist, den Duft der Mischung zu mögen.

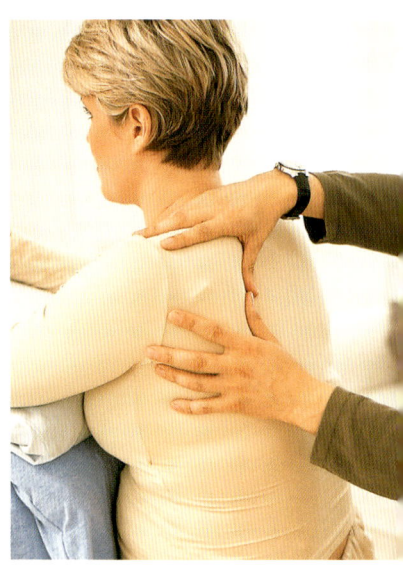

Aromatherapeutische Massagen, besonders im unteren Rückenbereich, lindern Schmerzen und fördern das Wohlbefinden bei Schwangeren.

Sicherheitshinweise

• Informieren Sie sich im Verzeichnis der essenziellen Öle (siehe S. 268–385), welche davon gemieden werden müssen. Die folgenden essenziellen Öle sind bewährte Favoriten für den Gebrauch bei Schwangerschaft und können bedenkenlos und sicher verwendet werden: Neroli, Mandarine, Petit Grain, Vetiver, Weihrauch, Ingwer, Myrte und Sandelholz.

- Bestimmte essenzielle Öle mit menstruationsfördernden Eigenschaften dürfen bei Schwangerschaft nicht angewendet werden. Diese Öle sollten während der gesamten Schwangerschaft gemieden werden, obwohl manche (wie Lavendel, Kamille und Rose) in starker Verdünnung nach den ersten vier Monaten verwendet werden könnten. Verwenden Sie während der Schwangerschaft essenzielle Öle nur in halber Menge – z. B. halb- oder einprozentig bei der Massage und 3–4 Tropfen in einem Bad.

- Rückenschmerzen (besonders des unteren Rückens während fortgeschrittener Schwangerschaft) sind ein häufiges Leiden von Schwangeren. Weil es für sie unbequem ist, bei der Massage auf dem Bauch zu liegen, ist es eine gute Alternative, wenn die Frau rittlings auf einem Stuhl sitzt und sich auf ein Kissen lehnt. So kann der Rücken gut massiert werden.

- Müde oder angeschwollene Beine und Knöchelgelenke sind ebenfalls ein häufiges Leiden, das durch Massage gelindert werden kann. Wenden Sie bei den aufwärts gerichteten Griffen an den Beinen festen Druck an und bei den abwärts gerichteten sanften Druck.

- Morgendlicher Übelkeit begegnet man am besten mit Kräutertees wie Ingwer, Pfefferminze und Kamille. Auch das Riechen an essenziellem Ingweröl aus der Flasche oder von einem Tuch kann helfen, aber meiden Sie essenzielles Pfefferminzöl.

Sanfte Aromatherapie für ältere Menschen

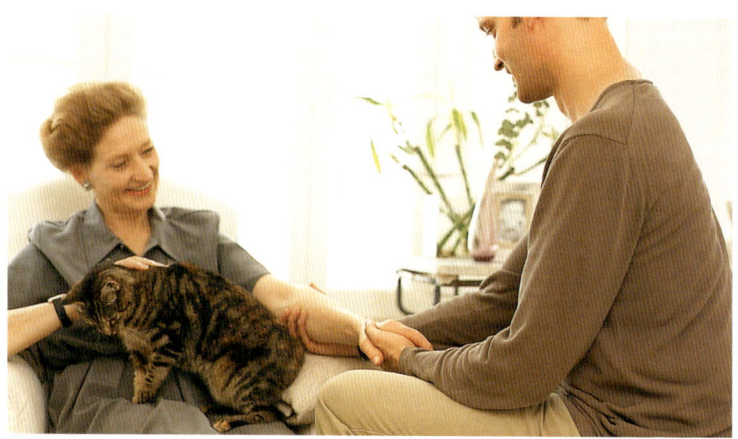

Sich um ältere Menschen zu kümmern, kann eine schöne Aufgabe
sein. Wenn Sie einen älteren Ange-
hörigen oder Freund haben, kön-

Die Verabreichung einer aromatherapeutischen Massage verringert bei älteren Menschen das Gefühl von Einsamkeit.

nen Sie ihm / ihr einige einfache aromatherapeutische Behandlungen anbieten.
Liebevolle Pflege und Berührungen sind für ältere Menschen besonders wichtig. Dieser Aspekt der Aromatherapie sollte für Sie besonders zählen. Obwohl
aromatherapeutische Behandlungen die Schmerzen und Leiden älterer Menschen lindern können und für sich genommen schon wertvoll und lohnend sind,
werden Alter und der Verfall des Körpers oft von Ängsten und Einsamkeit
begleitet. Das bedeutet, dass Gesellschaft, ein offenes Ohr und aufmerksame
Pflege überaus willkommen sind.

Sicherheitshinweise

• Wenn Sie mit älteren Menschen arbeiten, verwenden Sie vom essenziellen Öl nur halb so viel wie bei Erwachsenen. Im Alter verlangsamt sich der Stoffwechsel, und die Haut wird empfindlicher. Auch die Massagegriffe müssen sanfter und leichter sein.

• Manche älteren Menschen – besonders Männer – mögen keine blumigen Düfte und fühlen sich mit Eukalyptus und anderen vertrauten, medizinisch riechenden essenziellen Ölen sicherer. Für all jene aber, die für intensive, exotische und blumige Düfte empfänglich sind, beleben diese Erinnerungen neu und wecken die Sinne wieder auf.

• Ältere Menschen sollten nicht dazu aufgefordert werden, sich ganz zu entkleiden. Fuß-, Unterschenkel-, Hand- und Armmassage tun schmerzenden Gelenken gut und verbessern die Durchblutung. Nacken und Schultern können mit leichter Bekleidung massiert werden. Fußbäder mit anregenden essenziellen Ölen sind häufig willkommen, besonders im Winter.

• Ältere Menschen leiden oft unter Schlafstörungen und brauchen allgemein weniger Schlaf, dafür aber häufiger. Verwenden Sie gegen Schlafstörungen vor dem Zubettgehen beruhigende essenzielle Öle in einem Bad, in einer Duftlampe oder einem Raumspray, oder tröpfeln Sie einige Tropfen auf ein Tuch oder das Kopfkissen. Ältere Menschen mögen oft Lavendel, und auch Bergamotte und Ylang-Ylang, Sandelholz, Neroli, Zedernholz, Jasmin, Rosenabsolue und Rosenöl werden oft geschätzt.

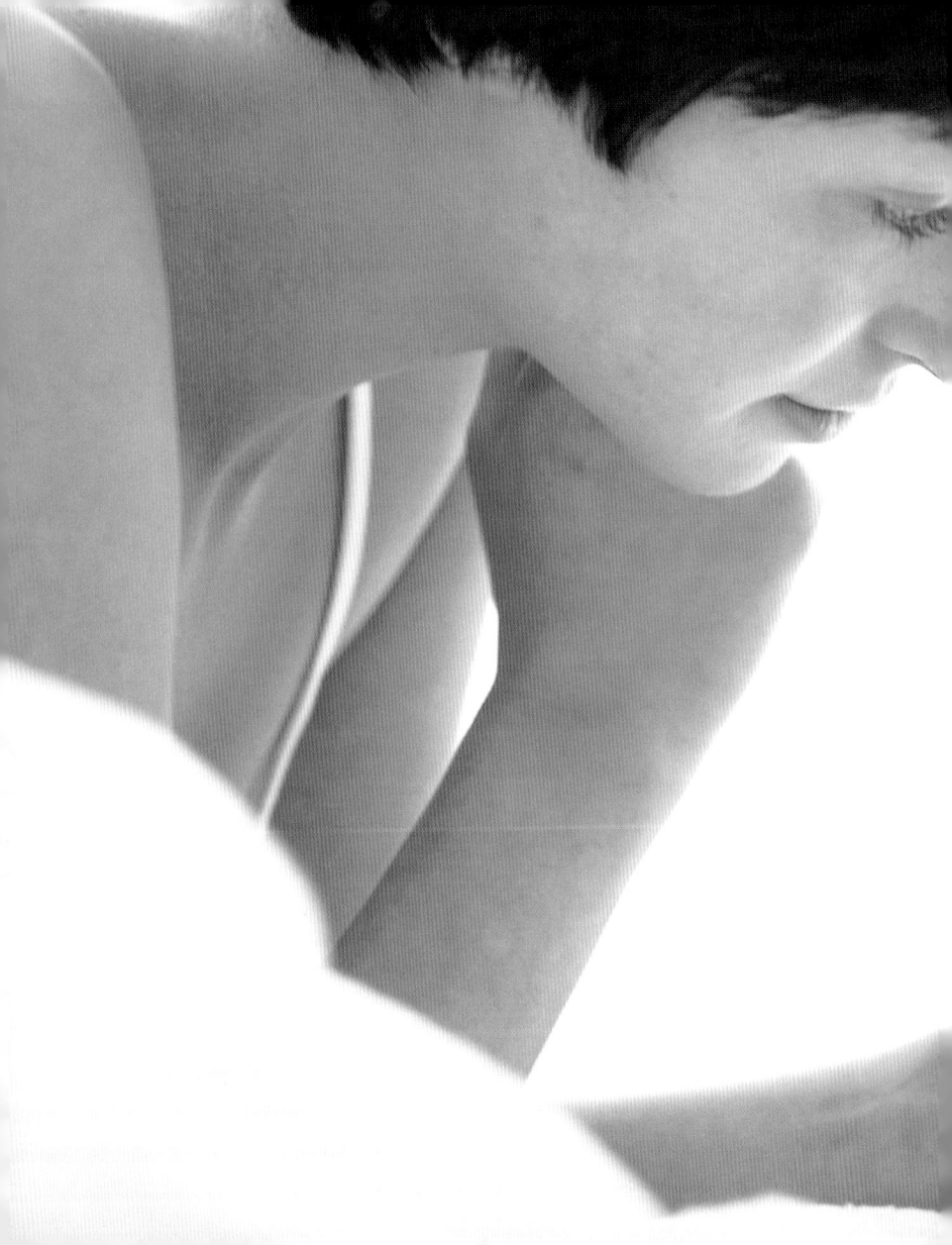

Aromatherapie für Geist und Seele

Aromatherapie und Meditation

Seit dem Altertum verwendete man Aromapflanzen für religiöse und spirituelle Zwecke. Sie galten wegen ihrer magischen Heileigenschaften und göttlichen Düfte als Heiligtümer, und ihr duftender Rauch wurde den Göttern geopfert. Diese Zeremonien und die Inhalation des Rauchs verbesserten auch spürbar Stimmung und Wohlbefinden der Priester.

Räucherwerk und andere aromatische Bestandteile werden in Tempeln Asiens, Teilen Afrikas und Südamerikas noch immer auf Altären geopfert. Alle Arten von Räucherwerk enthalten einen erheblichen Anteil aromatischen Pflanzenmaterials, wozu traditionell Sandel- und Zedernholz, Wacholder, Weihrauch, Myrrhe, Kiefer, Salbei und Zypresse gehören. Diese werden mit anderen aromatischen Substanzen und mit vor Ort angebauten psychotropen oder halluzinogenen Pflanzen kombiniert.

Der süße, aromatische Rauch dient noch heute zur Meditation, zur Innenschau, zur Kontemplation und Gebet und schafft die geeignete Atmosphäre. In einem modernen, weltlichen Zusammenhang erlaubt aber der Gebrauch einzelner essenzieller Öle (oder das Komponieren bestimmter Mischungen) die Erzeugung genau der Atmosphäre und Stimmung, die man als Begleitung und Stütze der Meditation anstrebt.

Der Gebrauch essenzieller Öle

Am wirksamsten ist der Gebrauch essenzieller Öle zur Meditation in einer Duftlampe – nicht unähnlich der antiken Opfermethode. Duftlampen verdunsten essenzielle Öle wirkungsvoll, aber nach und nach und ermöglichen es bei der Meditation, den Geist für einige Zeit zur Ruhe kommen zu lassen, bevor die in der Atmosphäre verteilten essenziellen Öle ihren Einfluss entfalten. Man kann jedoch auch ein Raumspray verwenden, in einem aromatischen Bad meditieren

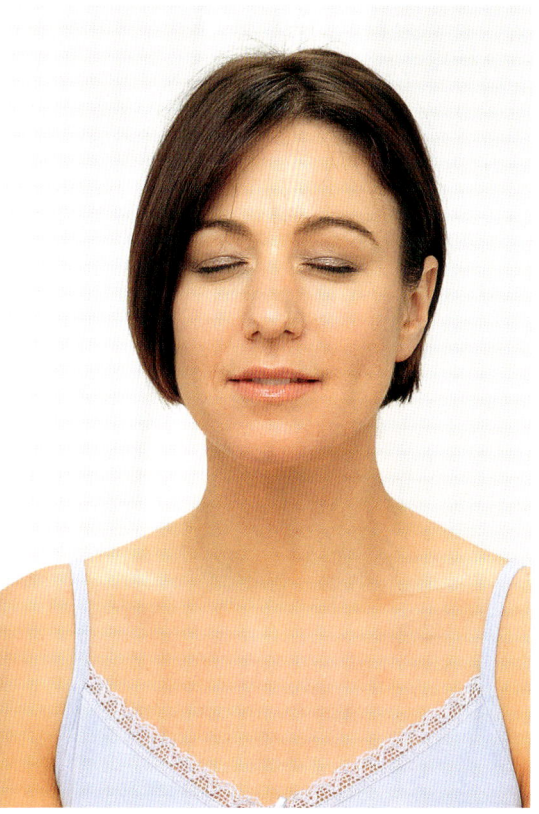

Meditation ist eine wunderbare Methode, Ruhe und Frieden zu finden: Das Verdunsten essenzieller Öle bereichert diese Erfahrung.

oder ein stimmungsvolles, aus geeigneten meditativen essenziellen Ölen komponiertes Parfüm auftragen. Man kann essenzielle Öle auch auf ein Tuch tröpfeln und in der Tasche mitführen.

Durch eine Meditation kann man sich ebenso erden, die Energien bündeln und sich ganz auf sich konzentrieren, bevor man eine aromatherapeutische Massage durchführt. Für etwa zehn Minuten zu meditieren ist eine wunderbare Vorbereitung darauf, sich selbst oder andere zu massieren. Das hilft, eine Verbindung zum inneren Selbst aufzubauen, vertieft die Konzentration und verlängert die Aufmerksamkeitsspanne. All das verbessert die Massagemethoden.

Essenzielle Öle für die Meditation

Eine Duftlampe, ein Raumspray oder ein meditativ stimmendes Parfüm stehen zur Auswahl für die Meditation mit essenziellen Ölen. Es empfiehlt sich, eine Duftlampe oder einen elektrischen Zerstäuber zu benutzen, weil die Wirkung der essenziellen Öle dabei besser ist als bei stimmungsvollen Parfüms und Raumsprays. Bei Meditationen im Freien oder bei Wandelmeditationen (siehe S. 230–231) empfehlen sich jedoch meditative Parfüms. Für eine sehr subtile Wirkung ist ein Raumspray die richtige Wahl.

Verwendung von Raum-sprays und Parfüms

Man wählt für ein Raumspray essenzielle Öle wie im Folgenden beschrieben, gibt sie in das Wasser einer Sprühflasche und schüttelt sie gut. Man sprüht den Bereich, in dem man meditiert, direkt vor Beginn ein.

Wenn man jedoch ein meditativ stimmendes Parfüm verwenden möchte, wählt man essenzielle Öle wie weiter oben beschrieben. Man mischt sie mit Trägeröl und trägt sie hinter dem Ohr, am Halsansatz und an den Innenseiten der Handgelenke auf.

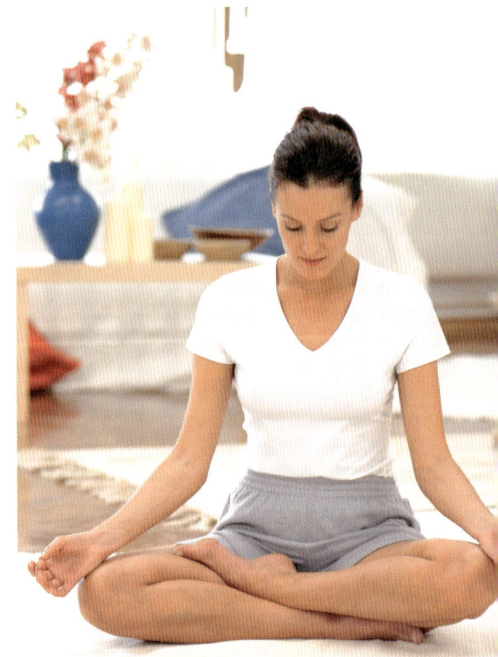

Gebrauch einer Duftlampe

DAS BRAUCHEN SIE

Eine Mischung essenzieller Öle nach Wahl • Wattebäusche • Eine Duftlampe oder einen elektrischen Zerstäuber • Streichhölzer oder Feuerzeug

---

SO GEHEN SIE VOR

1 Wählen Sie zunächst die essenziellen Öle. Fragen Sie sich, wie Sie sich fühlen und was Sie sich von der Meditation versprechen. Sie fühlen sich z. B. müde und möchten nach der Meditation erfrischt sein und nicht einschlafen. In diesem Fall wählen Sie ein anregendes essenzielles Öl wie Rosmarin, Kardamom oder Basilikum und mischen es mit etwas Aufheiterndem wie Bergamotte, Orange oder Rosenholz sowie mit einem ausgleichenden essenziellen Öl wie Geranie.

2 Wählen Sie drei oder vier essenzielle Öle gemäß Ihren Gefühlen aus. Machen Sie mit den Wattebäuschen die Geruchsprobe, um sicherzugehen, dass die Mischung angenehm ist.

3 Füllen Sie die Schale der Duftlampe zu drei Vierteln mit Wasser und tröpfeln Sie die essenziellen Öle hinein. (Das ermöglicht es Ihnen, mit der Meditation zu beginnen, während sich das Wasser langsam erhitzt, sodass die essenziellen Öle nach und nach verdunsten. Wenn Sie eine schnellere Wirkung wünschen, beginnen Sie mit heißem Wasser.)

4 Entzünden Sie vor Beginn der Meditation eine Kerze.

Für die Dauer der Meditation sollten Sie mit geradem Rücken bequem sitzen können.

Methoden der Meditation

Viele spirituelle Richtungen bedienen sich der Meditation, und jede dieser Richtungen verfährt anders. Zum Beispiel gibt es im Christentum die Tradition der stillen Kontemplation und auch das stumme, mentale Wiederholen eines Mantras: das aramäische Wort *maranatha*, was bedeutet: „Komm, Herr; komm, Herr Jesus".

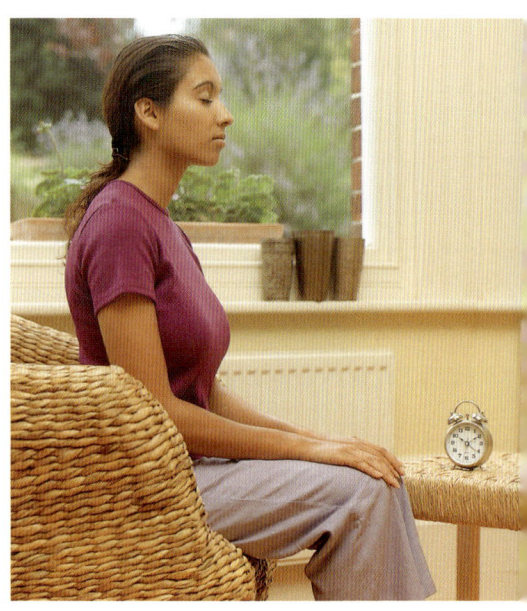

Vielleicht finden Sie es bequemer, in einem Sessel zu sitzen. Dennoch müssen Sie den Rücken gerade halten.

Stille Meditation

Diese Form der Meditation ist von einer buddhistischen Meditation mit der Bezeichnung „Friedliches Verweilen" oder „Stille Meditation" abgeleitet. Sie eignet sich für Anfänger wie für erfahrenere Meditierende.

DAS BRAUCHEN SIE
Ein Kissen oder einen Stuhl mit fester Lehne • Einen Wecker

SO GEHEN SIE VOR

1 Suchen Sie einen ruhigen Raum und setzen Sie sich auf ein Kissen oder einen Stuhl mit fester Lehne. Kreuzen Sie entweder die Beine und setzen Sie sich auf das Kissen auf den Boden, oder setzen Sie sich aufrecht auf den Stuhl. Sie müssen den Rücken gerade halten und für die Dauer der Meditation bequem sitzen können.

2 Stellen Sie den Wecker auf 15 Minuten und vergessen Sie dann die Zeit. Nehmen Sie eine entspannte Haltung mit geradem Rücken ein. Schließen Sie die Augen zur Hälfte oder ganz und legen Sie die Hände in den Schoß.

3 Richten Sie Ihre Aufmerksamkeit auf die Atmung, indem Sie die Empfindung an den Rändern Ihrer Nasenlöcher beim Ein- und Ausatmen erspüren. Beobachten Sie die Atmung, ohne sie zu beeinflussen. Versuchen Sie nicht, die Art der Atmung zu ändern, folgen Sie einfach Ihrem Atem.

4 Diese einfache Konzentration auf die Atmung vermittelt Ihnen, was es bedeutet, zu leben. Die Bewusstwerdung des natürlichen Atemrhythmus' wirkt beruhigend. Weil das Atmen keine bewusste Anstrengung erfordert, atmet Ihr Körper ohne viel von der Zeit wahrzunehmen.

5 Wenn Ihre Gedanken zu den alltäglichen Dingen und Gefühlen wandern, richten Sie Ihre Aufmerksamkeit sanft und ohne Zwang oder Wertung wieder auf die Atmung. Es liegt in der Natur der Gedanken, dass sie auftauchen, und Sie sind es gewöhnt, dass Ihr Geist frei denken darf.

6 Wenn der Wecker klingelt, öffnen Sie langsam die Augen und ändern Ihre Haltung. Nehmen Sie sich einige Minuten zum Nachdenken über die Meditation, bevor Sie aufstehen.

Mentale oder bewusste Meditation

Diese Meditation ähnelt der stillen Grundmeditation. Nachdem sich der Geist durch die stille Meditation beruhigt hat, können Sie den Meditationsvorgang vertiefen, indem Sie bewusst „die Gedanken ziehen lassen" (Zen-Meister Lasalle). Werden Sie sich auch der unmittelbaren Umgebung bewusst.

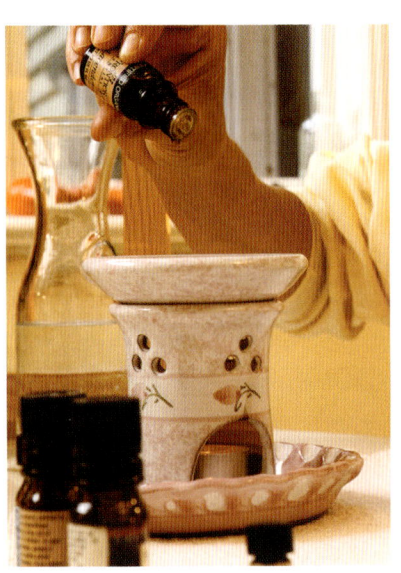

Das Vorbereiten der Duftlampe mit essenziellen Ölen vor der Meditation ist ein bewusstes Ritual, das Sie mental auf das Meditieren vorbereitet.

Durchführung der Meditation

DAS BRAUCHEN SIE
Ein Kissen oder einen Stuhl mit fester Lehne • Einen Wecker

SO GEHEN SIE VOR

1 Beginnen Sie wie bei der stillen Meditation (siehe S. 224–225), bequem und mit geradem Rücken in entspannter Haltung in einem ruhigen Zimmer sitzend. Stellen Sie den Wecker auf 20 Minuten, schließen

Sie die Augen halb oder ganz und legen Sie die Hände in den Schoß.

2 Richten Sie Ihre Aufmerksamkeit nun auf die Atmung, indem Sie die Empfindung an den Rändern Ihrer Nasenlöcher beim Ein- und Ausatmen erspüren. Beobachten Sie die Atmung, ohne sie zu beeinflussen. Versuchen Sie nicht, die Art der Atmung zu ändern, folgen Sie einfach Ihrem Atem einige Minuten lang.

3 Dehnen Sie Ihre Aufmerksamkeit nun langsam auf Ihren gesamten Körper aus, und werden Sie sich aller Verspannungen oder Schmerzen bewusst. Seien Sie wirklich in Ihrem Körper und nehmen Sie wahr, wie er sich anfühlt. Werden Sie sich Ihrer unmittelbaren Umgebung bewusst, der Empfindung von Luft auf Ihrer Haut, sowie der kleinen Geräusche, die kommen und gehen.

4 Bei dieser Meditation geht es darum, so vollständig und authentisch wie möglich in eben diesem Moment zu sein. Das bedeutet, sich aller körperlichen, emotionalen und mentalen Vorgänge bewusst zu sein, während sie sich ereignen, sich aber nicht hineinziehen zu lassen. Wenn ein Geräusch ertönt, nehmen Sie es einfach wahr – denken Sie gar nicht darüber nach. Beobachten Sie einfach Geräusche, Gefühle und Empfindungen, wenn sie auftauchen, und lassen Sie sie vorbeiziehen.

5 Wenn Ihr Geist zu den alltäglichen Gedanken und Empfindungen wandert, oder Sie durch ein Geräusch abgelenkt werden, richten Sie Ihre Aufmerksamkeit sanft wieder für einige Minuten auf die Atmung. Nehmen Sie dann wieder die bewusste Meditation auf wie oben beschrieben.

6 Wenn der Wecker klingelt, öffnen Sie langsam die Augen und ändern Ihre Haltung. Nehmen Sie sich einige Minuten zum Nachdenken über die Meditation, bevor Sie aufstehen.

Nach innen gerichtete Meditation

Durch die stille Meditation und anschließende Vertiefung durch bewusste Meditation erreichen Sie schließlich Ruhe und Klarheit. Obwohl diese Gelassenheit inneren Frieden bringt, lässt sich die Meditation noch weiter fortführen, indem Sie nach innen gerichtete Meditation betreiben und beobachten, was sich in Ihrem Geist tut.

Nach innen gerichtete Meditation beinhaltet das genaue Betrachten der Gedanken und Gefühle, deren Analyse und das Erkennen von Gewohnheitsmustern und Neigungen. Meist identifizieren wir uns mit unseren Gedanken, ohne sie zu hinterfragen. Das Üben von nach innen gerichteter Meditation hilft Ihnen dabei, loszulassen sowie Gedanken und Gefühle nicht als das Geistige selbst, sondern mehr als vorübergehende Inhalte des Geistes zu sehen.

Nach innen gerichtete Meditation ist die natürliche Weiterentwicklung der stillen Meditation.

Durchführung der Meditation

DAS BRAUCHEN SIE
Ein Kissen oder einen Stuhl mit fester Lehne • Einen Wecker

SO GEHEN SIE VOR

1 Setzen Sie sich bequem in Ihrer normalen Meditationshaltung hin und stellen Sie den Wecker auf 20 Minuten. Beobachten Sie dann die Atmung in stiller Meditation (siehe S. 224–225) einige Minuten lang.

2 Wenn Sie sich bereit fühlen, machen Sie sich Ihre Gedanken, Gefühle und Empfindungen bewusst – wie sie auftauchen und wieder vergehen. Beachten Sie, wie flüchtig und gegenstandslos sie sind und wie ihr nicht hinterfragtes Verfolgen weder innere Freiheit noch Freude bringen.

3 Richten Sie nun Ihre Aufmerksamkeit auf alles, was in Ihr Bewusstsein dringt. Konzentrieren Sie sich stark auf den Gedanken oder das Gefühl, und zwar tiefer als bei normaler, oberflächlicher Betrachtung. Versuchen Sie den Gedanken zu analysieren, erforschen Sie ihn gründlich und gewinnen Sie so mehr Einsicht.

4 Wenn Sie abgelenkt werden und zufälligen Gedanken folgen, halten Sie inne. Beobachten Sie für einige Minuten die Atmung, um den Geist zu beruhigen und die Konzentration zu vertiefen. Beginnen Sie dann erneut mit der Meditation.

5 Wenn Sie nach innen gerichtete Meditation ausüben, können alte, verdrängte Gefühle an die Oberfläche kommen, die schmerzhaft sind. Wenn das geschieht, erinnern Sie sich daran, dass alte Erinnerungen so gegenstandslos sind wie die Gedanken. Halten Sie nicht an ihnen fest – lassen Sie sie los, folgen Sie Ihrem Atem, bis Sie sich ruhiger fühlen, und kehren Sie dann zur Meditation zurück.

6 Wenn der Wecker klingelt, verbringen Sie noch einige Minuten damit, die Atmung in stiller Meditation zu beobachten.

Wandelmeditation

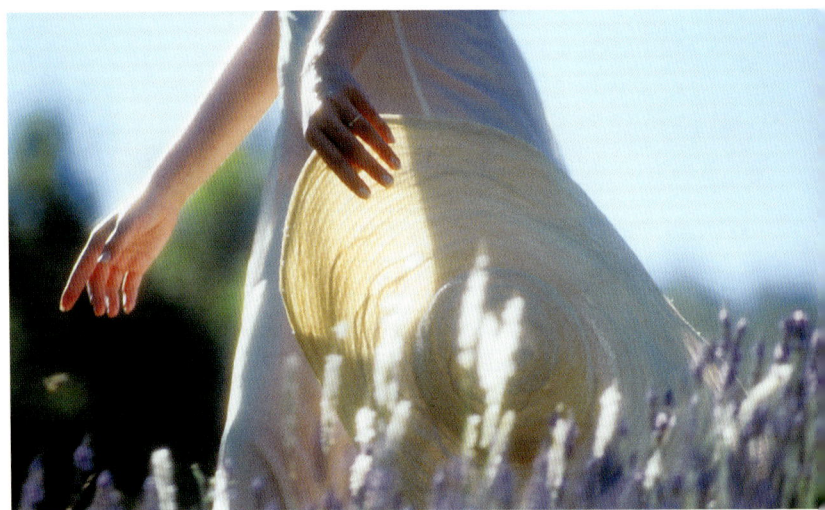

Wandelmeditation wird oft abwechselnd mit Sitzmeditation ausgeübt und kann eher als alternative Haltung und nicht als andere Handlung angesehen werden. Wenn Sie ei-

Durch die Wandelmeditation in einer schönen Umgebung können Sie sich mit allem Lebendigen verbunden fühlen.

nen kranken Rücken oder schmerzende Gelenke haben, ermöglicht Ihnen die Wandelmeditation so viel zu meditieren, wie Sie wollen. Der Gebrauch essenzieller Öle bei der Wandelmeditation ist einfach: entweder einige Tropfen auf einem Tuch oder man trägt ein meditativ stimmendes Parfüm.

Bei der Wandelmeditation geht es nicht darum, irgendwohin zu gehen; es geht schlicht und einfach ums Gehen. In der Regel wird sie durch Ablaufen einer kurzen, geraden Strecke ausgeübt, mit einer Pause am Ende, wo Sie umkehren und auf demselben Weg zurückgehen.

Durchführung der Meditation

DAS BRAUCHEN SIE

Ein Weg von 5–10 m, entweder in der freien Natur oder in einem großen Zimmer (wenn Platz jedoch ein Problem ist, gehen Sie im Kreis und nehmen den Anfangspunkt als Ort, an dem Sie umkehren) • Essenzielle Öle nach Wahl auf einem Tuch oder als Parfüm

SO GEHEN SIE VOR

1 Stellen Sie sich an den Anfang der Strecke und beobachten Sie einige Minuten lang die Atmung. Heben Sie dann langsam und bewusst einen Fuß und bewegen ihn vorwärts, wobei Sie alle daran beteiligten Muskeln spüren. Setzen Sie den Fuß auf und fühlen Sie, wie jeweils Ferse und Zehen einzeln den Boden berühren.

2 Wiederholen Sie dieses langsame Vorwärtsschreiten, bis Sie das Ende der Strecke erreicht haben. Halten Sie inne, wenden sich um, halten nochmals inne und gehen zurück. Lassen Sie die Arme locker am Körper herabhängen. Die Augen sollten einige Schritte voraus auf den Boden gerichtet sein.

3 Werden Sie sich während des Gehens aller Empfindungen in Ihrem Körper bewusst: Fühlen Sie, wie sich die Muskeln bewegen, wie sich der Boden unter Ihren Füßen anfühlt, das Gefühl von Wind in Ihrem Gesicht. Seien Sie für diese ganze Erfahrung vollkommen offen.

4 Wenn Sie durch Gedanken abgelenkt werden oder durch Betrachten eines Gegenstands in der Nähe, halten Sie inne. Beobachten Sie die Atmung und üben Sie bewusste Meditation aus (siehe S. 226–227), bevor Sie weitergehen.

5 Nach etwa 20 Minuten halten Sie am Ende der Strecke an und beobachten einige Minuten lang die Atmung, bevor Sie in den Alltag zurückkehren.

Reinigende Meditation

Wenn Sie etwas getan haben, von dem Sie wissen, dass es falsch war – sogar, wenn es länger zurückliegt – können irgendwo in Ihrem Unterbewusstsein Schuldgefühle lauern, die von Zeit zu Zeit Unbehagen verursachen. Gesteht man sich ein, etwas falsch gemacht zu haben, ist eine häufige Folge eine geringe Selbstachtung. Wenn Sie also über eine schlechte Tat deprimiert sind, rufen Sie sich ins Gedächtnis, was Sie an Positivem getan haben und führen Sie eine reinigende Meditation aus.

Im Wesentlichen geht es bei der reinigenden Meditation darum, Ihre Fehler loszulassen, indem Sie sie als vorübergehendes Knistern in Ihrem Bewusstseinsfluss ansehen, nicht als Teil Ihres Wesens. Sie reinigen sich dabei nicht nur von Ihren schlechten Taten, sondern klären auch die hinter der Tat stehende Geisteshaltung. Mit anderen Worten: Sie reinigen Ihr negatives Denken.

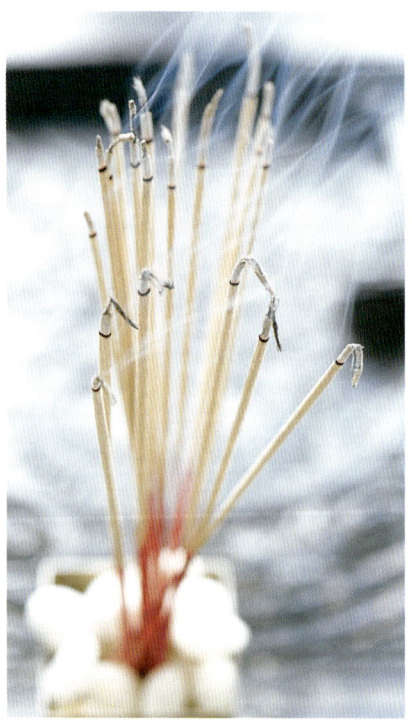

Der alte Brauch, viele Räucherstäbchen zur Reinigung zu verbrennen, ist auch heute noch nützlich.

Durchführung der Meditation

DAS BRAUCHEN SIE

Eine Mischung essenzieller Öle: Wacholderbeere, Zitrone, Veilchenblätter, Grapefruit, Myrrhe, Zypresse, Mimose, Ysop, Basilikum und Weihrauch • Eine Duftlampe oder einen elektrischen Zerstäuber • Streichhölzer oder ein Feuerzeug •Ein Kissen oder einen Stuhl mit fester Lehne

SO GEHEN SIE VOR

1 Tröpfeln Sie die von Ihnen gewählte Mischung essenzieller Öle auf das Wasser der Duftlampe (siehe S. 222–223), zünden Sie die Kerze an.

2 Setzen Sie sich bequem in Ihrer üblichen Meditationshaltung, beobachten Sie die Atmung einige Minuten lang (siehe S. 224–225) und werden Sie sich der verdampfenden essenziellen Öle bewusst.

3 Machen Sie sich Ihre Fehler bewusst, von denen Sie sich reinigen möchten.

4 Entwickeln Sie aufrichtige Reue und Bedauern für Ihr schlechtes Tun und beschließen Sie, dies nicht zu wiederholen. Dann bitten Sie Gott oder eine andere für Sie gültige höhere Macht, Ihnen bei der Einhaltung Ihrer Vorsätze zu helfen.

5 Kehren Sie zur Beobachtung der Atmung zurück. Beim nächsten Ausatmen stellen Sie sich vor, wie jede negative Energie dieser schlechten Tat als schwarzer Rauch beim Ausatmen aus Ihrem Körper entweicht. Stellen Sie sich dann eine spirituelle Kraft vor, die als reines, weißes Licht beim Einatmen in Ihren Körper eintritt.

6 Wiederholen Sie dies einige Atemzüge lang und genießen Sie die verdampfenden essenziellen Öle.

7 Schließen Sie damit ab, dass Sie einige Minuten lang Ihrem Atem folgen. Lassen Sie sich beim Aufstehen und der Rückkehr in den Alltag Zeit.

Wut überwinden

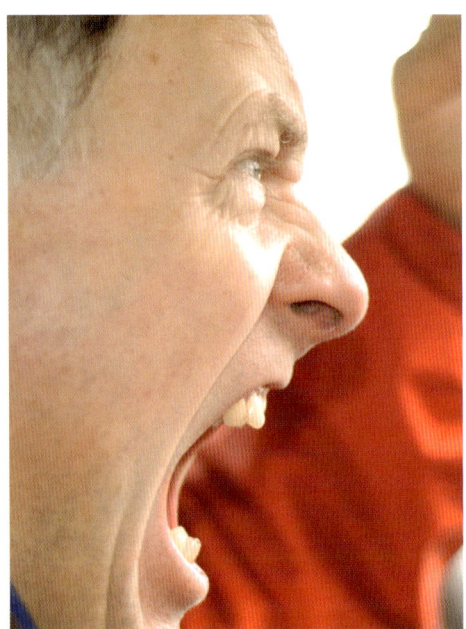

Wut ist eine beängstigende, plötzliche und gewalttätige Empfindung, aber die Meditation mit essenziellen Ölen beruhigt und hilft Ihnen, die Wut zu überwinden.

Wut wird nicht dadurch überwunden, dass man sie herauslässt. Sie kann nur durch Toleranz, Mitleid und Geduld verwandelt werden. Meditation mit geeigneten essenziellen Ölen ist ein guter Weg, sich zu beruhigen und Wut zu begegnen. Wut ist eine komplexe Empfindung und kann verschiedene, unterschwellig verbundene Ursachen haben.

Wenn Sie z. B. dazu neigen, wütend zu werden, wenn Sie jemand darum bittet, etwas für Sie Schwieriges zu tun, dann wird die Wut oft durch Unsicherheit und mangelndes Selbstvertrauen angefacht. In diesem Fall wählen Sie ein essenzielles Öl wie Jasmin, um Selbstvertrauen aufzubauen. Zusätzlich wählen Sie ein essenzielles Öl, das gegen Wut wirkt. Wenn Sie das nächste Mal in Wut geraten, nehmen Sie sich Zeit zum Meditieren.

Durchführung der Meditation

DAS BRAUCHEN SIE

Eine Mischung essenzieller Öle: Römische Kamille, Echte Kamille, Melisse, Rosenabsolue, Lavendel, Majoran, Sandelholz und Weihrauch • Eine Duftlampe oder einen elektrischen Zerstäuber • Streichhölzer oder ein Feuerzeug • Ein Kissen oder einen Stuhl mit fester Lehne

SO GEHEN SIE VOR

1 Tröpfeln Sie die von Ihnen gewählte Mischung essenzieller Öle auf das Wasser der Duftlampe (siehe S. 222–223), zünden Sie die Kerze an.

2 Setzen Sie sich bequem in Ihrer üblichen Meditationshaltung, beobachten Sie die Atmung einige Minuten in stiller Meditation (siehe S. 224–225), werden Sie sich der verdampfenden essenziellen Öle bewusst.

3 Wenn die Wut die Atmung schneller und flacher werden lässt, nehmen Sie einige langsame, tiefe Atemzüge und erleben dabei den Duft der essenziellen Öle.

4 Lassen Sie die Wutgefühle zu, ohne dass Sie sie unterdrücken oder beurteilen, aber lassen Sie sich nicht von ihnen gefangen nehmen. Gestehen Sie ein, dass Sie wütend sind, und lassen Sie dieses Gefühl vorbeiziehen.

5 Fühlen Sie, wie die verdampfenden Öle die Wut besänftigen, das Herz erweichen und die Atmung vertiefen.

6 Seien Sie nicht zu streng zu sich: Wut steigt auf, wenn es Grund zur Wut gibt. Blasen Sie in Ihre Wut hinein und lassen Sie sich mithilfe der verdampften essenziellen Öle beruhigen.

7 Schließen Sie damit ab, dass Sie einige Minuten lang die Atmung beobachten. Lassen Sie sich beim Aufstehen und der Rückkehr in den Alltag Zeit.

Geduld entwickeln

Geduld ist eine Haltung innerer Ruhe, auch wenn die Dinge nicht nach eigenen Vorstellungen laufen. Geduldig zu sein bedeutet Ruhe zu bewahren, ungeachtet schwieriger Umstände, und nicht gereizt zu reagieren. Wenn Sie das Auftreten von Unruhe zulassen, machen Sie die Sache nur schlimmer. Geduld erlaubt es Ihnen, die Situation in Ruhe einzuschätzen und vernünftige Schritte zur Verbesserung einzuleiten.

Die folgende Meditation ermuntert Sie dazu, sich mit all jenen Umständen auseinanderzusetzen, die Sie ungeduldig werden lassen. Sie hilft Ihnen dabei, die Dinge zu akzeptieren, die Sie selbst nicht ändern können, und geschickt zu handeln, wenn Sie es können.

Wenn Sie häufig auf die Uhr sehen, ist das ein Zeichen von Ungeduld. Durch Meditation kann man jedoch Geduld entwickeln.

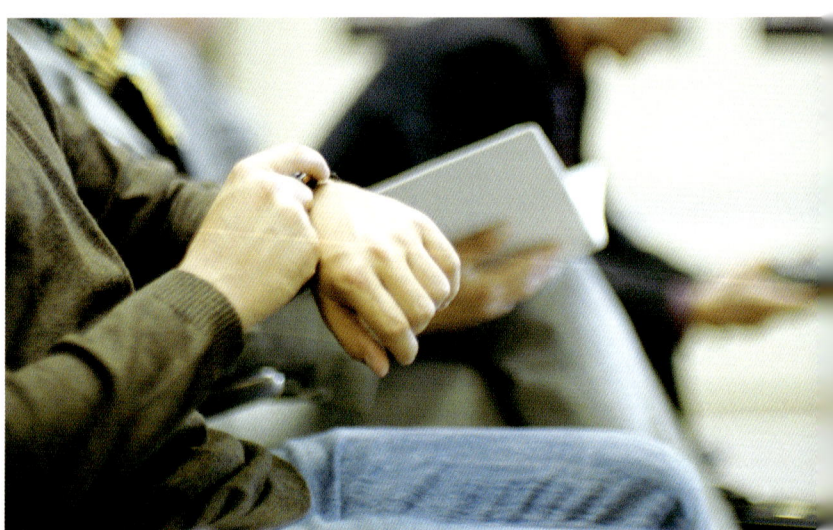

Durchführung der Meditation

DAS BRAUCHEN SIE

Eine Mischung essenzieller Öle: Zypresse, Lavendel, Römische Kamille, Majoran, Petit Grain, Engelwurz, Neroli und Weihrauch • Eine Duftlampe • Streichhölzer oder ein Feuerzeug • Ein Kissen oder einen Stuhl mit fester Lehne

SO GEHEN SIE VOR

1 Tröpfeln Sie die von Ihnen gewählte Mischung essenzieller Öle auf das Wasser der Duftlampe (siehe S. 222–223), zünden Sie die Kerze an.

2 Setzen Sie sich bequem in Ihrer üblichen Meditationshaltung, beobachten Sie die Atmung einige Minuten in stiller Meditation (siehe S. 224–225) und werden Sie sich der verdampfenden essenziellen Öle bewusst.

3 Denken Sie über die Umstände nach, die Sie ungeduldig machen. Können Sie die Dinge zum Guten beeinflussen? Wenn ja, beschließen Sie ruhig und geschickt zu handeln, nachdem Sie die Meditation beendet haben.

4 Wenn Sie merken, dass Sie nichts zur Verbesserung der Situation beitragen können, müssen Sie die Gefühle von Ungeduld umwandeln. Werden Sie sich bewusst, wie sich Ihr ganzer Körper anfühlt. Lassen Sie Stress und Anspannung los. Atmen Sie tief und inhalieren Sie die essenziellen Öle.

5 Denken Sie daran, wie Sie sich durch die Ungeduld schlechter fühlen. Die frustrierenden Umstände sind schlimm genug, aber Ungeduld hilft nicht weiter. Beschließen Sie, die Situation standhaft zu akzeptieren, und spüren Sie, wie die essenziellen Öle ruhige innere Kraft geben.

6 Schließen Sie die Meditation damit ab, dass Sie einige Minuten die Atmung beobachten.

Vorsätze umsetzen

Wann immer Sie sich dazu entschließen, etwas anzupacken, brauchen Sie einen Vorsatz, um ihn zu befolgen. Es ist so leicht, Vorsätze zu fassen und dann nach einigen Tagen doch in alte Gewohnheiten zurückzufallen. Vorsätze setzen Mut, Entschlossenheit und Hingabe voraus. Meditation mit essenziellen Ölen kann beim Entwickeln dieser Eigenschaften helfen.

Diese Meditation wird am besten regelmäßig durchgeführt – im Idealfall täglich und so lange, bis Sie sehen, dass Sie Ihre Vorhaben zum Abschluss bringen können. Es geht darum, Stärke und Hingabe zu entwickeln und den Entschluss bei jeder Meditation zu erneuern. Dadurch wird es viel schwerer, den Vorsatz fallen zu lassen, wenn Sie sich müde oder faul fühlen.

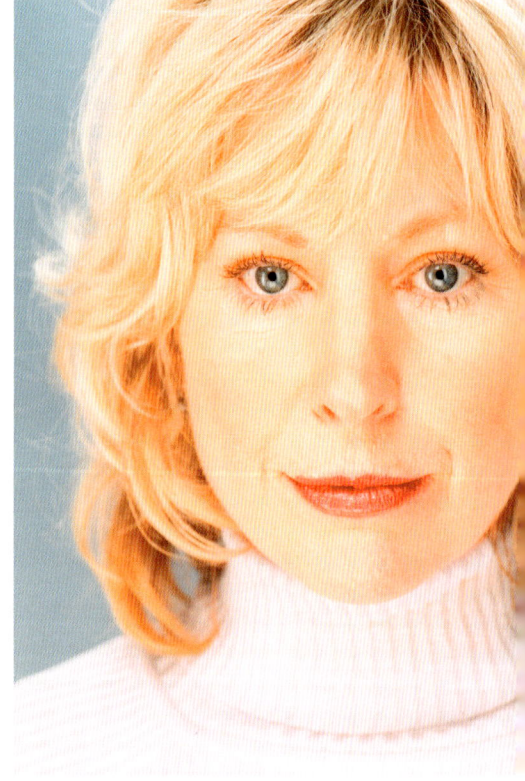

Meditation mit essenziellen Ölen hilft Ihnen dabei, Vorsätze, Mut und Hingabe zu entwickeln und zu stärken.

Durchführung der Meditation

DAS BRAUCHEN SIE

Eine Mischung essenzieller Öle: Zypresse, Zedernholz, Jasmin, Engelwurz, Patschuli, Koriander, Limone, Mimose, Thymian, Basilikum, Lorbeer und Kiefer (wechseln Sie die Mischung nach einer Woche, um neue Vorsätze zu fassen) • Eine Duftlampe • Streichhölzer oder ein Feuerzeug • Ein Kissen oder einen Stuhl mit fester Lehne

SO GEHEN SIE VOR

1 Tröpfeln Sie die von Ihnen gewählte Mischung essenzieller Öle auf das Wasser der Duftlampe (siehe S. 222–223), zünden Sie die Kerze an.

2 Setzen Sie sich bequem in Ihrer üblichen Meditationshaltung, beobachten Sie die Atmung einige Minuten in stiller Meditation (siehe S. 224–225) und werden Sie sich der verdampfenden essenziellen Öle bewusst.

3 Denken Sie an den Vorsatz. Werden Sie sich klar über die Gründe, die zum Vorsatz geführt haben und verpflichten Sie sich, ihn vollständig auszuführen. Richten Sie Ihre Aufmerksamkeit auf den Vorsatz.

4 Wenn Sie sich auf den Vorsatz konzentrieren, steigt die Wahrscheinlichkeit, dass Sie Ihren Entschluss tatsächlich ausführen. Sie werden mit möglichen Schwierigkeiten konfrontiert und werden sehen, was es bedeutet, einen Vorsatz wirklich einzuhalten.

5 Atmen Sie tief und werden Sie sich der kräftigenden Wirkung der essenziellen Öle bewusst. Stellen Sie sich allen Gründen, die gegen eine Ausführung des Vorsatzes sprechen und räumen Sie sie mit Entschlossenheit aus dem Weg.

6 Schließen Sie damit ab, dass Sie einige Minuten die Atmung beobachten. Lassen Sie sich beim Aufstehen und der Rückkehr in den Alltag Zeit.

Trauerfall

Der Tod ist Bestandteil des Lebens; er vollendet den Kreislauf, der mit der Empfängnis beginnt. Ohne den Tod gäbe es kein Leben, und wir wissen, dass der Tod unvermeidlich ist. Wir verschieben ihn jedoch meist als unangenehmes Ereignis in die Zukunft und werden nur vom Tod berührt, wenn er jemandem zustößt, den wir kennen.

Es gibt besondere Meditationen über den Tod, die regelmäßig durchgeführt dabei helfen, den eigenen Tod zu akzeptieren. Auf diese Weise können Sie das Beste aus Ihrem Leben machen, solange Sie es noch haben. Aromastoffe wurden in vielen Kulturen traditionell bei Trauerritualen verwendet. Diese Trauermeditation setzt essenzielle Öle dazu ein, den Schmerz eines kürzlich

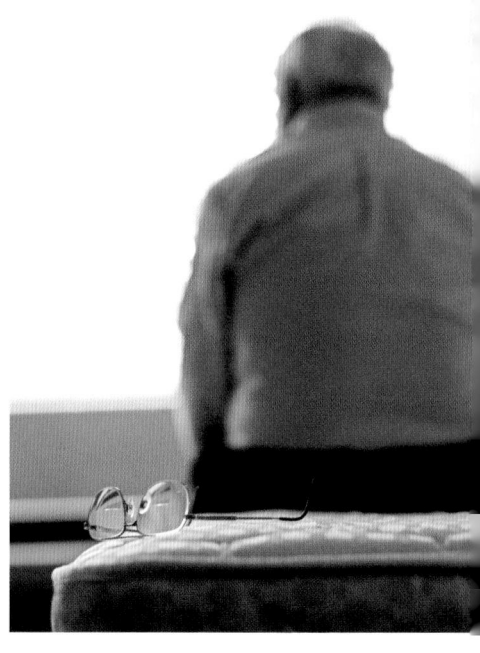

Einen geliebten Menschen zu verlieren, ist schwer, und es erfordert Zeit, um mit dem Verlust zurechtzukommen. Meditation kann eine große Hilfe sein.

erlittenen Verlusts zu lindern, und unterstützt das Loslassen und Weitermachen. Führen Sie sie so oft durch wie nötig, bis Sie das Gefühl eines Abschlusses erreicht haben.

Durchführung der Meditation

DAS BRAUCHEN SIE

Eine Mischung essenzieller Öle: Rosenabsolue, Rosenöl, Benzoe, Melisse, Weihrauch, Ysop, Majoran, Engelwurz, Zypresse, Rosenholz, Myrrhe und Bergamotte • Eine Duftlampe • Streichhölzer • Ein Kissen oder einen Stuhl mit fester Lehne

SO GEHEN SIE VOR

1 Tröpfeln Sie die von Ihnen gewählte Mischung essenzieller Öle auf das Wasser der Duftlampe (siehe S. 222–223), zünden Sie die Kerze an.

2 Setzen Sie sich bequem in Ihrer üblichen Meditationshaltung, beobachten Sie die Atmung einige Minuten in stiller Meditation (siehe S. 224–225) und werden Sie sich der verdampfenden essenziellen Öle bewusst.

3 Bringen Sie sich den Verstorbenen in Erinnerung. Stellen Sie sich selbst und den Menschen von einem goldenen Lichtkranz umfangen durch das Weltall kreisend vor. Erinnern Sie sich an die gemeinsam verbrachte Zeit mit liebevollen Gedanken, danken Sie für die mit ihm verbrachte Lebensspanne.

4 Würdigen Sie die Verbindung mit diesem Menschen und akzeptieren Sie, dass es nun Zeit ist, loszulassen. Stellen Sie sich vor, wie der Kreis sich zweiteilt und jeder in seinem eigenen Lichtkreis bleibt. Lassen Sie den Verstorbenen friedlich mit Ihrem Segen gehen und stellen Sie sich vor, wie sein goldener Kreis davonschwebt.

5 Atmen Sie tief ein und werden Sie sich der Wirkung der essenziellen Öle bewusst, die Sie in dieser traurigen Zeit kräftigen und beruhigen.

6 Schließen Sie damit ab, dass Sie einige Minuten Ihre Atmung beobachten. Lassen Sie sich beim Aufstehen und der Rückkehr in den Alltag Zeit.

Die Gedanken klären

Wenn das Leben sehr stressig wird, kann man sich leicht überwältigt fühlen von den vielen verschiedenen Ereignissen um einen herum. Verwirrung, Unentschlossenheit und Frustration kommen auf, und der Kopf scheint bis zum Bersten voll. Meditation allein hilft schon sehr dabei, sich einen inneren mentalen Raum zu schaffen, aber Meditation ist noch weit wirksamer mit einigen die Gedanken klärenden essenziellen Ölen.

Diese Meditation unterstützt beim Loslassen und Abschalten und verhilft zu mehr Gelassenheit und innerem Frieden. Eine Auswahl essenzieller Öle, die anregend und klärend sind, unterstützt Sie beim Sortieren Ihrer Gedanken, beim Setzen von Prioritäten und beim Loslassen von Belanglosem. Beziehen Sie auch ein beruhigendes essenzielles Öl wie Lavendel mit ein.

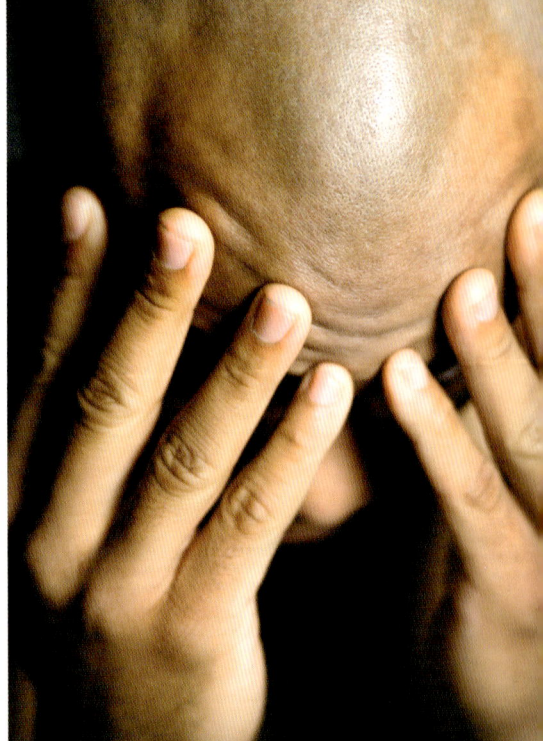

Die Meditation mit essenziellen Ölen zur Klärung der Gedanken hilft, sich zu beruhigen und der Hektik zu entkommen.

Durchführung der Meditation

DAS BRAUCHEN SIE

Eine Mischung essenzieller Öle: Rosmarin, Basilikum, Wacholder, Zitrone, Kiefer, Zypresse, Zedernholz, Bergamotte, Kardamom, Pfefferminze, Thymian, Weihrauch und Geranie • Eine Duftlampe • Streichhölzer • Ein Kissen oder einen Stuhl mit fester Lehne

SO GEHEN SIE VOR

1 Tröpfeln Sie die von Ihnen gewählte Mischung essenzieller Öle auf das Wasser der Duftlampe (siehe S. 222–223), zünden Sie die Kerze an.

2 Setzen Sie sich bequem in Ihrer üblichen Meditationshaltung, beobachten Sie die Atmung einige Minuten in stiller Meditation (siehe S. 224–225) und werden Sie sich der verdampfenden essenziellen Öle bewusst.

3 Wenn Sie dem Atem folgen, machen Sie sich die verschiedenen Gedanken bewusst, wie sie aufkommen und von anderen Gedanken abgelöst werden. Versuchen Sie, sich von keinem gefangen nehmen zu lassen; lassen Sie die Gedanken ziehen.

4 Wenn sich Ihr Inneres beruhigt hat, aber wach und bereit ist, schätzen Sie jeden aufkommenden Gedanken ein. Fragen Sie sich, ob er zu einem guten Ergebnis führt oder verwirrt. Lassen Sie alle Gedanken fahren, die Ihnen zu diesem Zeitpunkt nicht gut tun.

5 Atmen Sie tief ein und werden Sie sich der anregenden, klärenden Wirkung der essenziellen Öle bewusst. Wenn Sie sich ruhig, wach und klar fühlen, sind Sie bereit, die Meditation zu beenden.

6 Schließen Sie damit ab, dass Sie einige Minuten die Atmung beobachten. Lassen Sie sich beim Aufstehen und der Rückkehr in den Alltag Zeit.

Trennung

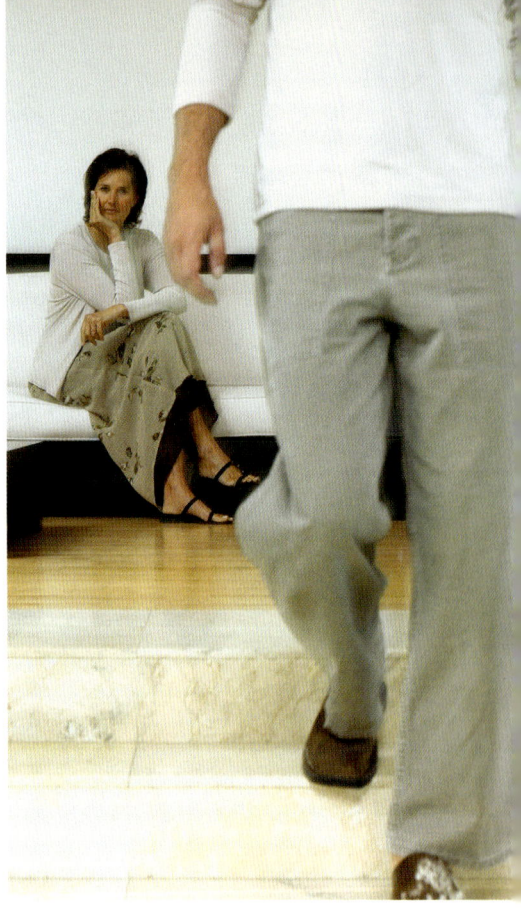

Unser ganzes Leben hindurch sind wir immer wieder von Abschieden und Trennungen betroffen. Das kann sehr frustrierend sein! Meditation kann dabei helfen zu akzeptieren, dass man manchmal nichts gegen Trennung oder Verlust tun kann. Sie können jedoch lernen, durch Meditation mit geeigneten essenziellen Ölen die Art, wie Sie die Trennung empfinden und wie Sie damit umgehen, zu ändern.

Trennung kann bedeuten, dass ein geliebter Freund fortzieht oder dass eine Beziehung zerbricht. Trennung kann auch den Verlust oder die Zerstörung einer liebgewordenen Sache bedeuten oder einfach das Gefühl von Verlust. Diese Meditation mit essenziellen

Es ist schwer, von jemand getrennt zu werden, den man gern hat. Diese Meditation hilft dabei, Trennungen leichter anzunehmen.

Ölen hilft, die Situation zu akzeptieren, ohne sich schlecht dabei zu fühlen, und sie ermöglicht es, weiterzumachen und offen für das zu sein, was das Leben anzubieten hat.

Durchführung der Meditation

DAS BRAUCHEN SIE

Eine Mischung essenzieller Öle für Trennungssituationen: Versuchen Sie es mit Rosenöl, Rosenabsolue, Geranie, Bergamotte, Benzoe, Weihrauch, Ysop, Majoran, Lavendel, Patschuli, Ylang-Ylang, Engelwurz, Sandelholz und Muskatellersalbei • Eine Duftlampe oder einen elektrischen Zerstäuber • Streichhölzer oder ein Feuerzeug • Ein Kissen oder einen Stuhl mit fester Lehne

SO GEHEN SIE VOR

1 Tröpfeln Sie die von Ihnen gewählte Mischung essenzieller Öle auf das Wasser der Duftlampe (siehe S. 222–223), zünden Sie die Kerze an.

2 Setzen Sie sich bequem in Ihrer üblichen Meditationshaltung, beobachten Sie die Atmung einige Minuten in stiller Meditation (siehe S. 224–225) und werden Sie sich der verdampfenden essenziellen Öle bewusst.

3 Denken Sie an die Sache oder den Menschen, von der oder dem Sie getrennt wurden. Lassen Sie die schmerzhaften Gefühle einfach zu, ohne sie zu werten oder sie in irgendeiner Weise verändern zu wollen. Seien Sie offen und akzeptieren Sie Ihre Gefühle.

4 Prüfen Sie in Gedanken, ob Sie die Situation in irgendeiner Weise verändern können und ob dieser Weg realisierbar ist. Sogar wenn Sie nichts tun können, um die Situation zu verändern, hilft diese Art von Nachdenken, um die Trennung zu akzeptieren.

5 Atmen Sie tief ein und werden Sie sich der beruhigenden, nährenden Wirkung der essenziellen Öle bewusst, die dabei helfen, mit der Trennung zurechtzukommen und sich dem Leben zuzuwenden.

6 Schließen Sie damit ab, dass Sie einige Minuten die Atmung beobachten. Lassen Sie sich beim Aufstehen und der Rückkehr in den Alltag Zeit.

Ängste abbauen

Ängste wirken geistig lähmend, wie bei einem von Autoscheinwerfern geblendeten Kaninchen, das sich nicht bewegen kann. Wir versuchen, Angst zu vermeiden, aber wenn wir von ihr umschlungen werden, müssen wir uns dem stellen. Diese Meditation hilft dabei, sich den Ängsten zu stellen, und gibt Mut zu handeln, statt ängstlich zu sein.

Wenn Sie das nächste Mal ängstlich sind, nehmen Sie sich die Zeit zu meditieren und lassen Sie sich nicht von der Angst lähmen. In der Meditation werden Sie sich Ihres Körpers und seiner Empfindungen bewusst. Das Meditieren bei Angstgefühlen vermindert starke körperliche Symptome wie kurzes, schnelles Atmen. Wählen Sie geeignete essenzielle Öle, um Kraft und Mut zu gewinnen und Schwächegefühle zu vermindern.

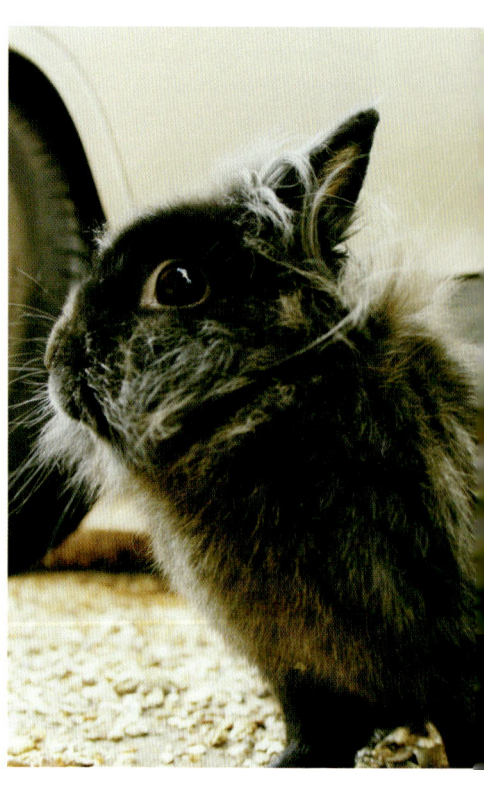

Wie dieses Kaninchen von seiner Angst vor schnell fließendem Verkehr gelähmt wird, so können auch wir gelähmt vor Angst sein.

Durchführung der Meditation

DAS BRAUCHEN SIE

Eine Mischung essenzieller Öle: Muskatellersalbei, Jasmin, Römischer Kamille, Neroli, Ylang-Ylang, Basilikum, Melisse, Rosenabsolue, Wacholder, Lavendel, Majoran, Engelwurz und Weihrauch • Eine Duftlampe oder einen elektrischen Zerstäuber • Streichhölzer oder ein Feuerzeug • Ein Kissen oder einen Stuhl mit fester Lehne

SO GEHEN SIE VOR

1 Tröpfeln Sie die von Ihnen gewählte Mischung essenzieller Öle auf das Wasser der Duftlampe (siehe S. 222–223), zünden Sie die Kerze an.

2 Setzen Sie sich bequem in Ihrer üblichen Meditationshaltung, beobachten Sie die Atmung einige Minuten in stiller Meditation (siehe S. 224–225) und werden Sie sich der verdampfenden essenziellen Öle bewusst.

3 Richten Sie die Aufmerksamkeit auf Ihren Körper. Achten Sie darauf, ob die Atmung oder der Herzschlag schneller geworden sind. Atmen Sie einige Male lang und tief ein und nehmen Sie die essenziellen Öle wahr.

4 Lassen Sie die Angst zu, ohne sie zu unterdrücken. Gestehen Sie sich die ängstlichen Gefühle ein und blasen Sie tief in sie hinein.

5 Stellen Sie sich vor, wie die verdampften essenziellen Öle durch Ihre Nase eindringen und durch Ihren Körper reisen. Fühlen Sie, wie sie die Angst beruhigen und beseitigen.

6 Blasen Sie in die Angst hinein, akzeptieren Sie sie, lassen Sie die Gefühle mithilfe der essenziellen Öle los.

7 Schließen Sie damit ab, dass Sie einige Minuten die Atmung beobachten. Lassen Sie sich beim Aufstehen und der Rückkehr in den Alltag Zeit.

Freude empfinden

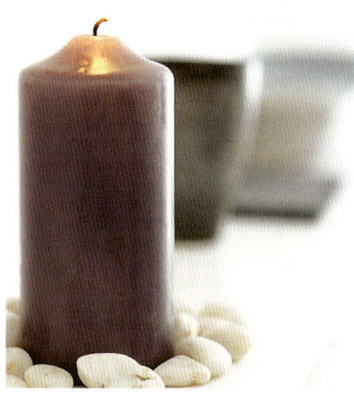

Diese Meditation zur Empfindung von Freude ist ein Fest des Lebens und des Glücks.

Diese letzte aromatherapeutische Meditation gilt dem Gewinn von Lebensfreude durch die Einfachheit der Meditation und durch die reine Freude an der Verwendung essenzieller Öle. Diese Meditation verwendet neben der Duftlampe eine große Kerze als Symbol von Licht und Glück. Anders als einige der anderen Meditationen, die bei der Verwandlung und beim Loslassen negativer Gefühle unterstützen, ist diese Meditation eine Feier des Lebens und der Möglichkeiten, Freude zu empfinden.

Durchführung der Meditation

DAS BRAUCHEN SIE
Eine Mischung essenzieller Öle, um Freude hervorzurufen: Verwenden Sie jedes essenzielle Öl, das Ihnen ein glückliches Gefühl bereitet, darunter Rosenöl, Bergamotte, Römische Kamille, Mandarine, Rosenholz, Lindenblüten, Palmarosa, Neroli, Basilikum, Muskatnuss, Muskatellersalbei, Melisse, Jasmin, Eisenkraut, Mimose, Narzisse und Orange • Eine Duftlampe • Streichhölzer • Ein Kissen oder einen Stuhl mit fester Lehne

SO GEHEN SIE VOR

1 Tröpfeln Sie die von Ihnen gewählte Mischung essenzieller Öle auf das Wasser der Duftlampe (siehe S. 222–223), zünden Sie die Kerze an.

2 Zünden Sie dann die große Kerze an und nehmen Sie für einen Moment Ihre normale Meditationshaltung ein, wobei Sie sich am flackernden Licht der Kerze erfreuen. Üben Sie einige Minuten stille Meditation (siehe S. 224–225) und werden Sie sich der verdampfenden essenziellen Öle bewusst.

3 Richten Sie Ihre Aufmerksamkeit auf die brennende Kerze. Beachten Sie die blaue innere Flamme, die äußere goldene Flamme, und wie die Kerze flackert und lebendig erscheint. Atmen Sie einige Male tief durch und erleben Sie den fröhlichen Duft der essenziellen Öle.

4 Stellen Sie sich vor, das Licht der Kerze strömt in Ihr Herz, erfüllt Sie mit der einfachen Freude darüber, dass Sie leben. Ihr ganzer Körper fühlt sich leicht und vibrierend an. Stellen Sie sich Ihren Körper von außen vor, leuchtend und strahlend wie einen Kristall.

5 Werden Sie sich bewusst, wie die essenziellen Öle in Ihre Nase eindringen und Sie mit Freude erfüllen. Während Sie die Atmung beobachten, freuen Sie sich darüber, dass Sie leben, und würdigen Sie das Geschenk des Lebens.

6 Stellen Sie sich vor, das Licht dehnt sich aus, um das ganze Zimmer auszufüllen, strömt in die unmittelbare Umgebung und dann in die ganze Welt. Wohin auch immer dieses Licht geht, es bringt den Menschen Freude. Fühlen Sie sich in genau diesem Augenblick wach und froh.

7 Schließen Sie damit ab, dass Sie einige Minuten die Atmung beobachten. Lassen Sie sich beim Aufstehen und der Rückkehr in den Alltag Zeit.

Feinstoffliche Aromatherapie

Das Meditieren mit essenziellen Ölen oder Meditation vor dem Verabreichen einer aromatherapeutischen Behandlung sind eine gute Einführung in die feinstoffliche Aromatherapie. Meditation erleichtert den Zugang zu spirituellen Wurzeln. Wenn Sie essenzielle Öle mit den verschiedenen Meditationen anwenden, entdecken Sie auch deren feinstoffliche Seite. Die Arbeit auf diese feinstoffliche Weise kann eine spürbare Heilwirkung auf Körper, Geist und Seele haben.

Die feinstoffliche Aromatherapie kennt viele weitere Ausprägungen wie etwa die Anwendung essenzieller Öle mit Kristallen. Die feinstoffliche, vibrierende Heilenergie essenzieller Öle ergänzt die feinstofflichen energetischen Felder, Zentren und Kanäle des Menschen. Die folgenden Seiten bieten klare, einfache Anleitungen, wie die feinstoffliche Aromatherapie auf verschiedene Arten angewendet wird.

Die feinstoffliche Aromatherapie ist ein weiterer wichtiger Aspekt ganzheitlicher Aromatherapie und arbeitet harmonisch mit aromatherapeutischer Massage, aromatischen Bädern und allen anderen aromatherapeutischen Behandlungen zusammen. Auf diese Weise wird sie nicht isoliert als eigene Disziplin angesehen, sondern als Ergänzung zu den mehr greifbaren Praktiken der Aromatherapie.

Aufgeschlossen bleiben

Die Arbeit mit Ihrer feinstofflichen Seite und mit essenziellen Ölen verlangt eine aufgeschlossene Haltung – ohne dabei den gesunden Menschenverstand außer Acht zu lassen. Sie sollten New-Age-Hokuspokus meiden, aber offen für feinstoffliche, psychische Phänomene sein, die oft nicht empirisch oder wissenschaftlich „real" beweisbar sind, und für die Art, wie eine Heil-

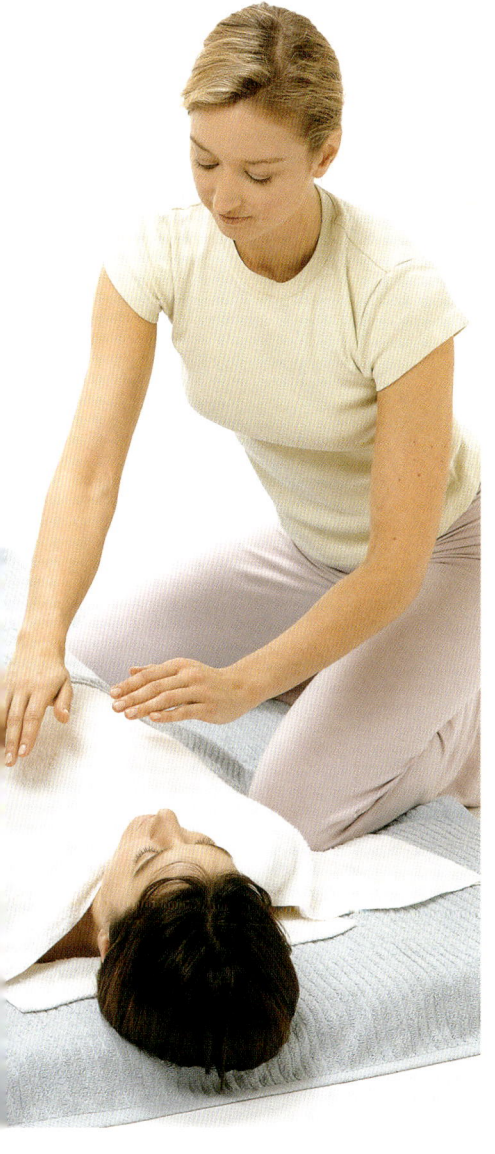

wirkung eintritt, auch wenn es dafür meist keine rationale Erklärung gibt.

Pflanzen wurden von Kräuterkundigen der Antike oft den regierenden Planeten zugeordnet, und in der modernen Aromatherapie können wir essenzielle Öle ebenfalls aus dem feinstofflichen astrologischen Blickwinkel betrachten. Auf diese Weise zeigt sich, wie sich die Eigenschaften oder „Persönlichkeiten" essenzieller Öle in den verschiedenen Tierkreiszeichen widerspiegeln. Dieser Ansatz bietet eine alternative, feinstoffliche Methode, essenzielle Öle für aromatherapeutische Behandlungen entsprechend ihren astrologischen Einflüssen und Dispositionen auszuwählen.

Aura-Massage ist eine sanfte Möglichkeit, eine Massagesitzung zu beenden (siehe S. 163)). Sie wird ohne Körperkontakt ausgeführt.

Aromatherapie und Kristalle

Kristallheilung ist eine Therapie, die Erschöpfung und Unausgeglichenheit im feinstofflichen Energiekörper heilt. Die verwendeten Kristalle sind unterschiedliche Felskristalle aus der Quarzfamilie, die aus Siliziumdioxid bestehen. Kristallheiler wenden die ihnen innewohnenden heilenden Kräfte an und übertragen sie über den Kristall auf den Patienten. Die feinstoffliche Heilenergie des Therapeuten, verstärkt durch die heilenden Schwingungen des Kristalls, wird von allen Bereichen des Patienten angezogen, die einen Energieausgleich brauchen

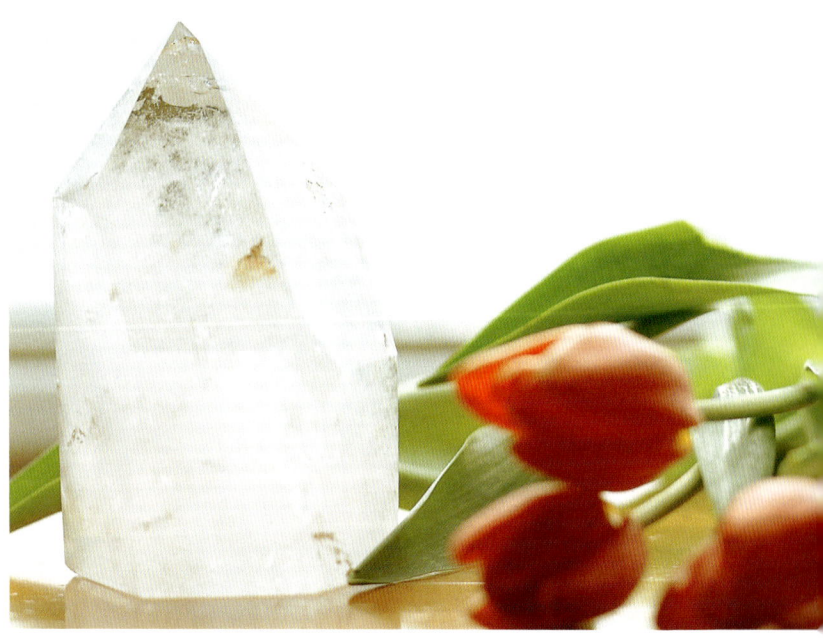

oder danach verlangen, dass gestaute oder negative Energie freigesetzt wird. Kristallheilung ist eine anspruchsvolle Therapie, die eine gründliche Schulung zur Entwicklung der eigenen Heilenergie und Kentnisse über Kristalle sowie deren Verwendung verlangt.

Der Gebrauch von Kristallen

• Das Tragen eines Kristallanhängers nahe der Haut ist der einfachste Weg, die heilende Energie von Quarzkristallen zu nutzen.

• Bei aromatherapeutischen Behandlungen steigern Kristalle die feinstoffliche Energie essenzieller Öle. Wenn Sie eine Massage geben, können Sie einen Kristall in die Schale mit den gemischten essenziellen Ölen legen, um sie anzureichern und wirksamer zu machen. Deshalb sollte man die Öle nur in einprozentiger Verdünnung anwenden. Legen Sie den Kristall fünf Minuten vor Beginn der Sitzung in die Schale. Sie können diese Methode auch bei Badeöl anwenden.

• Verschiedene Farben von Quarzkristallen – am häufigsten sind Bergkristall, Rosenquarz, Amethystquarz, Rauchquarz, Blauquarz und Grünquarz – können mit oder ohne essenzielle Öle bei Chakra-Behandlungen verwendet werden (siehe S. 254–262). Die einzelnen Kristalle haben Affinitäten zu bestimmten essenziellen Ölen, Rosenquarz hat zum Beispiel eine Affinität zu Rosenabsolue und Rosenöl.

• Wenn Sie eine aromatherapeutische Massage verabreichen, können Sie in jede Ecke des Arbeitsbereichs einen Kristall legen. Alternativ dazu können Sie Massagepatienten auch vorschlagen, je einen Kristall in der Hand zu halten. In beiden Fällen sollten Sie darauf achten, dass die Kristalle möglichst ähnliche Farben und Größen haben.

Zwei Anwendungen der feinstofflichen Aroma-
therapie sind die Kombination essenzieller Öle mit
Kristallen und mit Chakra-Heilung.

Aromatherapie und die Chakras

Wenn Sie sich bei der Meditation auf die verschiedenen Empfindungen des Körpers konzentrieren, werden Sie die Energiezentren und feinstofflich fließenden Energien wahrnehmen. Feinstoffliche Energie, auch *prana* oder *chi* genannt, fließt durch feine Energiekanäle. Außerdem gibt es sieben Energiezentren – die Chakras. Obwohl es keinen konkreten physikalischen Beweis für Prana, Kanäle und Chakras gibt, gibt es physische Zusammenhänge der Chakras mit Nervenzellen und endokrinen Drüsen. So korreliert z. B. das Kehl-Chakra mit der Schilddrüse und den Hauptnerven am Hals. Über Jahrhunderte haben Akupunkteure zum Zweck der Heilung Nadeln an bestimmten Punkten entlang feinstofflicher Kanäle, der Meridiane, gesetzt. Menschen, die Yoga und Tai-Chi üben, arbeiten mit dem Prana, das durch die Kanäle und Chakras fließt.

Nach dem Hindu-Kundalini-Yoga-Chakra-System besitzt der feinstoffliche Körper drei Hauptkanäle (wie psychische Nerven), die Nadis, und sechs Chakras sowie den tausendblütigen Lotus auf der Krone des Kopfes (oft als siebtes Chakra bezeichnet). Die folgenden Seiten beschreiben die Chakras und wie Sie in Kombination mit Aromatherapie feinstoffliche Heilung bewirken können.

Verwendung essenzieller Öle mit Chakras

Essenzielle Öle können zur Wiederherstellung der Harmonie der Chakras genutzt werden. Obwohl die Chakras Bestandteil des feinstofflichen Körpers sind, können physische aromatherapeutische Behandlungen wie Massage und Bäder eine positive Heilwirkung auf sie ausüben.

Wenn Sie eine aromatherapeutische Massage geben und etwas Chakraheilung betreiben wollen, vergewissern Sie sich, dass Sie geeignete Öle verwenden. Lenken Sie die unmittelbare Aufmerksamkeit auf das betreffende Chakra während der Massage.

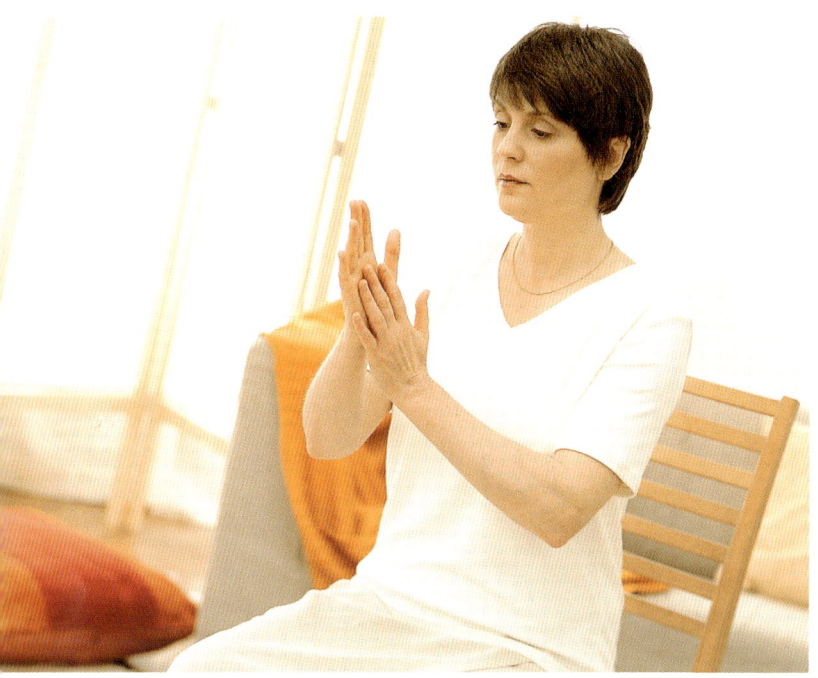

Verreiben Sie einen Tropfen essenzielles Öl zwischen Ihren Händen
zur Vorbereitung auf die Durchführung einer Aura-Massage.

Manche der Chakras können direkt durch Festhalten oder durch Aura-Massage (siehe S. 163) über dem betreffenden Punkt bearbeitet werden.

Eine feinstofflichere Methode besteht darin, zunächst ein geeignetes essenzielles Öl auszuwählen, einen Tropfen auf die Handflächen zu geben und sie aneinander zu reiben. Führen Sie im weiteren Umfeld um das Chakra eine Aura-Massage durch, wobei Sie von außen nach innen und schließlich direkt über dem Chakra arbeiten sollten.

Das Wurzel-Chakra

Das Wurzel-Chakra nennt man auch Geheimes Chakra oder *muladhara chakra*. Es befindet sich an der Basis der Wirbelsäule, am Damm (der Bereich zwischen Anus und Genitalien). Es hat vier Blüten-blätter und trägt das gelbe Quadrat des Elements Erde. Die mit diesem Chakra verbundene Farbe ist Rot.

Man kann das Wurzel-Chakra damit beschreiben, wie fest Sie mit den Füßen auf dem Boden stehen. Das bedeutet, dass es beim Wurzel-Chakra um das Funktionieren in der materiellen Welt, um den Umgang mit körperlichen Bedürfnissen und den über-lebenswichtigen Dingen geht.

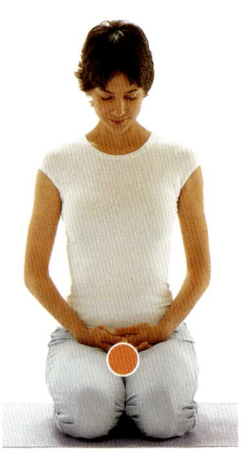

Wurzel-Chakra

Verwendung essenzieller Öle

- Für das Wurzel-Chakra eignet sich jedes essenzielle Öl, das Sie als erdend, zentrierend und kräftigend empfinden. Besonders wirksam sind Vetiver, Myrrhe, Eichenmoos, Benzoe, Patschuli und Veilchenblätter.

- Sie können mit dem Wurzel-Chakra assoziierte essenzielle Öle verwen-den, um stärkend auf jede Form von Schwäche zu reagieren oder Energien auszubalancieren. So kann z. B. ein verträumter Mensch durch Wurzel-Chakra-Heilung mehr auf den Boden der Tatsachen gelangen.

Das Sakral-Chakra

Das Sakral-Chakra wird auch Sexual-Chakra oder *svadhisthana chakra* genannt, es liegt im Scham- bereich, zwischen Nabel und Genitalien. Es hat sechs rote Blütenblätter, trägt einen weißen Halbmond und wird mit dem Element Wasser assoziiert.

Das Sakral-Chakra stellt schöpferische Energie, sinn- liche Empfindungen und Sexualität dar. Es wird mit Fortpflanzungsorganen, Blase, Dick- und Dünndarm, Blinddarm, Kreuzbein und Lendenwirbelsäule asso- ziiert und bezieht sich auf Lebensfreude, Schöpfung und Genuss.

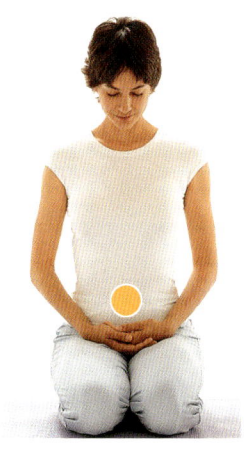

Sakral-Chakra

Verwendung essenzieller Öle

- Für das Sakral-Chakra eignet sich jedes essenzielle Öl, das Sie als sinnlich, erotisch und wärmend empfinden. Besonders wirksam sind Jasmin, Rosenab- solue, Sandelholz, Muskatellersalbei, Ylang-Ylang, Kardamom und Ingwer.

- Sie können mit dem Sakral-Chakra assoziierte essenzielle Öle verwenden, um stärkend auf jede Form von Schwäche zu reagieren oder Energien auszubalancieren. So profitiert z. B. jemand, der frigide ist oder an chro- nischer Blasenentzündung, Menstruationsproblemen oder chronischen Schmerzen im unteren Rücken leidet, von der Sakral-Chakra-Heilung.

Das Nabel-Chakra

Das Nabel-Chakra heißt auch Solarplexus- oder *manipura chakra* und befindet sich im Aura-Körper direkt über dem Sonnengeflecht (der Magengrube). Es hat zehn blaugraue Blütenblätter und trägt das rote Dreieck des Elements Feuer. Die mit dem Nabel-Chakra verbundene Farbe ist Gelb.

Das Nabel-Chakra steht für persönliche Kraft und Kontrolle und dafür, was es bedeutet, ein einzigartiges Individuum zu sein, und wie man mit anderen in Verbindung tritt. Es wird mit Magen, Bauchspeicheldrüse, Leber, Gallenblase, Milz, den Nebennieren und Verdauung assoziiert.

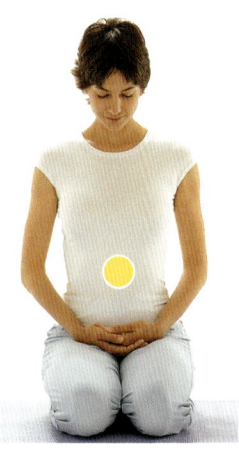

Nabel-Chakra

Verwendung essenzieller Öle

• Für das Nabel-Chakra eignet sich jedes essenzielle Öl, das Sie als beschützend, ausgleichend und reinigend empfinden. Besonders wirksam sind Wacholder, Vetiver und Geranie.

• Sie können mit dem Nabel-Chakra assoziierte essenzielle Öle verwenden, um stärkend auf jede Form von Schwäche zu reagieren oder Energien auszubalancieren. Jemand, der wenig Kontrolle über sein Leben hat, der wütend, dominierend ist oder andere ausnutzt, profitiert z. B. von der Nabel-Chakra-Heilung.

Das Herz-Chakra

Das Herz-Chakra wird auch *anahata chakra* genannt. Es befindet sich im Aura-Körper direkt über dem Herzen, hat zwölf rote Blütenblätter und trägt den blauschwarzen, sechszackigen Stern des Elements Luft oder Wind.

Das Herz-Chakra hat mit der verständnisvollen und harmonischen Koexistenz von Körper und Geist zu tun und wird mit Herz und Brust assoziiert. Es repräsentiert bedingungslose Liebe, Vergebung, Mitleid und Gottesliebe oder spirituelle und göttliche Liebe. Wenn das Herz-Chakra ausgewogen und stark ist, kann man leicht Liebe gegenüber anderen ausdrücken.

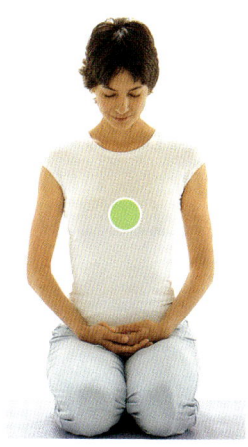

Herz-Chakra

Verwendung essenzieller Öle

• Für das Herz-Chakra eignen sich alle essenziellen Öle, die Sie mit Liebe verbinden. Besonders wirksam sind Rosenöl, Rosenabsolue, Melisse, Neroli, Ylang-Ylang und Bergamotte.

• Sie können mit dem Herz-Chakra assoziierte essenzielle Öle verwenden, um stärkend auf jede Form von Schwäche zu reagieren oder Energien auszubalancieren. So kann z. B. jemand, der emotional unreif ist oder an Herzbeschwerden oder Brustkrebs leidet, von der Herz-Chakra-Heilung profitieren.

Das Kehl-Chakra

Das Kehl-Chakra wird auch Hals- oder *vishuddha*-Chakra genannt und befindet sich im Aura-Körper am Hals. Es hat 16 purpurne Blütenblätter und trägt einen weißen Kreis, der den Vollmond des Elements Raum darstellt. Die mit dem Kehl-Chakra assoziierte Farbe ist Blaugrün.

Das Kehl-Chakra hat mit bewusster Kommunikation und Selbstdarstellung zu tun. Es ist auch das Zentrum des Willens. Man assoziiert es mit Mund, Stimmbändern, Luftröhre und Schilddrüse. Wenn das Kehl-Chakra stark und ausgewogen ist, fällt es leichter, höhere spirituelle Wahrheiten auszudrücken.

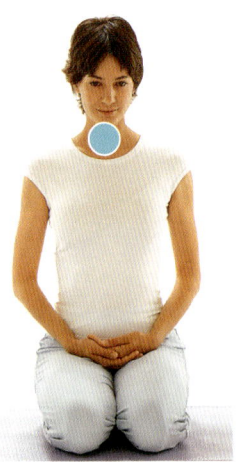

Kehl-Chakra

Verwendung essenzieller Öle

- Für das Kehl-Chakra eignen sich alle essenziellen Öle, die bei der Selbstdarstellung helfen. Besonders wirksam sind Römische Kamille, Echte Kamille, Engelwurz, Rosenholz und Thymian.

- Sie können mit dem Kehl-Chakra assoziierte essenzielle Öle verwenden, um stärkend auf jede Form von Schwäche zu reagieren oder Energien auszubalancieren. Man kann die feinstofflichen und physischen Körper zusammenwirken sehen – z.B. kann Kehl-Chakra-Heilung jemandem helfen, der gleichzeitig körperliche und emotionale, feinstoffliche Probleme hat.

Das Stirn-Chakra

Das Stirn-Chakra wird auch *ajna chakra* oder Drittes Auge genannt. Es befindet sich im Aura-Körper in der Mitte der Stirn, über und zwischen den Augenbrauen. Es hat zwei grauweiße Blütenblätter und trägt einen rein weißen Kreis, der die feinstoffliche Essenz des Bewusstseins symbolisiert.
Das Stirn-Chakra hat mit Intuition, Weisheit und der Konzentration auf innere spirituelle Entwicklung zu tun. Regelmäßige Meditation ist bestens geeignet, das „Dritte Auge zu öffnen". Das Stirn-Chakra wird mit Zirbel- und Hirnanhangdrüse, Rückenmark, Augen, Ohren, Nase und Nebenhöhlen assoziiert.

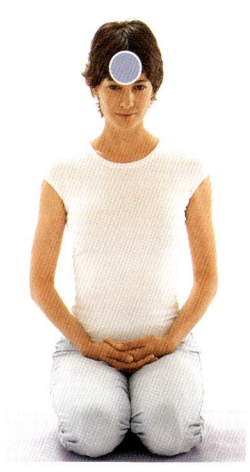

Stirn-Chakra

Verwendung essenzieller Öle

- Für das Stirn-Chakra eignen sich alle essenziellen Öle, die helfen, Konzentration, Verständnis und Intuition zu finden. Besonders wirksam sind Helichrysum, Rosmarin, Basilikum, Indisches Basilikum, Wacholder und Thymian.

- Sie können mit dem Stirn-Chakra assoziierte essenzielle Öle verwenden, um stärkend auf jede Form von Schwäche zu reagieren oder Energien auszubalancieren. Eine spirituell unterentwickelte Person, die sich nur um Materielles kümmert, kann z. B. durch Stirn-Chakra-Heilung spirituell reifen.

Das Kronen-Chakra

Das Kronen-Chakra wird auch Scheitel-Chakra, *sahasrana padma* oder „tausendblättriger Lotus" genannt und befindet sich an der Krone des Kopfes (dem Scheitel). Die tausend Blütenblätter sind rosa oder weiß und tragen die 50 Sanskrit-Silben. Der tausendblättrige Lotus steigt vom Ende des zentralen psychischen Kanals in das reine Reich auf, in dem sich Kundalini und Shiva vereinigen. Die mit dem Kronen-Chakra assoziierte Farbe ist Violett. Das Kronen-Chakra hat mit der spirituellen Suche nach Erleuchtung zu tun. Meditation und spirituelle Sinnsuche helfen, dieses Chakra zu stimulieren. Mit ihm werden Hirnrinde und Nervensystem assoziiert.

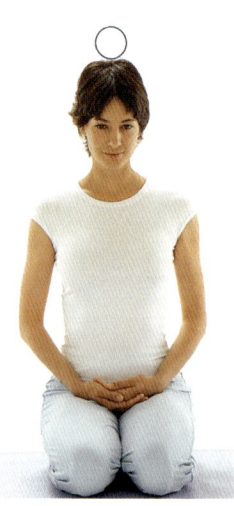

Kronen-Chakra

Verwendung essenzieller Öle

- Für das Kronen-Chakra eignen sich alle essenziellen Öle, die für Sie göttliche Weisheit verkörpern. Besonders wirksam sind Lavendel, Rosenholz, Weihrauch, Myrrhe und Sandelholz.

- Sie können mit dem Kronen-Chakra assoziierte essenzielle Öle verwenden, um stärkend auf jede Form von Schwäche zu reagieren oder Energien auszubalancieren. Jemand, der den Sinn in seinem Leben verloren hat, kann z. B. von der Kronen-Chakra-Heilung profitieren.

Aura und psychische Läuterung

In früheren Zeiten glaubte man, dass Wut, Angst und Streit negative psychische Energien erzeugten, die die Atmosphäre vergifteten. Manchmal, auch noch lange nach dem Ereignis, schien der Lebensraum entweiht und verlangte nach psychischer Läuterung.

Die Menschen beichteten und läuterten ihre Seelen in Kirchen und Tempeln, und man verbrannte Räucherwerk zur seelischen Reinigung. Heute können Sie essenzielle Öle in einer Duftlampe oder einem Zerstäuber dazu verwenden, Räume von negativen Stimmungen zu reinigen. Geeignete Öle sind: Wacholderbeere, Weihrauch, Myrrhe, Zypresse und Kiefer.

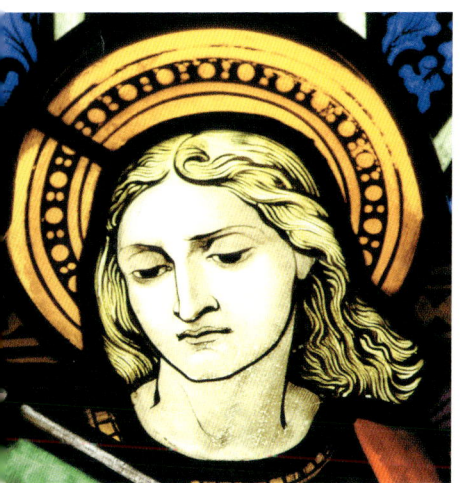

Das mystische und spirituelle Wesen der Aura wird auf Bildern durch Heilige mit Gloriolen dargestellt.

Wegen ihres mystischen, feinstofflichen Wesens wurde die menschliche Aura der abendländischen Heiligen durch Gloriolen und bei buddhistischen und hinduistischen Gottheiten als Flammen der Weisheit dargestellt. Gewöhnliche Sterbliche – die weniger rein als Heilige und Götter waren – brauchten spirituelle Läuterung, damit ihre Aura zum Leuchten kam. Sie läutern Ihre eigene Aura, indem Sie zwei Tropfen Wacholderbeere in die Hände geben, sie gegeneinander reiben und mit ihnen über Ihre gesamte Aura fahren. Das wirkt besonders, nachdem Sie sich in einer Menschenmenge aufgehalten haben.

Aromatherapie und Astrologie

Der im 17. Jh. berühmte Kräuterheilkundige und Apotheker Nicholas Culpeper schrieb mehrere Bücher, die Astrologie und Kräuterkunde miteinander verbanden. Besonders interessant ist Culpepers Methode, jeder Pflanze einen regierenden Planeten zuzuordnen. Man kann diese Informationen nutzen, um essenzielle Öle nach den Einflüssen der Planeten auszuwählen.

Astrologische Aromatherapie wird immer beliebter und zieht umfangreichen Nutzen aus alten Überlieferungen. Unten finden Sie einen einfachen Leitfaden, um ein Ihrem Sternzeichen entsprechendes essenzielles Öl auszuwählen.

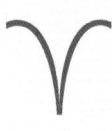

Widder

Der Widder regiert vom 21. März bis zum 20. April. Er ist ein Feuerzeichen, sein bestimmender Planet ist Mars. Basilikum und Schwarzer Pfeffer haben Mars als bestimmenden Planeten, und ihre starken cephalischen Eigenschaften machen sie beide zu geeigneten essenziellen Ölen für den Widder.

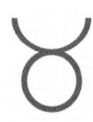

Stier

Der Stier regiert vom 21. April bis zum 21. Mai. Er ist ein Erdzeichen, sein bestimmender Planet ist die Venus. Palmarosa, Ylang-Ylang und Rose haben Venus als bestimmenden Planeten. Die süßen, geerdeten, ausgleichenden Eigenschaften dieser Blüten machen sie zu geeigneten essenziellen Ölen für den Stier.

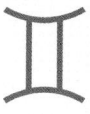

Zwillinge

Die Zwillinge regieren vom 22. Mai bis zum 22. Juni. Sie sind ein Luftzeichen, ihr bestimmender Planet ist Merkur. Merkur regiert Fenchel, Pfefferminze und Thymian. Diese reinen, strahlenden essenziellen Öle spiegeln den Zwillingscharakter wider.

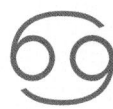

Krebs

Der Krebs regiert vom 23. Juni bis zum 23. Juli. Er ist ein Wasserzeichen und sein bestimmender Planet ist der Mond. Kamille wird vom Mond bestimmt, und die beruhigenden, nährenden Eigenschaften von Römischer und Echter Kamille machen beide zu geeigneten essenziellen Ölen für den Krebs.

Löwe

Der Löwe regiert vom 24. Juli bis zum 23. August. Er ist ein Feuerzeichen, sein bestimmender Planet ist die Sonne. Benzoe, Myrrhe, Weihrauch und Helichrysum haben die Sonne als bestimmenden Planeten. Jedes dieser warmen, schwülen, harzigen essenziellen Öle ist eine gute Wahl für den Löwen.

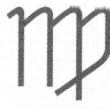

Jungfrau

Die Jungfrau regiert vom 24. August bis zum 23. September. Sie ist ein Erdzeichen, ihr bestimmender Planet ist Merkur. Lavendel und Myrte haben Merkur als bestimmenden Planeten und die ruhige, sanfte Unschuld dieser beiden essenziellen Öle macht beide zu einer guten Wahl für die Jungfrau.

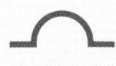

Waage

Die Waage regiert vom 24. September bis zum 23. Oktober. Sie ist ein Luftzeichen, ihr bestimmender Planet ist Venus. Venus ist der bestimmende Planet von Geranie, und die ausgewogene Haltung dieser süßen Blume macht sie zum idealen essenziellen Öl für die Waage.

Skorpion

Der Skorpion regiert vom 24. Oktober bis zum 22. November. Er ist ein Wasserzeichen, seine bestimmenden Planeten sind Mars und Pluto. Pluto ist der bestimmende Planet von Patschuli und dieses muffige, rauchige, aphrodisierende essenzielle Öl spiegelt gut den Charakter des Skorpions wider. Die feurige Süße des vom Mars bestimmten Ingwer macht ihn zu einem guten alternativen essenziellen Öl für den Skorpion.

Schütze

Der Schütze regiert vom 23. November bis zum 21. Dezember. Er ist ein Feuerzeichen, sein bestimmender Planet ist Jupiter. Jupiter ist der bestimmende Planet von Ysop, und dieses süße, beruhigende, würzige essenzielle Kräuteröl passt gut zum Schützen.

Steinbock

Der Steinbock regiert vom 22. Dezember bis zum 20. Januar. Er ist ein Erdzeichen, sein bestimmender Planet ist Saturn. Eukalyptus und Vetiver werden von Saturn bestimmt. Sowohl der klare Eukalyptus als auch das erdige, holzige Vetiver sind für den Steinbock gut geeignete essenzielle Öle.

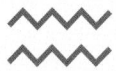

Wassermann

Der Wassermann regiert vom 21. Januar bis zum 19. Februar. Er ist ein Luftzeichen, seine bestimmenden Planeten sind Uranus und in geringerem Maß Saturn. Uranus ist der bestimmende Planet sowohl von Sandelholz als auch von Veilchenblättern. Jedes dieser sinnlichen, tiefen, geheimnisvollen essenziellen Öle eignet sich für den Wassermann.

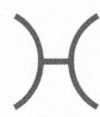

Fische

Die Fische regieren vom 20. Februar bis zum 20. März. Sie sind ein Wasserzeichen, ihr bestimmender Planet ist Neptun. Zypresse wird von Neptun bestimmt, und dieses geheiligte, reinigende und austrocknende essenzielle Öl passt zum Charakter der Fische.

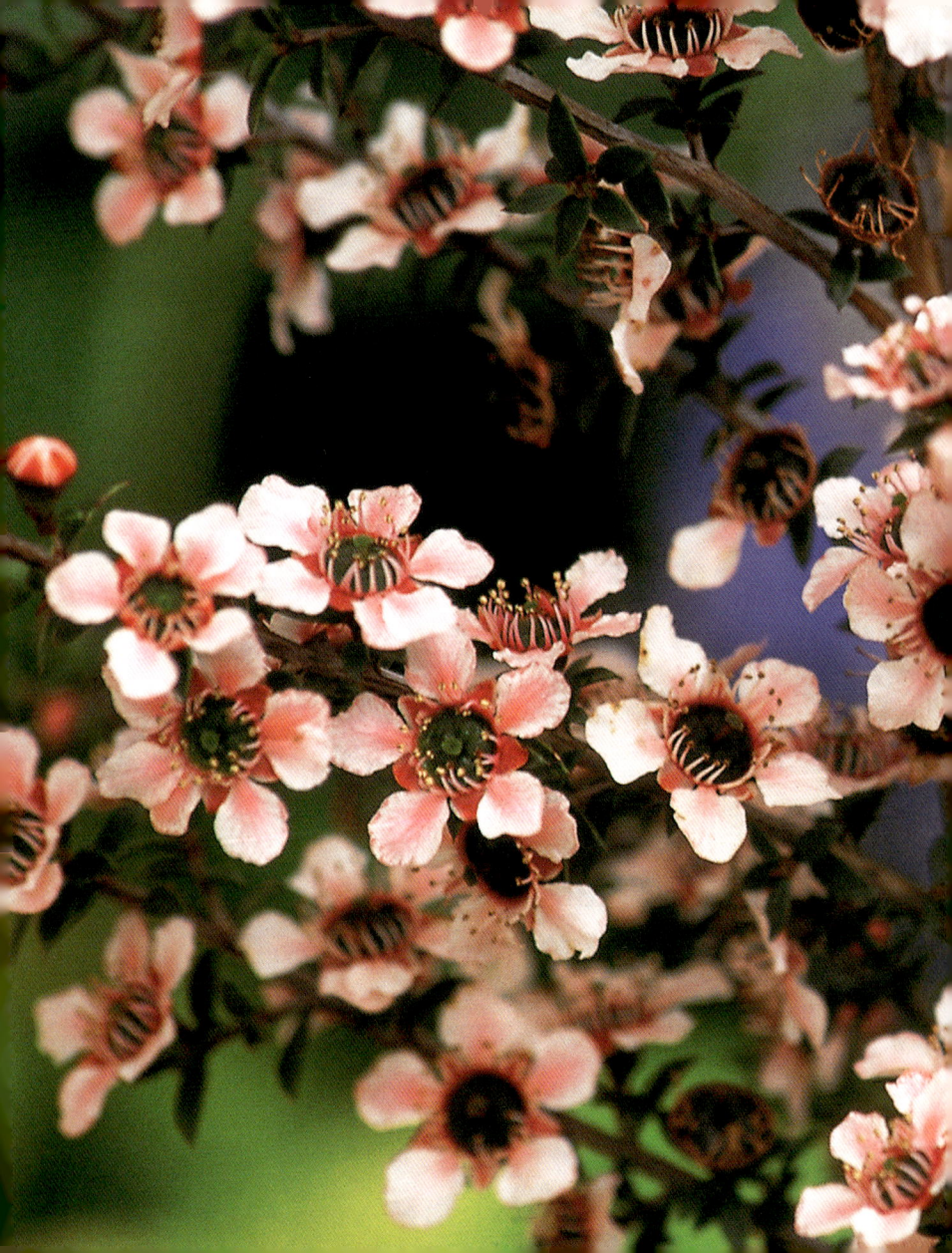

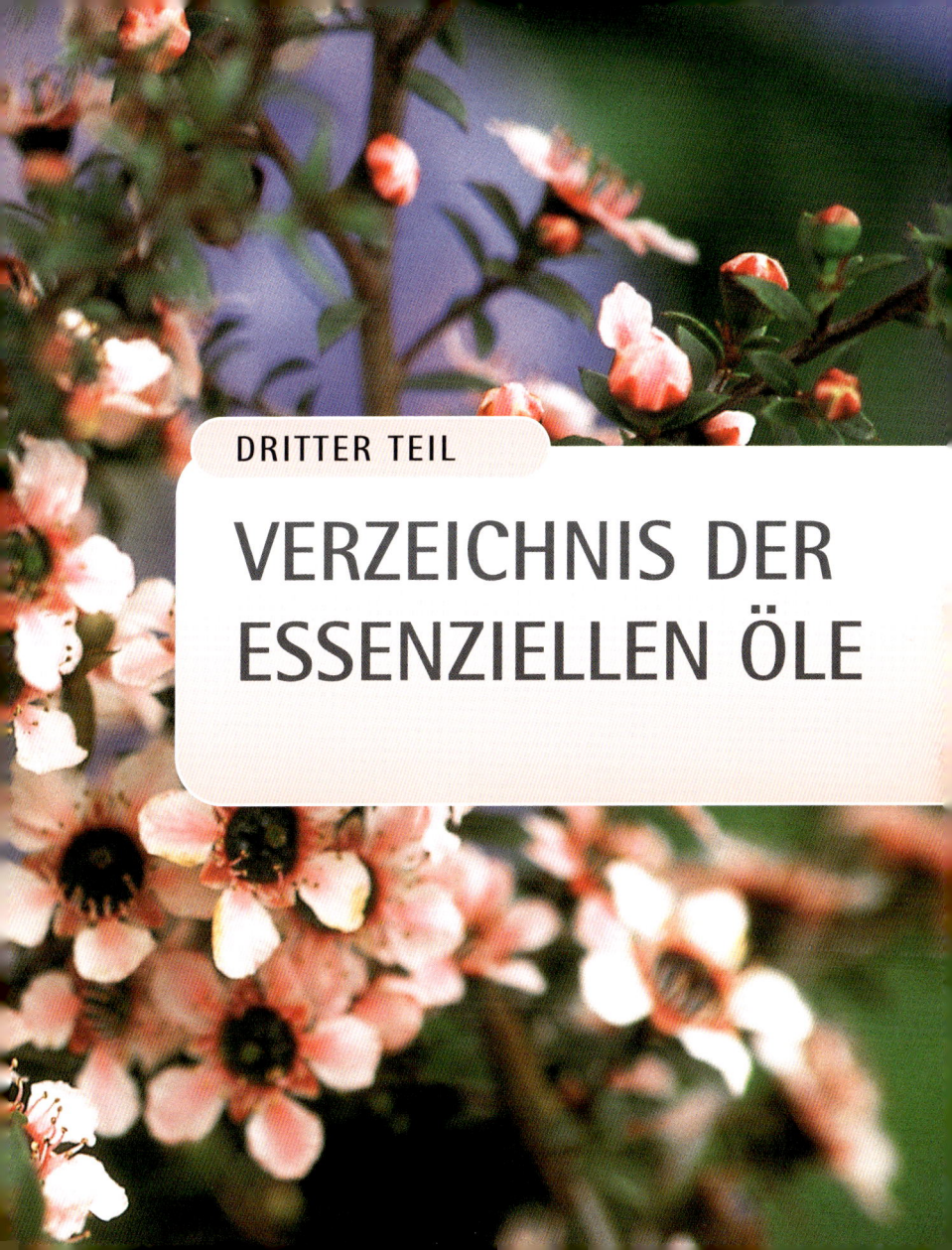

DRITTER TEIL

VERZEICHNIS DER ESSENZIELLEN ÖLE

Wie man das Verzeichnis benutzt

Das Verzeichnis essenzieller Öle bietet eine knappe Übersicht über jedes einzelne essenzielle Öl in einfach zugänglicher Form. Bisher haben Sie in diesem Buch erfahren, wie Sie die verschiedenen essenziellen Öle in besonderen Situationen anwenden können.

Besonders Anfängern in der Benutzung essenzieller Öle wird das Verzeichnis nützen. Bevor Sie ein essenzielles Öl zum ersten Mal verwenden, sollten Sie zunächst den gesamten Artikel darüber lesen. So zeigt sich, ob es irgendwelche Gegenanzeigen gibt – wenn Sie z. B. sehr empfindliche Haut haben, werden Sie entdecken, welche essenziellen Öle Sie nicht oder nur in geringen Mengen anwenden dürfen. Sie bekommen auch einen Eindruck der „Persönlichkeit" des jeweiligen essenziellen Öls und lernen, mit welchen anderen essenziellen Ölen es sich gut mischen lässt. Auch die wichtigsten therapeutischen Eigenschaften jedes essenziellen Öls werden genannt – zur Erklärung nicht vertrauter Begriffe siehe das Glossar therapeutischer Ausdrücke (siehe S. 386–389).

Die Auflistung essenzieller Öle

Viele Verzeichnisse verwenden ein System alphabetischer Auflistung. Obwohl dies das Auffinden jedes Eintrags erleichtert, stößt solch ein System auch an seine Grenzen. Dieses Verzeichnis listet die essenziellen Öle nach ihrem Typ auf – zum Beispiel sind alle blumigen oder essenziellen Blütenöle zusammengefasst, da sich ihre Wirkung überschneidet und sie ähnliche Eigenschaften haben. Listet man sie alle in derselben Abteilung auf, ermöglicht dies einen Vergleich aller essenzieller Öle eines Typs und führt dazu, das am besten geeignete zu finden.

Das Verzeichnis

Das Verzeichnis nennt die essenziellen Öle in dieser Reihenfolge:

- Blüten

- Kräuter

- Harze und Wurzeln

- Zitrusarten

- Bäume und Hölzer

- Gewürze

- Gräser, Samen und Sträucher

- Exotische essenzielle Öle

- Gefährliche essenzielle Öle

Für jedes essenzielle Öl werden der botanische Name und die Familie genannt. Sie werden bemerken, dass manchmal mehrere botanische Namen oder zwei Familien genannt sind, weil manche essenziellen Öle von Pflanzen stammen, die mehrere Sorten, Arten oder chemische Eigenschaften haben. Unter der Nennung der verschiedenen Möglichkeiten erfahren Sie alle Namen der für den Einsatz in der Aromatherapie geeigneten essenziellen Öle.

Häufig benutzte essenzielle Öle
Blüten

Lavendel
(Lavandula vera, Lavandula angustifolia, Lavandula officinalis)

Familie: Labiatae oder Lamiaceae

Beschreibung: Lavendel ist ein ausdauernder Halbstrauch mit silbrigen, grauen oder grünen, lanzettförmigen Blättern und purpurnen, violetten oder blauen Blütenähren. Das essenzielle Öl wird durch Dampfdestillation aus den Blüten gewonnen.

Herkunftsländer: Frankreich, Bulgarien, England, Marokko, Australien, Ungarn, Spanien, Tasmanien.

Charakteristik: Lavendel besitzt saubere, frische, blumige Kopfnoten und feine, grüne, kräuterartige Untertöne. Er lässt sich mit den meisten essenziellen Ölen gut mischen, besonders mit anderen Blüten, Zitrusarten und Kräutern.

Therapeutische Eigenschaften: Analgetisch, antidepressiv, antiseptisch, antiviral, cytophylaktisch, abschwellend, desodorierend, menstruationsfördernd, blutdrucksenkend, nervenstärkend, sedativ, tonisierend.

Lavendel ist das bekannteste, vielseitigste und am häufigsten benutzte essenzielle Öl. Lavendel scheint „zu gut, um wahr zu sein": ein Allheilmittel mit einem jahrtausendealten Ruf. Die Hauptwirkung des Lavendels besteht darin, dass er Emotionen und Körperfunktionen ausgleicht und normalisiert. Lavendel ist allgemein wohltuend, beruhigend, und entspannend.

Sehr wirksam ist seine Verwendung in Massage- und Badeölen gegen Muskelschmerzen. Einige Tropfen im Badewasser oder auf dem Kopfkissen helfen bei Schlafstörungen. Auch bei der Behandlung von Erkältungen und Grippe wird

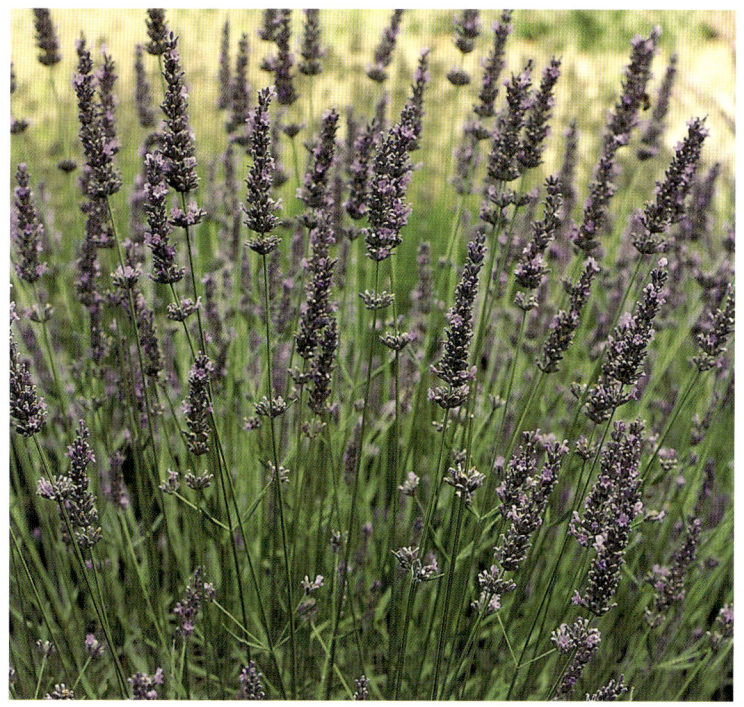

Lavendel (Lavandula angustifolia)

Lavendel geschätzt. Er bekämpft nicht nur die infektiösen Viren, sondern lindert auch viele der Symptome. In diesen Fällen verwendet man Lavendel am besten zu Dampfinhalationen.

Eine kalte Kompresse mit Lavendel oder einige auf die Schläfen geriebene Tropfen lindern Kopfschmerzen. Lavendel hält Insekten fern und heilt auch kleinere Verbrennungen. Er eignet sich auch gut als antiseptische Spülung bei kleineren Schnitten und Verbrennungen. Lavendel wird intensiv in der Hautpflege und Parfümerie verwendet. Psychisch wirkt Lavendel wohltuend, ausgleichend und be-ruhigend, hilft bei Gefühlsschwankungen, Depression und PMS. Seine ausglei-chenden Eigenschaften können die Harmonie der Aura und das Gleichgewicht der Chakras wiederherstellen.

Gegenanzeigen: In der Schwangerschaft meiden, besonders nach vorangegangenen Fehlge-burten.

Echte Kamille
(Matricaria chamomilla, Matricaria reticulata)

Familie: Compositae oder Asteraceae

Beschreibung: Echte Kamille ist ein einjähriges Kraut mit fein gefiederten Blättern und un-gefüllten, weiß-gelben Körbchenblüten auf einzelnen Stängeln. Das viskose, tintig-blaue essen-zielle Öl wird durch Dampfdestillation aus den Blütenköpfchen gewonnen.

Herkunftsländer: England, Ungarn, Bulgarien, Spanien.

Charakteristik: Echte Kamille hat einen starken Duft, der manchen Menschen unverdünnt zu intensiv ist. Der Duft besitzt kräftige, süße, grüne Kopfnoten mit einem fast fruchtigen, aber etwas bitteren Unterton. Sie lässt sich gut mit anderen Blüten, Zitrusarten und Kräutern mischen, ebenso mit Patschuli, Weihrauch, Petit Grain und Benzoe.

Therapeutische Eigenschaften: Analgetisch, antiallergisch, entzündungshemmend, antisep-tisch, antispasmisch, antiviral, verdauungsfördernd, diuretisch, menstruationsfördernd, hepa-tisch, nervenstärkend, sedativ.

Echte Kamille ist die erste Wahl zur Behandlung von Entzündungen. Das Vor-handensein von Azulen – das der Echten Kamille ihre tiefblaue Farbe verleiht – macht dieses essenzielle Öl stark entzündungshemmend. Kaufen Sie es nicht, wenn sich das Blau in Grün verwandelt, da dies bedeutet, dass das essenzielle Öl nicht mehr frisch ist. Insgesamt ist Echte Kamille wohltuend, beruhigend und ausgleichend; besonders gut zur Behandlung von Blasenentzündungen. Warme

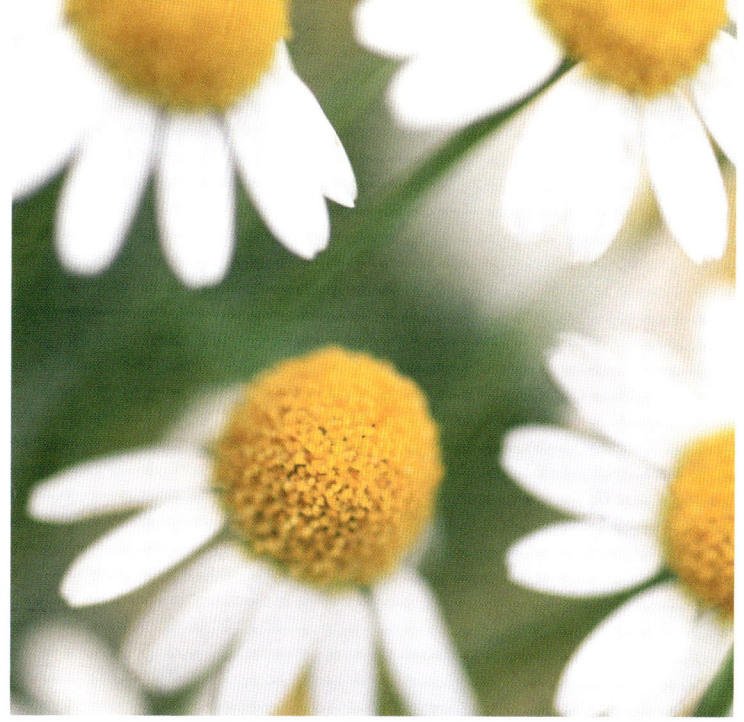

*Echte Kamille (*Matricaria chamomilla*)*

Kompressen auf dem Unterleib lindern die brennenden Symptome und beruhigen die Nerven, zerstreuen Ängste und Erschöpfung, die oft mit einer Blasenentzündung einhergehen. Zusätzlich zu den Kompressen wirkt das reichliche Trinken von Kamillentee wohltuend, wobei die beiden Kamillearten harmonisch zusammenwirken. Hautallergien wie Ekzeme und andere Ausschläge sprechen gut auf Kamille an, gemischt in eine Basiscreme oder Lotion. Vermeiden Sie den Gebrauch von Trägerölen, da diese Hautallergien auslösen und die Symptome roter, trockener, schuppiger Haut noch verschlimmern können. Die sanfte Wirkung von Echter Kamille beruhigt, heilt und vermindert gleichzeitig die Ursachen der Allergie. Psychisch wirkt Kamille beruhigend und wohltuend, besonders bei Gereiztheit und Depression, und kühlt auch die Hitze der Wut. Dieses essenzielle Öl muss jedoch sorgfältig mit anderen gemischt werden, damit es anziehend und ästhetisch wird.

Gegenanzeigen: In der frühen Schwangerschaft meiden, besonders nach Fehlgeburten.

Römische Kamille
(Anthemis nobilis, Chamaemelum nobile)

Familie: Compositae oder Asteraceae

Beschreibung: Ein mehrjähriges Kraut mit niederliegendem Wuchs, zart gefiederten Blättern und weißen, auf haarigen Stängeln sitzenden Körbchenblüten. Das essenzielle Öl wird durch Dampfdestillation aus den Blütenköpfchen gewonnen.

Herkunftsländer: Frankreich, England, Belgien, Ungarn.

Römische Kamille (Anthemis nobilis)

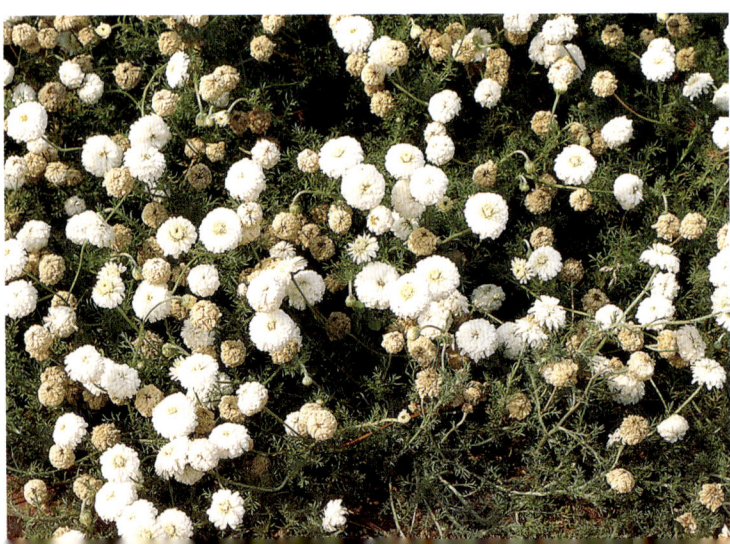

Charakteristik: Römische Kamille hat Spuren süßer, fruchtiger Äpfel unter bitteren, kräuterartigen Untertönen und warme, blumige, grasige Kopfnoten; gut mit den meisten anderen Blüten und Kräutern zu mischen, ebenso mit Bergamotte, Weihrauch, Eisenkraut, Muskatnuss.

Therapeutische Eigenschaften: Analgetisch, antiseptisch, antispasmisch, carminativ, verdauungsfördernd, diuretisch, menstruationsfördernd, fiebersenkend, hepatisch, nervenstärkend, sedativ, magenstärkend.

Römische Kamille überschneidet sich etwas mit Lavendel und Echter Kamille. Ein nützlicher Tipp, um zu wissen, welches dieser essenziellen Öle sich am besten zur Behandlung bestimmter Schmerzen eignet: Wählen Sie Lavendel für starke, stechende, plötzliche Schmerzen, Echte Kamille für heiße, rote Schmerzen und Römische Kamille für dumpfe, andauernde Schmerzen. Römische Kamille eignet sich besonders zur Behandlung von Kindern und Kleinkindern, wobei sie sowohl sanft als auch wirksam und sicher ist. Insgesamt ist Römische Kamille beruhigend, wohltuend und tröstend.

Römische Kamille ist eines der besten essenziellen Öle bei Menstruationsproblemen, tut gut bei PMS, lindert Krämpfe und mildert die mit der Menstruation verbundenen Gefühlsschwankungen und die Traurigkeit. Geeignete Methoden sind Bäder, Kompressen und Parfüms. Häufig wird Römische Kamille für Massageöle verwendet, weil sie so entspannend wirkt, Muskelverspannungen löst und Schlafstörungen bekämpft. Sie eignet sich auch gut zur Hautpflege, insbesondere bei blonden Menschen mit heller Haut.

Psychisch wirkt Römische Kamille beruhigend, ausgleichend, tief entspannend und hat eine milde aufbauende Wirkung. Römische Kamille ist eine gute Wahl für beruhigende Meditationen und hat eine Affinität zum Kehl-Chakra.

Geranie
(Pelargonium graveolens)

Familie: Geraniaceae

Beschreibung: Die (Duft-)Geranie ist eine aromatische, nicht frostharte, mehrjährige Staude mit haarigen, gesägten Blättern und Blüten, die von Hell- über Tiefrosa, Magenta bis hin zu Rot variieren. Ölgewinnung durch Dampfdestillation aus Blüten, Blättern und Stängeln.

Herkunftsländer: La Réunion, China, Ägypten, Südafrika, Marokko.

Charakteristik: Geranie hat leichte, zitronig-frische, grüne, kräuterartige Kopfnoten und weiche, rosige, süß-blumige Untertöne. Sie lässt sich gut mit vielen anderen essenziellen Ölen mischen, besonders Bergamotte, Lavendel, Basilikum, Rosmarin, Schwarzer Pfeffer, Rose, Neroli, Sandelholz, Rosenholz, Wacholder, Zitrone, Patschuli, Jasmin und Orange.

Therapeutische Eigenschaften: Antidepressiv, antiseptisch, adstringierend, cicatrisierend, desodorierend, diuretisch, blutstillend, tonisierend, wundheilend.

Geranie ist das essenzielle Öl mit den meisten ausgleichenden Eigenschaften, weil es die Nebennieren anregt und dadurch Hormone und Stimmungen gleichermaßen reguliert. Außerdem ist es das essenzielle Öl, das am besten zur Entgiftung des Lymphsystems geeignet ist. Deshalb wird Geranie auch oft in Mischungen zur Lymphdrainage verwendet. Geranie lässt Wunden schneller heilen und ist ein gutes Deodorant, sowohl für die Körperhygiene als auch zur Auffrischung von Räumen. Ganz allgemein wirkt Geranie ausgleichend, aufheiternd und erfrischend.

Weil Geranie etwas nach Rose riecht – aber viel preiswerter ist –, verwendet die Parfümindustrie Geranie, um Rose zu „strecken". Der liebliche, blumige Duft macht Geranie zu einem wertvollen essenziellen Öl für die Hautpflege.

Wegen der hormonell ausgleichenden Wirkung eignet sich Geranie besonders gut bei Menstruationsstörungen. Diese Eigenschaft, zusammen mit der antidepressiven und aufheiternden Wirkung, macht Geranie in Massagemischungen für

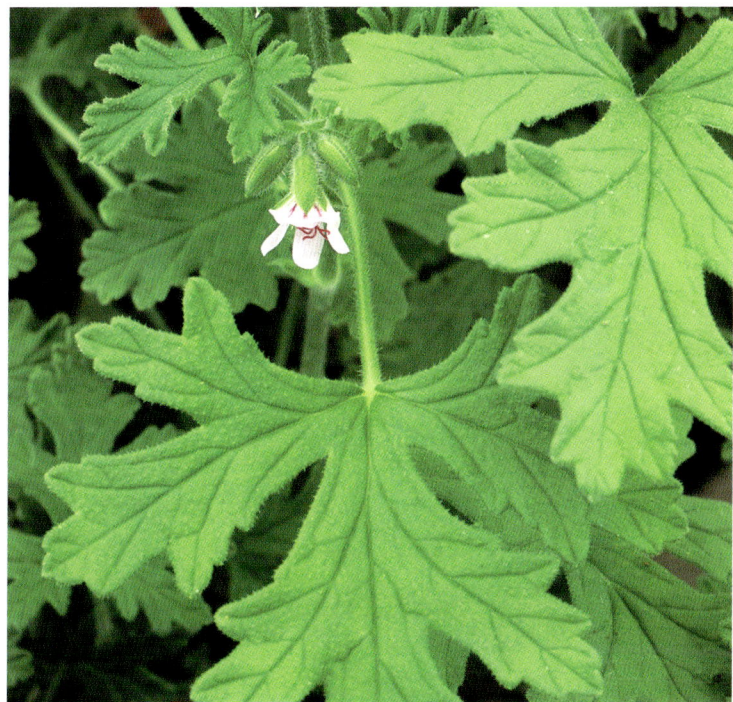

Geranium (Pelargonium graveolens)

Frauen, die Schwierigkeiten beim Schwangerwerden haben, sehr nützlich. Auch Frauen in der Menopause hilft Geranie.

Psychisch erzeugt Geranie ein Gefühl von Sicherheit und Behaglichkeit, ist sanft aufheiternd sowie ausgleichend. Man sagt, Geranie stärke den Fluss feinstofflicher Energie oder das Chi, und es sei eines der wertvollsten essenziellen Öle zur Behandlung von Ängsten in Verbindung mit Nervenschwäche. In Parfüms erzeugt es Harmonie und wirkt Stimmungsschwankungen entgegen.

Ylang-Ylang
(Cananga odorata)

Familie: Annonaceae

Beschreibung: Die Ylang-Ylang-Pflanze ist ein hoher, immergrüner Baum mit herabgebogenen Ästen. Das ganze Jahr hindurch produziert er große gelbe und weiße Blüten mit starkem Duft. Das essenzielle Öl wird durch Dampf- und Wasserdestillation aus den Blüten gewonnen. Von den verschiedenen Güteklassen gilt Ylang-Ylang extra als die am besten für die Aromatherapie geeignete.

Herkunftsländer: Madagaskar, Malaysia, Indonesien, La Réunion.

Charakteristik: Ylang-Ylang besitzt intensiv süße, mandelartige, blumige, tropische Kopfnoten und leicht süßliche, exotische, holzige, balsamische Untertöne; gut mit den meisten anderen Blüten und Zitrusarten zu mischen, ebenso mit Eisenkraut, Muskatnuss, Rosenholz, Patschuli, Gewürznelke, Vetiver und Sandelholz.

Therapeutische Eigenschaften: Antidepressiv, antiseptisch, aphrodisierend, blutdrucksenkend, sedativ.

Ylang-Ylang bedeutet auf Malaiisch „Blume der Blumen". Man verwendet es wegen des wollüstigen, exotischen Dufts viel in der Parfümindustrie. Mit am häufigsten wird es in der Aromatherapie zur Senkung hohen Blutdrucks eingesetzt, besonders wenn dieser von Herzklopfen begleitet wird. Ylang-Ylang wirkt auch gegen Ängste, Wut, Schock und Furcht, verlangsamt zu schnelles Atmen und vermindert das so genannte „fight-or-flight"-Syndrom. Insgesamt wirkt Ylang-Ylang wohltuend, erotisch und euphorisierend.

In der Hautpflege wird Ylang-Ylang wegen seines angenehmen Dufts geschätzt und eignet sich besonders für fettige Haut. Traditionell werden die Blüten in Kokosöl mazeriert und als Haarpflegemittel verwendet, außerdem ist es ein guter Zusatz zu Shampoo und Festiger. Als Massageöl verwendet kann Ylang-Ylang zur Behandlung von Frigidität und Impotenz dienen. In stimmungsvollen Par-

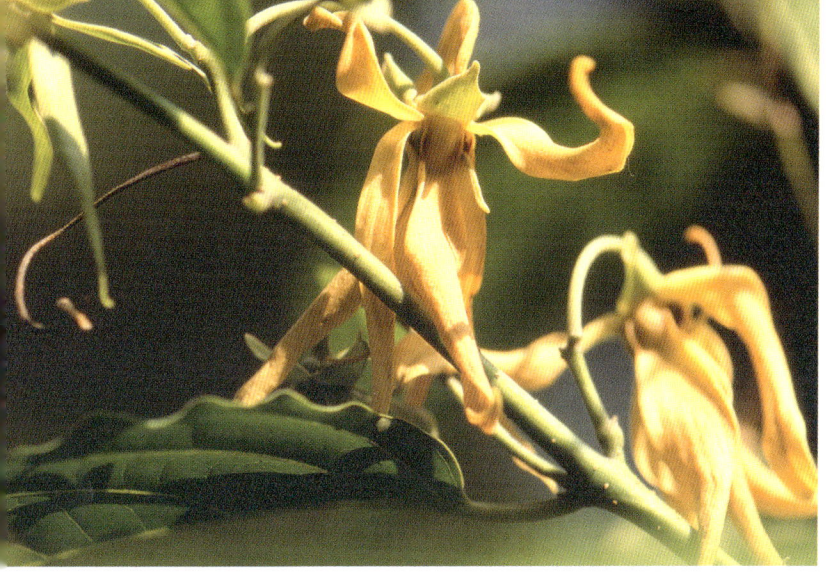

*Ylang-Ylang (*Cananga odorata*)*

füms hilft sein wollüstiger und erotischer Duft, Hemmungen abzubauen und wilde Leidenschaft auszulösen. Ylang-Ylang passt besonders zu Frauen und hilft ihnen, ihre innere Weiblichkeit, Selbstvertrauen und Sinnlichkeit zu finden.

Verwenden Sie nur kleine Mengen Ylang-Ylang und nur für kurze Zeitspannen, weil das Parfüm Kopfweh und Übelkeit verursachen kann. Es empfiehlt sich, Ylang-Ylang mit Zitrone, Bergamotte oder anderen frisch duftenden essenziellen Ölen zu mischen, um den Duft leichter zu machen. In einem abendlichen Bad fördert Ylang-Ylang die Entspannung und einen guten Schlaf. Zur Behandlung von Depression, besonders bei starker Nervenanspannung, eignet es sich ebenfalls.

Bei der Meditation ist es eines der besten essenziellen Öle gegen Wut.

Psychisch beruhigt Ylang-Ylang, erzeugt ein Gefühl von Frieden und hilft bei der Äußerung unterdrückter Gefühle.

Rosenabsolue
(Rosa centifolia, Rosa damascena, Rosa gallica)

Familie: Rosaceae

Beschreibung: Rosensträucher sind so bekannt, dass sie kaum einer Beschreibung bedürfen. *R. centifolia* bringt rosa, *R. gallica* rote und *R. damscena* rosa Blüten hervor. Das Absolue wird durch Auszug mit Lösungsmitteln aus den Blütenblättern gewonnen.

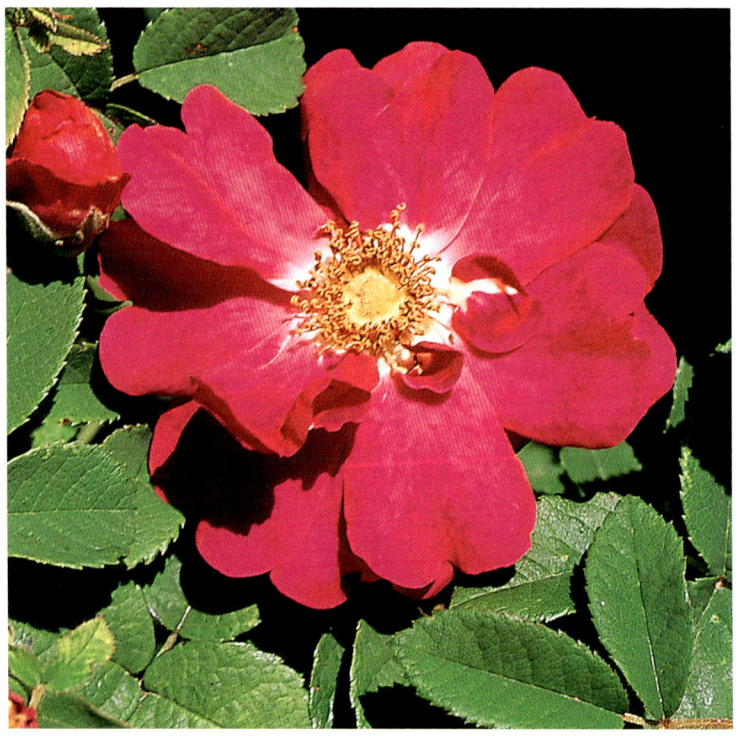

*Rose (*Rosa gallica*)*

Herkunftsländer: Frankreich, Bulgarien, Türkei, Marokko, Italien, China.

Charakteristik: Rosenabsolue ist viskos, variiert von Braunrot bis Grünorange und hat tiefe, süße, blumige Kopfnoten mit dunklen, honigartigen, rosigen Untertönen; gut mit anderen Blüten zu mischen, ebenso mit Bergamotte, Muskatellersalbei, Sandelholz, Rosenholz, Melisse, Weihrauch, Palmarosa, Patschuli, Gewürznelke, Myrrhe und Benzoe.

Therapeutische Eigenschaften: Antidepressiv, antiseptisch, antispasmisch, aphrodisierend, menstruationsfördernd, leber- und nervenstärkend, sedativ, tonisierend, uterin.

Rosenabsolue ist weniger teuer als Rosenöl, obwohl es immer noch kostspielig ist. Für manche Aromatherapeuten gilt es dem Rosenöl unterlegen, weil es mit Lösungsmitteln extrahiert wird. In kleinen Mengen verwendet ist es jedoch ziemlich sicher, und weil das Aroma sehr stark ist, reicht eine Verdünnung von 1 bis 2 %. Es hat einen kräftigeren, leidenschaftlicheren Duft als das zartere, feinere Rosenöl, und dieses Wissen kann bei der Entscheidung helfen, welche Rose bei welcher Gelegenheit verwendet werden soll. Rosenabsolue und Rosenöl duften zwar verschieden, ihre Eigenschaften überlappen sich aber, deshalb finden Sie weitere Einzelheiten über Rosenabsolue weiter unten beim Rosenöl.

Rosenöl
(Rosa centifolia, Rosa damascena, Rosa gallica)

Familie: Rosaceae

Beschreibung: *R. centifolia* bringt rosa, *R. gallica* rote und *R. damscena* rosa Blüten hervor. Das essenzielle Öl, auch Rosenöl genannt, wird durch Dampf- oder Wasserdestillation aus den Blütenblättern gewonnen.

Herkunftsländer: Frankreich, Bulgarien, Türkei, Marokko, Italien, China.

Charakteristik: Rosenöl variiert in der Färbung von Blassgelb bis Klar, wird manchmal bei Zimmertemperatur fest. Wenn Sie die Flasche einige Minuten lang in den warmen Händen

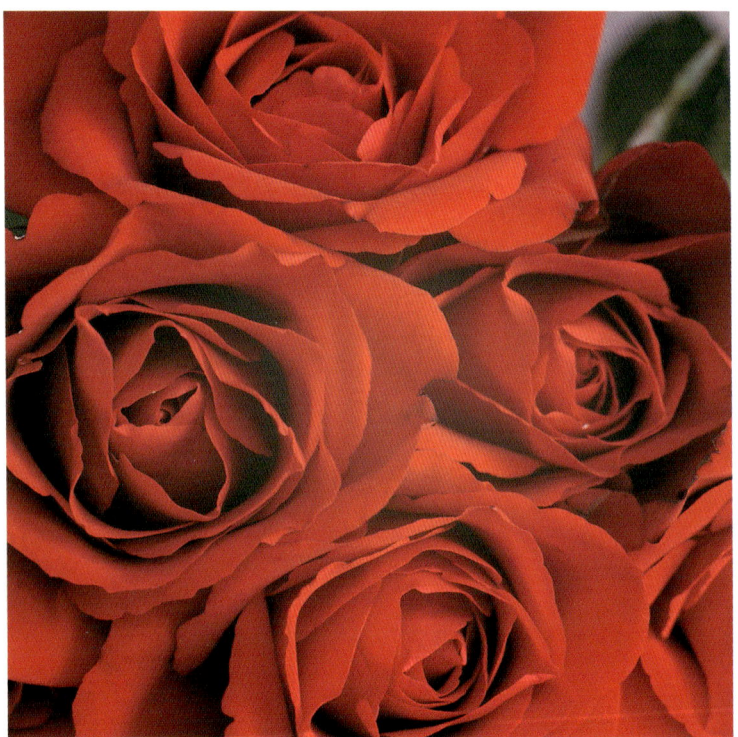

*Rose (*Rosa damascena*)*

halten, wird es zu einer viskosen Flüssigkeit. Es hat leichte, süße, blumige Kopfnoten mit tiefen, fast würzigen, rosigen Untertönen. Rosenöl lässt sich gut mit anderen Blüten mischen, ebenso mit Bergamotte, Muskatellersalbei, Sandelholz, Rosenholz, Melisse, Weihrauch, Palmarosa, Patschuli, Gewürznelke, Myrrhe und Benzoe.

Therapeutische Eigenschaften: Antidepressiv, antiseptisch, antispasmisch, aphrodisierend, menstruationsfördernd, leber- und nervenstärkend, sedativ, tonisierend, uterin.

Rosenöl wurde oft als die „Königin der Blumen" beschrieben, und für viele Aromatherapeuten gibt es kein feineres essenzielles Öl. Rosenöl tröstet trauernde Herzen und hilft Hinterbliebenen genauso wie jenen, die über das Ende einer Partnerschaft trauern. Rose wirkt auf das physische Herz stärkend und belebt auch den Geist, lindert Ängste und ist allgemein aufbauend.

Bei der Behandlung zahlreicher Frauenprobleme wie PMS, Symptome der Menopause und zur Regulierung der Periode ist Rose die erste Wahl. Sie kann auch Frauen helfen, die Probleme mit der Empfängnis haben, und es gibt einige Anekdoten und aromatherapeutische Fallgeschichten, dass Rose einer Frau bei der Empfängnis geholfen hat, nachdem andere traditionelle Hilfsmittel erfolglos waren. Zum Teil erklärt sich das aus der Tatsache, dass Rose eine tonische, läuternde Wirkung auf den Uterus hat. Die aphrodisierenden Eigenschaften spiegeln die physische Aktion wider. Sie hilft den Frauen durch das Fallenlassen von Ängsten und nervlicher Anspannung dabei, ihre Weiblichkeit und Sexualität auszudrücken und zu einer vertrauten Sinnlichkeit zu finden. Rose hilft auch jenen, die an postnataler Depression leiden. Am besten verwendet man in diesen Fällen das teure Rosenöl in einem Massageöl oder einem Parfüm.

Die wertvollen hautpflegenden Eigenschaften und der köstliche Duft machen Rosenöl zu einer guten Wahl für die Hautpflege. In Lotionen und Cremes gemischt behandelt es besonders reife, trockene, entzündete und empfindliche Haut, eignet sich aber für alle Hauttypen. Rose ist ein wunderbarer Zusatz zu Massage- und Badcölen und wird ausgiebig für stimmungsvolle Parfüms benutzt. In kleinen Mengen verwendet ist es mild genug für Kinder.

Psychisch lindert Rose Sorgen, Traurigkeit und Enttäuschungen und unterstützt sanft, bis sich die Stimmung ändert. Rosenöl vermindert auch Ängste und Trauer und kräftigt den inneren Geist. Man assoziiert Rose mit dem Herz-Chakra. Sie öffnet und heilt das Herz, damit man sich selbst und andere lieben kann.

Gegenanzeigen: In der Schwangerschaft meiden, besonders nach Fehlgeburten.

Neroli
(Citrus bigardia, Citrus aurantium var. *amara)*

Familie: Rutaceae

Beschreibung: Die Bitterorange ist ein immergrüner Baum mit mattgrauer Rinde, dunkelgrünen Blättern, kleinen Früchten und stark duftenden, weißen Blüten. Das essenzielle Öl wird durch Dampfdestillation aus den Blüten gewonnen.

Herkunftsländer: Frankreich, Ägypten, Tunesien, Marokko, Italien, Algerien.

Charakteristik: Neroli wird auch Bitterorangenblüte oder Orangenblüte genannt. Das blassgelbe essenzielle Öl hat delikate, frische, blumige Kopfnoten und warme, berauschende, bittersüße Untertöne. Neroli lässt sich gut mit fast allen anderen essenziellen Ölen mischen, besonders mit Lavendel, Melisse, Rose, Jasmin, Weihrauch und Bergamotte.

Therapeutische Eigenschaften: Antidepressiv, antiseptisch, antispasmisch, aphrodisierend, cicatrisierend, sedativ, tonisierend.

Neroli ist die beste Wahl, um Ängste und andere Probleme emotionalen oder psychischen Ursprungs zu behandeln. Traditionell in Hochzeitsbuketts verwendet, beruhigt es die Nerven vor wichtigen Ereignissen. Neroli hilft auch allen, die unter langfristigen, chronischen Ängsten leiden, und beim Überwinden von Panikattacken, Hysterie und Schock. Insgesamt ist Neroli beruhigend, wohltuend und aufheiternd.

Neroli ist für die Hautpflege besonders wertvoll, weil es die Regeneration gesunder neuer Hautzellen anregt und dadurch eine verjüngende Wirkung auf reife Haut hat. Es eignet sich für jeden Hauttyp, besonders aber für reife, trockene und empfindliche Haut. Der betörende Duft dieses essenziellen Öls macht es zu einer wunderbaren Zutat für alle Hautpflegeprodukte, Massage- und Badeöle sowie Parfüms.

Neroli eignet sich auch zur Behandlung von Durchfällen. Seine antispasmischen Eigenschaften lösen Darmkrämpfe, während die beruhigende Wirkung die durch

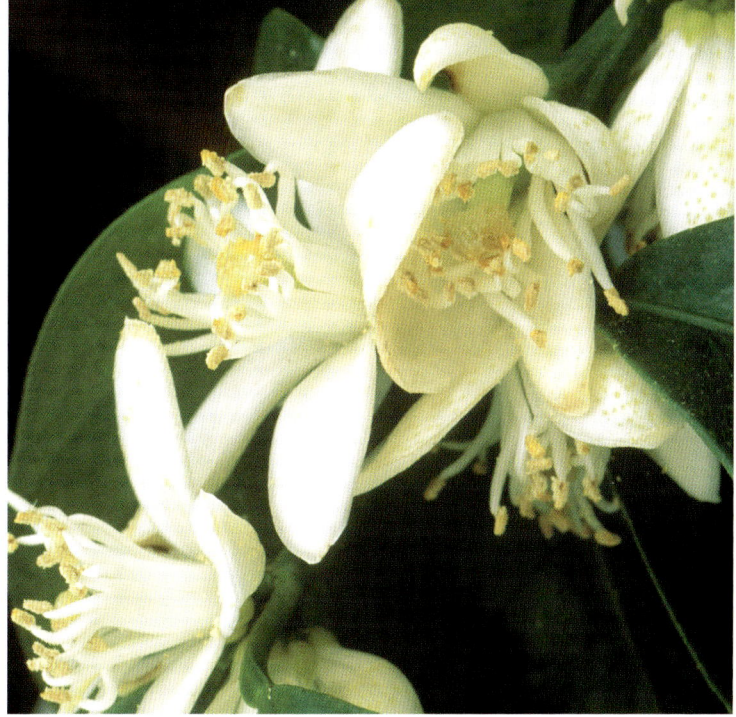

Neroli (Citrus aurantium)

heftigen Durchfall ausgelöste Angst oder den Schock lindern. Einige Tropfen Neroli in einem abendlichen Bad können Schlafstörungen bessern. Weil Neroli ein wundervolles, mildes Aphrodisiakum ist, eignet es sich besonders für jene, die bei sexuellen Begegnungen nervös werden.

Psychisch ist Neroli beruhigend und aufheiternd, besonders bei allen, die sich leicht aufregen, emotional instabil oder unsicher sind, und Neroli macht es leichter, starke Gefühle zu ertragen. Neroli wird oft mit Unschuld und Reinheit assoziiert und erzeugt Kreativität. Neroli ist auch bei Meditation nützlich und erleichtert eine spirituelle Heilung.

Jasmin
(Jasminum grandiflorum, Jasminum officinale)

Familie: Oleaceae

Beschreibung: Jasmin ist ein ausdauernder Strauch mit feinen, kleinen, grünen oder panaschierten Blättern und zarten, meist weißen oder auch rosa oder gelben Blüten. Jasmin ist eine dunkel orangebraune, viskose Absolue, die durch Auszug mit Lösungsmitteln aus den Blüten gewonnen wird.

Herkunftsländer: Frankreich, Indien, Marokko, Italien, China, Ägypten.

Charakteristik: Jasmin hat einen kräftigen, berauschenden Duft. Nachts duftet er am stärksten, weshalb er in Indien auch „Königin der Nacht" genannt wird. Die Nacht ist daher auch die beste Zeit für die Ernte der Blüten. Jasmin hat süße, blumige, exotische Kopfnoten und berau-

*Jasmin (*Jasminum officinale *'Affine')*

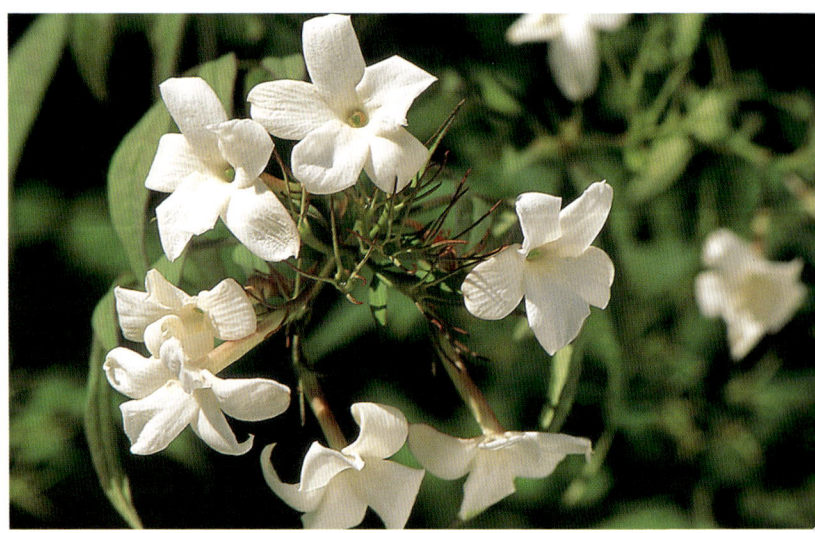

schende, warme, honigartige Untertöne. Gut mit Zitrusarten zu mischen, sowie mit Muskatellersalbei, Rose, Sandelholz, Rosenholz, Weihrauch, Neroli, Zypresse, Eisenkraut und Melisse.

Therapeutische Eigenschaften: Analgetisch, antidepressiv, entzündungshemmend, antiseptisch, antispasmisch, aphrodisierend, galaktagogisch, nervenstärkend, sedativ, tonisierend, uterin.

Jasmin ist die beste Wahl, um Vertrauen zu schaffen, weil es emotional wärmend und aufheiternd wirkt. Es ist ein starkes Antidepressivum von anregender Natur. Alle diese Eigenschaften vereinen sich, um denen zu helfen, die an durch Depression entstehendem mangelndem Selbstvertrauen, Wankelmut, Unentschlossenheit und Apathie leiden. Parfüms und Massageöle sind die besten Anwendungsmethoden. Insgesamt ist Jasmin entgiftend, euphorisierend und aphrodisierend.

Wie die Rose ist auch Jasmin bei der Behandlung von Frauenleiden nützlich. Bei der Geburt hilft es, wenn mit Beginn der Wehen der untere Rücken- und Bauchbereich mit Jasmin massiert werden. Das lindert Schmerzen, verstärkt die Kontraktionen und hilft beim Ausscheiden der Plazenta. Jasmin kräftigt auch die männlichen Genitalien und kann bei vergrößerter Prostata angewendet werden. Kaum verwunderlich, dass Jasmin eines der kräftigsten Aphrodisiaka ist.

Der liebliche blumige Duft macht Jasmin so wertvoll für die Hautpflege, besonders bei heißer, trockener, empfindlicher, entzündeter und reifer Haut. Am besten verwendet man Jasmin nur in kleinen Mengen (einprozentige Verdünnung ist ideal), weil der Duft sehr schwer ist.

Psychisch ruft Jasmin Euphorie hervor, erneuert Selbstvertrauen und Optimismus. Jasmin wärmt und öffnet die Gefühle, was besonders denen hilft, die eher verschlossen sind. Jasmin wird mit intuitivem Wissen und Wahrnehmung assoziiert, deshalb ist er eine wertvolle Hilfe bei nach innen gerichteter Meditation, beim Überwinden von Grenzen und bei der Entfesselung der Fantasie.

Gegenanzeigen: In der frühen Schwangerschaft meiden, besonders nach Fehlgeburten.

Veilchenblätter
(Viola odorata)

Familie: Violaceae

Beschreibung: Das Veilchen ist eine kleine, winterharte Staude mit herzförmigen, grünen Blättern und duftenden, blauvioletten oder weißen Blüten. Das Absolue wird durch Auszug mit Lösungsmitteln aus dem Concrète gewonnen, dieses wiederum durch Lösungsmittelauszug aus den Blättern. Gelegentlich gibt es auch ein Blüten-Absolue.

Herkunftsländer: Frankreich, Ägypten, Italien.

Charakteristik: Veilchenblätter sind dunkelgrün und viskos mit feinen, grünen Kopfnoten nach frisch gemähtem Gras und flüchtigen,

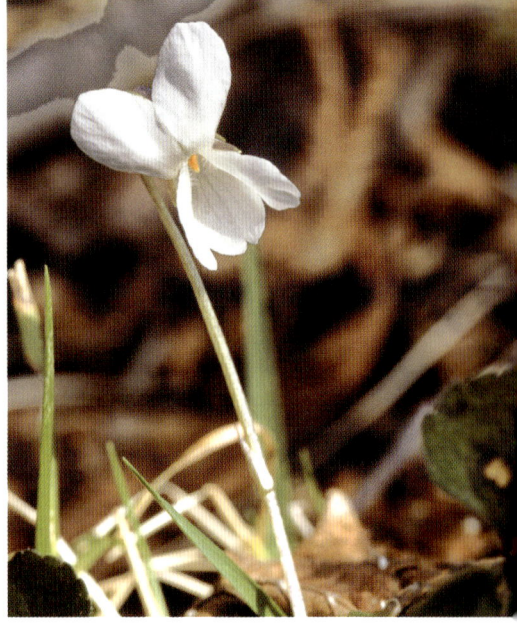

*Veilchen (*Viola odorata*)*

berauschenden, blumigen Untertönen. Sie lassen sich gut mit den meisten anderen Blüten mischen sowie mit Zitrone, Bergamotte, Kreuzkümmel, Basilikum und Muskatellersalbei.

Therapeutische Eigenschaften: Analgetisch, antidepressiv, entzündungshemmend, antiseptisch, abschwellend, diuretisch, sedativ.

Veilchenblätter sind tief und geheimnisvoll, aber eines der am wenigsten benutzten Blütenöle, wohl auch wegen des hohen Preises. Es hilft bei Schmerzen und Unregelmäßigkeiten während der Periode; außerdem wirkt es beruhigend und befreit von Schlafstörungen. Veilchenblätter eignen sich zur Behandlung von Hautproblemen wie Besenreisern und Ausschlägen. Der Duft von Veilchen wird als „angenehm und herzstärkend" beschrieben und eignet sich gut für ein stimmungsvolles Parfüm oder Massageöl, um Trauergefühle zu überwinden. Gemischt mit Rose haben Veilchenblätter eine stärkende Wirkung auf das Herz – insgesamt einschläfernd, beruhigend und wohltuend.

Psychisch wirken Veilchenblätter kräftigend und beruhigend, lindern Angst, Unsicherheit, Verwirrtheit, Kopfschmerzen und nervliche Erschöpfung. Mit großem Erfolg setzten Ärzte sie bei psychisch gestörten Patienten ein. Gut geeignet auch für Meditationen zur Überwindung von Trauer.

Gegenanzeigen: Maßvoll verwenden – nicht mehr als 4 Tropfen in einem Bad und nicht mehr als 2 % in Massageölen.

Kräuter

Majoran
(Origanum majorana, Majorana hortensis)

Familie: Labiatae oder Lamiaceae

Beschreibung: Mehrjährige, buschige Staude mit dunkelgrünen Blättern, haarigem Stängel und Büscheln weißer oder rosafarbener Blüten. Dampfdestillation aus Blättern und Blüten.

Herkunftsländer: Frankreich, Bulgarien, Türkei, Marokko, Italien, Tunesien, Ungarn, Ägypten, Polen.

Charakteristik: Majoran hat würzige, kräuterartige Kopfnoten und warme, holzige, kampferartige Untertöne. Gut mit den meisten anderen Kräutern zu mischen, ebenso mit Lavendel, Bergamotte, Zypresse, Kamille, Wacholder und Eukalyptus.

Therapeutische Eigenschaften: Analgetisch, anaphrodisierend, antiseptisch, antispasmisch, carminativ, verdauungs- und menstruationsfördernd, blutdrucksenkend, sedativ, tonisierend, gefäßerweiternd.

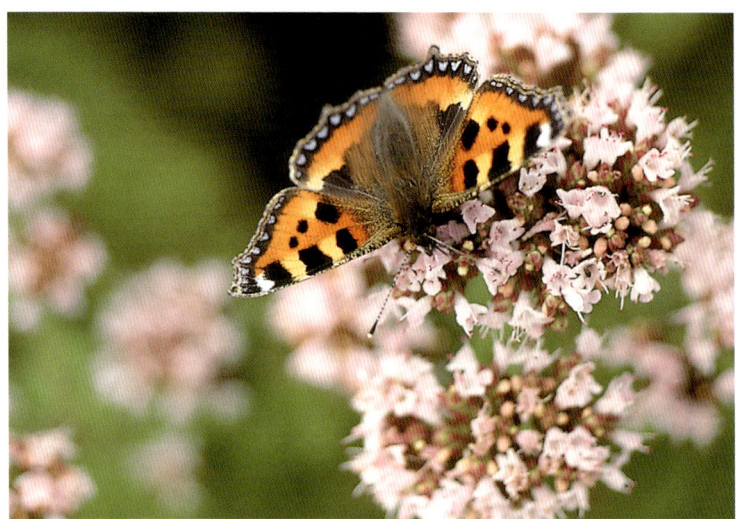

*Majoran (*Origanum majorana*)*

Majoran ist der große Tröster unter den essenziellen Ölen und hilft bei Schmerzen aller Art. Er ist wärmend und tröstend, eignet sich bei Trauer, ist wohltuend und spendet Herz und Gefühlen Trost. Die Wirkung von Majoran kann jedoch etwas betäubend sein, deshalb darf er nur vorsichtig und nicht über längere Zeit angewendet werden, insgesamt ist er kräftigend, wärmend und tröstend.

Majoran, der verspannte, steife Muskeln lockert und rheumatische Schmerzen lindert, eignet sich gut für Massagen und erweitert die Blutgefäße, was wärmend wirkt.

Er eignet sich auch gut für Bäder, duftet aber besser, wenn er mit Lavendel oder anderen süßeren essenziellen Ölen gemischt wird. In einer warmen Kompresse angewendet lindert Majoran Menstruationskrämpfe, und bei Unterleibsmassage lindert er Blähungen und Verstopfung.

Psychisch wirkt Majoran wie eine zweite Haut, beruhigt Überempfindlichkeit und lindert Stress und Nervenanspannung. Er tröstet die Traurigen und Einsamen und tut denen gut, die enthaltsam leben, denn er vermindert das sexuelle Verlangen. Majoran unterstützt den Fluss feinstofflicher Energie im Körper und bringt verborgene Kraft und Ausdauer ans Licht.

Gegenanzeigen: Während der Schwangerschaft meiden.

Rosmarin
(Rosmarinus officinalis, Rosmarinus coronarium)

Familie: Labiatae oder Lamiaceae

Beschreibung: Rosmarin ist ein aromatischer, ausdauernder Halbstrauch mit silbergrünen Blättern und charakteristischen, himmelblauen Blüten. Das essenzielle Öl wird durch Dampfdestillation aus den blühenden Triebspitzen gewonnen.

Herkunftsländer: Frankreich, Spanien, Portugal, Tunesien.

Charakteristik: Rosmarin hat scharfe, frische, grüne Kopfnoten und kräuterartige, balsamische, kampferähnliche Untertöne. Gut mit den meisten Gewürzen zu mischen, ebenso mit Lavendel, Bergamotte, Basilikum, Weihrauch, Wacholder, Kiefer, Thymian, Eisenkraut, Melisse, Zedernholz und Petit Grain.

Therapeutische Eigenschaften: Analgetisch, antiseptisch, antispasmisch, adstringierend, carminativ, verdauungsfördernd, diuretisch, leberfördernd, blutdrucksteigernd, hautrötend, anregend, tonisierend.

Rosmarin ist das stärkste cephalische essenzielle Öl, und das Sprichwort, dass Rosmarin die Erinnerung stärkt, ist wissenschaftlich erwiesen. Man kann einen Tropfen Rosmarin, gemischt mit zwei Tropfen Neroli, auf die Handgelenke auftragen, bevor man sich einer Prüfung unterzieht (Neroli beruhigt die Nerven und Rosmarin schärft den Geist und steigert die Kreativität). Insgesamt ist Rosmarin belebend, erfrischend und kräftigend.

Rosmarin eignet sich gut für Massagen und wird auch bei verspannten, überanstrengten Muskeln angewendet. Er regt die Flüssigkeitsausscheidung an und entgiftet das Lymphsystem.

Man sagt ihm nach, er fördere den Haarwuchs, stärke die Kopfhaut und verhindere Schuppen.

Als starkes Antiseptikum kann Rosmarin, in Duftlampen verwendet, die Ausbreitung von Infektionen über die Luft verhindern. Er ist auch ein Lebertonikum, und einige Tropfen in einem morgendlichen Bad können einen Kater vertreiben.

Psychisch wirkt Rosmarin anregend, reinigend und schützend. Er ist traditioneller Bestandteil von Räucherwerk und unterstützt Meditationen, weil er den Geist wach und klar hält. Rosmarin ist ein Beschützer der Seele, ein Symbol der Freundschaft und Liebe, der an Liebe und auch Tod gemahnt. Man assoziiert ihn mit dem Stirn-Chakra. Er unterstützt klare Gedanken und innere Visionen.

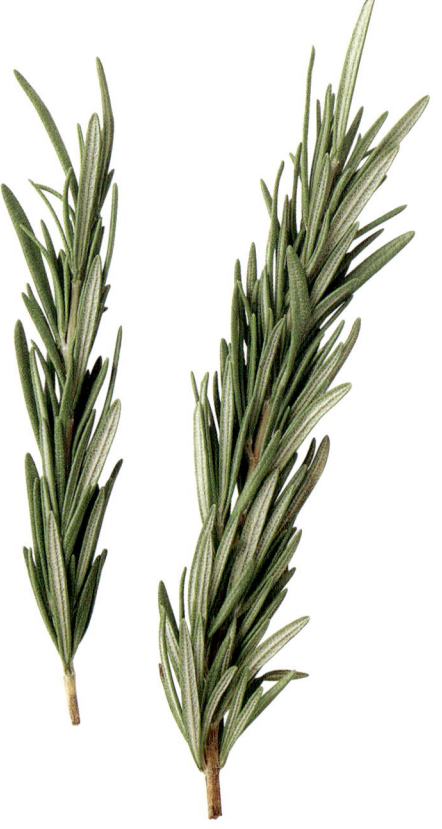

*Rosmarin (*Rosmarinus officinalis*)*

Gegenanzeigen: Während der Schwangerschaft meiden; nicht bei Epileptikern anwenden.

Muskatellersalbei
(Salvia sclarea)

Familie: Labiatae oder Lamiaceae

Beschreibung: Muskatellersalbei ist ein hohes zweijähriges Kraut mit großen, behaarten, purpur-grünen Blättern und fruchtbaren, kleinen, blauvioletten oder weißen Blüten. Dampfdestillation aus blühenden Triebspitzen und Blättern.

Herkunftsländer: Frankreich, Russland, Marokko, England, Amerika.

Charakteristik: Muskatellersalbei hat süße, moschus- und kräuterartige Kopfnoten und nussige, fast blumige Untertöne. Gut mit Zitrusarten zu mischen, ebenso mit Lavendel, Koriander, Kardamom, Weihrauch, Jasmin, Kiefer, Geranie, Zedernholz und Palmarosa.

Therapeutische Eigenschaften: Anitkonvulsiv, antidepressiv, antiseptisch, antispasmisch, aphrodisierend, adstringierend, carminativ, verdauungs- und menstruationsfördernd, blutdrucksteigernd, nervenstärkend, sedativ, tonisierend.

Muskatellersalbei ist das euphorischste unter den essenziellen Ölen und kann fast wie eine Droge narkotisierend wirken. Zusammen mit den stark antidepressiven Eigenschaften ergibt Muskatellersalbei ein wirksames Mittel gegen Depression, Melancholie, Ängste, Stress und allgemeine chronische Unzufriedenheit. Insgesamt ist Muskatellersalbei entgiftend, sinnlich und aufheiternd. Als eines der wertvollsten essenziellen Öle für die Behandlung von Menstruationskrämpfen entspannt Muskatellersalbei in Bädern und warmen Unterleibskompressen Geist und Körper und lindert Schmerzen. Seine östrogene Wirkung leitet die Menstruation ein und reguliert sie. Muskatellersalbei hilft auch bei der Behandlung von Symptomen der Menopause und kann bei der Geburt als Massageöl während der ersten Wehen verwendet werden. Er ist ein gutes Aphrodisiakum.

Muskatellersalbei eignet sich gut als Massageöl für Brust und Rücken zur Linderung von Asthma. Zum Shampoo gegeben oder in die Kopfhaut einmassiert kann er Schuppen vorbeugen und die Talgproduktion regulieren. Muskateller-salbei in Fußbädern oder Bädern kann auch übermäßiges Schwitzen verhindern. Muskatellersalbei wirkt tief entspannend, euphorisierend und belebend. In klei-nen Mengen verwendet unterstützt er Meditationen und erleichtert die Traum-arbeit, indem er für starke, lebendige Träume sorgt. Muskatellersalbei hilft, fein-stoffliche Energien und göttliche Inspiration zu stärken.

Gegenanzeigen: Während der Schwangerschaft meiden; nicht vor oder nach dem Genuss von Alkohol.

*Muskatellersalbei (*Salvia sclarea*)*

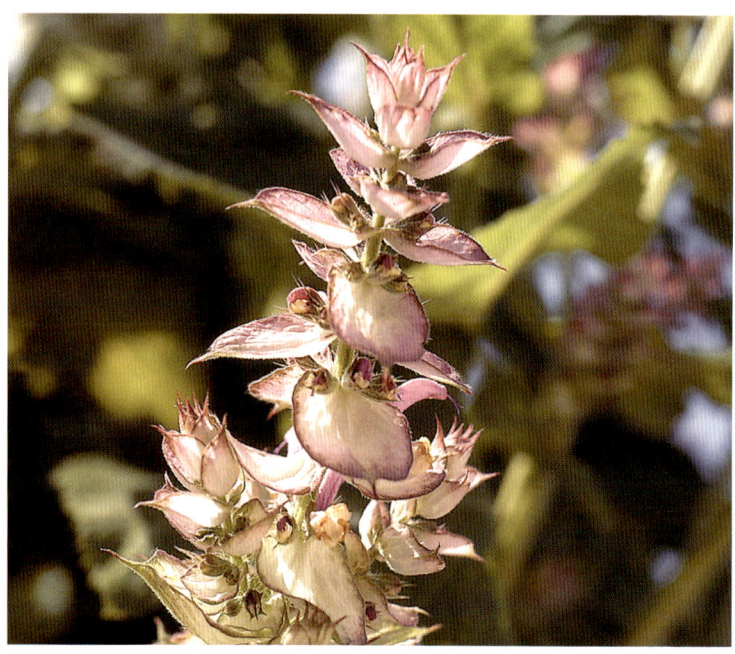

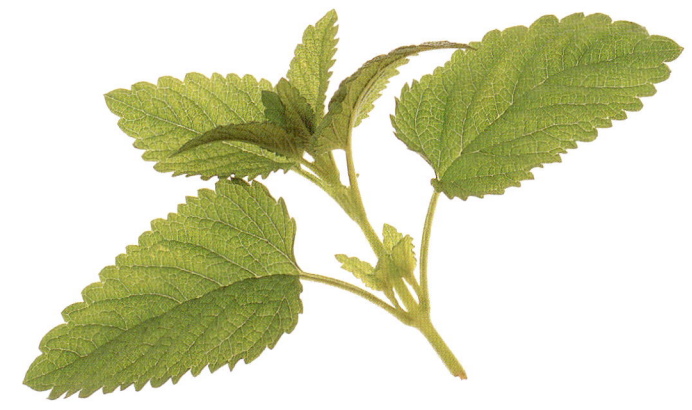

*Melisse (*Melissa officinalis*)*

Melisse
(Melissa officinalis)

Familie: Labiatae oder Lamiaceae

Beschreibung: Melisse, auch Zitronenmelisse genannt, ist ein süß duftendes, ausdauerndes, buschiges Kraut mit grünen, gesägten Blättern und kleinen, weißen oder rosafarbenen Blüten. Ölgewinnung aus blühenden Triebspitzen und Blättern.

Herkunftsländer: Frankreich, Deutschland, Italien, Spanien, England.

Charakteristik: Melisse hat warme, frische, zitronige Kopfnoten und süße, strahlende, zarte, balsamische, kräuterartige Untertöne. Sie kann gut mit Blüten und Zitrusarten gemischt werden, besonders mit Lavendel, Rose und Geranie, ebenso mit Myrte.

Therapeutische Eigenschaften: Antidepressiv, antiseptisch, antispasmisch, antiviral, bakterizid, carminativ, fiebersenkend, blutdrucksenkend, nervenstärkend, sedativ, tonisierend.

Melisse ist eines der besten essenziellen Öle bei Schock, Depression, Trauer und Ängsten; sie bereichert das Leben, belebt den Geist und vertreibt trübe Gedanken. Sie hilft beim Finden innerer Zufriedenheit, indem sie den beunruhigten Geist besänftigt, stärkt die Gefühle und umgibt mit Freude. Insgesamt ist Melisse belebend, aufheiternd und kräftigend.

Die tonischen Eigenschaften von Melisse tun den Herzkranzgefäßen gut, senken hohen Blutdruck, haben eine allgemein tonisierende Wirkung auf das Herz und regulieren zu hastiges Atmen. Melisse hat auch eine regulierende Wirkung auf das Verdauungssystem, lindert Krämpfe und hilft bei Übelkeit und Verstopfung, besonders, wenn diese stressbedingt sind. Sie behebt Stress, Schlafstörungen und Nervenanspannung. Melisse ist unglaublich teuer, deshalb verwendet man sie am besten sparsam in Parfüms und Massageölen.

Psychisch wirkt Melisse beruhigend, aufheiternd und tief entspannend. Sie eignet sich für Meditationen, besonders um Wut zu besiegen und Trauer zu lindern. Sie stärkt das Herz-Chakra und erzeugt universelle Liebe und göttliche Freude.

Gegenanzeigen: Bei empfindlicher Haut meiden und immer nur kleine Mengen verwenden – stark verdünnt (1 % Öl).

Basilikum, Indisches Basilikum
(Ocimum basilicum, Ocimum sanctum)

Familie: Labiatae oder Lamiaceae

Beschreibung: Einjähriges aromatisches Kraut mit grünen Blättern und kleinen weißen oder rosafarbenen Blüten. Das essenzielle Öl wird durch Dampfdestillation aus blühenden Triebspitzen und Blättern gewonnen.

Herkunftsländer: Frankreich, Ägypten, Komoren, Indien, Italien, Bulgarien, Ungarn.

Charakteristik: Basilikum hat süße, grüne, kräuterartige Kopfnoten und würzige, lakritz- / anisartige Untertöne. Indisches Basilikum hat ein ähnliches Aroma, aber mehr Tiefe. Basilikum lässt sich gut mit den meisten anderen Kräutern mischen, ebenso mit Lavendel, Geranie, Bergamotte, Limone, Zitrone, Weihrauch und Kiefer.

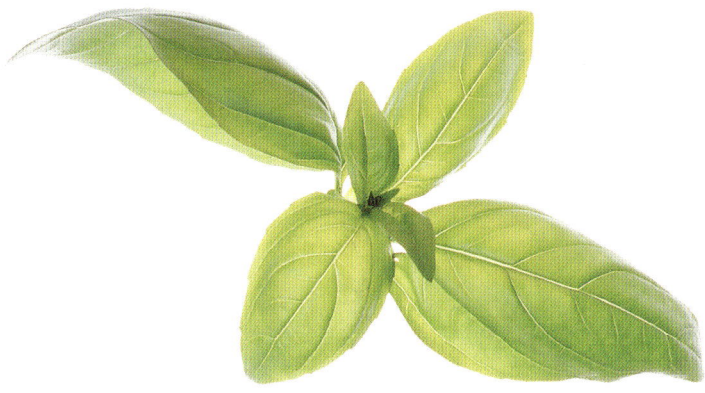

*Basilikum (*Ocimum basilicum*)*

Therapeutische Eigenschaften: Antiseptisch, antispasmisch, carminativ, cephalisch, verdauungs- und menstruationsfördernd, fiebersenkend, nervenstärkend, tonisierend.

Basilikum hat eine eher feine, weniger scharfe cephalische Wirkung als Rosmarin und gilt als erste Wahl zur Behandlung geistiger Erschöpfung und bei Unentschlossenheit.

Es hilft ebenso bei nervlicher Zerrüttung und all jenen, die Schutz brauchen. Insgesamt ist Basilikum stärkend und klärend.

Obwohl Basilikum bei Verdauungs- und Menstruationsbeschwerden hilft und eine nützliche Alternative zu anderen essenziellen Ölen darstellt, wirkt es am besten wegen seiner tonisierenden Wirkung auf Nerven und Geist. Eine längerfristige oder übertriebene Nutzung von Basilikum ist nicht zu empfehlen. Basilikum sollte besser gemischt werden, um nicht an die italienische Küche zu erinnern – Sie wollen gewiss nicht wie eine Pizza riechen!

Basilikum ist anregend, aufheiternd und kräftigend. Es eignet sich gut, um den Geist für Meditationen zu klären und anzuregen. Basilikum ist ein feinstofflicher psychischer Beschützer und seine mild antidepressive und tonisierende Wirkung zu empfehlen für alle, die unter langfristiger psychischer Erschöpfung leiden.

Gegenanzeigen: Während der Schwangerschaft und bei empfindlicher Haut meiden. In kleinen Mengen verwenden – nie mehr als 2 % –, und längerfristigen Gebrauch vermeiden.

Thymian
(Thymus vulgaris)

Familie: Labiatae oder Lamiaceae

Beschreibung: Thymian ist ein staudiger, aromatischer Halbstrauch mit kleinen, grüngrauen Blättern und violetten oder weißen Blüten. Das essenzielle Öl wird durch Dampf- oder Wasserdestillation aus blühenden Triebspitzen und Blättern gewonnen. Zum Kauf empfohlen wird nur Linalool-Thymian, der am mildesten und ungiftig ist.

Herkunftsländer: Frankreich, Marokko, Spanien, Griechenland, Algerien, Deutschland, Amerika.

Charakteristik: Thymian hat intensive, frische, grüne, kräuterartige Kopfnoten und süße, würzige, medizinische Untertöne. Gut mit anderen Kräutern zu mischen, ebenso mit Lavendel, Bergamotte, Zitrone, Kiefer, Zypresse und Schwarzem Pfeffer.

Therapeutische Eigenschaften: Antiseptisch, antispasmisch, bakterizid, carminativ, verdauungs-, menstruations- und auswurffördernd, anregend, tonisierend.

Thymian ist eines der besten essenziellen Öle bei Rekonvaleszenz und zum Schutz vor Infektionen. Seine Anwendung bei der Lymphdrainage-Massage vermehrt die Produktion weißer Blutkörperchen und stärkt die Abwehrsysteme des Körpers. Thymian wirkt besonders gut gegen Atemwegsinfekte. Er steigert und reguliert den Appetit und hat auf die Verdauung eine tonisierende Wirkung. Er ist stärkend, belebend und anregend.

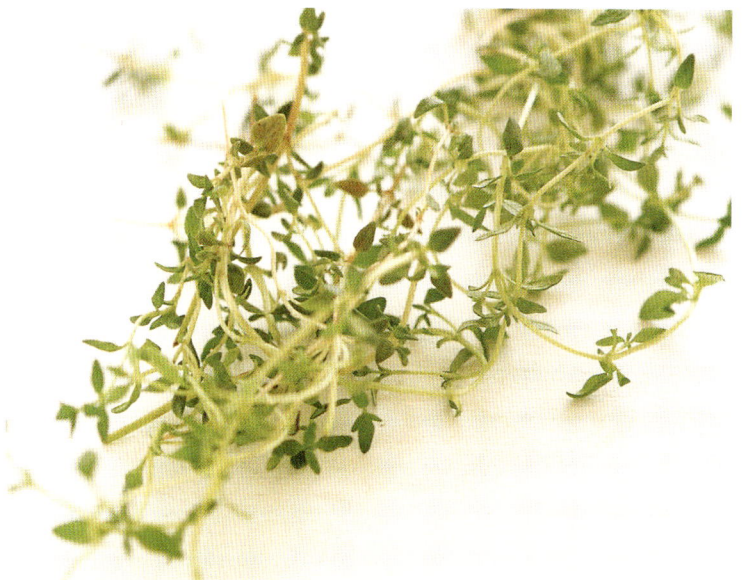

*Thymian (*Thymus vulgaris*)*

Dennoch hat Thymian einen insgesamt ausgleichenden Charakter, wodurch er sich sehr gut für chronisch Erschöpfte eignet, weil er sowohl belebt als auch beruhigt. Er eignet sich für Bäder, Duftlampen und Massagen, wird aber am besten gemischt, um seinen stark kräuterartigen Duft auszugleichen.

Psychisch wirkt Thymian schützend und gibt Schwung. Er hilft allen, die zur Lethargie und Melancholie neigen und regt sowohl körperliche Vitalität als auch emotionale und geistige Kräfte an. Thymian kann allen helfen, die „ausgeflippt" sind und hat psychisch erdende Eigenschaften.

Gegenanzeigen: Während der Schwangerschaft meiden. Auf der Haut nur in kleinen Mengen verwenden, längerfristigen Gebrauch vermeiden.

Pfefferminze
(Mentha piperita)

Familie: Labiatae oder Lamiaceae

Beschreibung: Pfefferminze ist ein staudiges Kraut mit grünen Stängeln und Blättern sowie weißen Blüten. Es gibt viele weitere Minzearten, von denen manche ebenfalls in der Aromatherapie verwendet werden. Das essenzielle Öl wird durch Dampfdestillation aus blühenden Triebspitzen und Blättern gewonnen.

Herkunftsländer: Amerika, England, Bulgarien, Marokko, Italien, China, Tasmanien, Holland, Spanien, Deutschland, Brasilien.

Charakteristik: Pfefferminze hat frische, helle, durchdringende, minzige Kopfnoten und scharfe, grasige, kampferähnliche Untertöne. Sie lässt sich gut mit Lavendel, Rosmarin, Eukalyptus und Zitrone mischen.

Therapeutische Eigenschaften: Analgetisch, antiseptisch, antispasmisch, adstringierend, carminativ, cephalisch, abschwellend, verdauungs- und auswurffördernd, fiebersenkend, nerven- und magenstärkend, anregend.

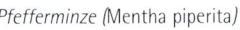

*Pfefferminze (*Mentha piperita*)*

Pfefferminze ist eines der besten essenziellen Öle für alle Arten von Verdauungsstörungen und sollte als Massageöl bei sanften Massagen des Unterleibs im Uhrzeigersinn verwendet werden. Gleichzeitiges Trinken von Pfefferminztee erzeugt eine Wechselwirkung zwischen beiden Formen von Pfefferminze. Insgesamt ist Pfefferminze erfrischend, anregend und stärkend. Kombiniert mit Lavendel schützt Pfefferminze vor Erkältungen und Grippe. Verwenden Sie nie mehr als 3 Tropfen in Bad, Massageöl oder bei Inhalationen. Pfefferminze eignet sich auch als Gesichtsdampfbad zur Reinigung und zum Abschwellen der Haut, besonders bei Akne. In kalten Kompressen mit Lavendel kombiniert lindert Pfefferminze Kopfschmerzen und Migräne.

Pfefferminze ist kühn, fördert Klarheit und Wachsamkeit. Einige aus einem Tuch eingeatmete Tropfen Pfefferminze können die Symptome von Schock lindern. Sie hilft, Gefühle von Minderwertigkeit und Unsicherheit zu überwinden und vertieft die innere Einsicht.

Gegenanzeigen: Auf der Haut und in Bädern nur in kleinen Mengen verwenden. Gleichzeitigen Gebrauch von Pfefferminze und homöopathischen Heilmitteln vermeiden.

Fenchel
(Foeniculum vulgare, Foeniculum officinale, Anethum foeniculum)

Familie: Umbelliferae oder Apiaceae

Beschreibung: Fenchel ist ein zweijähriges oder staudiges Kraut mit zart gefiederten Blättern und goldenen Blüten. Ölgewinnung durch Dampfdestillation aus zerstoßenen Samen.

Herkunftsländer: Frankreich, Griechenland, Italien, Ungarn.

Charakteristik: Fenchel hat saubere, süße, anisartige Kopfnoten und erdige, würzige, pfeffrige Untertöne. Man kann ihn gut mit Geranie, Lavendel, Schwarzem Pfeffer, Rosmarin, Sandelholz, Eisenkraut und Zitrone mischen.

Therapeutische Eigenschaften: Antiseptisch, antispasmisch, carminativ, blutreinigend, diuretisch, menstruations- und auswurffördernd, galaktagogisch, milz- und magenstärkend.

Fenchel ist eines der besten entgiftenden essenziellen Öle und wird viel bei der Lymphdrainage-Massage angewendet. Seine diuretischen Eigenschaften unterstützen beim Ausscheiden von Schadstoffen und wirken antiseptisch auf die Harnwege. Fenchel eignet sich auch gut bei Blähungen und Verdauungsbeschwerden. Empfohlen wird eine Massage kombiniert mit dem Trinken von Fencheltee. Insgesamt ist Fenchel tief reinigend, läuternd und belebend.

Fenchel fördert bei jungen Müttern die Milchproduktion, er kann die Periode und den Hormonhaushalt während der Menopause normalisieren und regulieren.

Fenchel ist schützend, wärmend und erdend. Einige zwischen den Händen verriebene Tropfen, mit denen man über die Aura streicht, schützen vor seelischer Unsicherheit.

Gegenanzeigen: Während der Schwangerschaft und bei Epileptikern nicht anwenden.

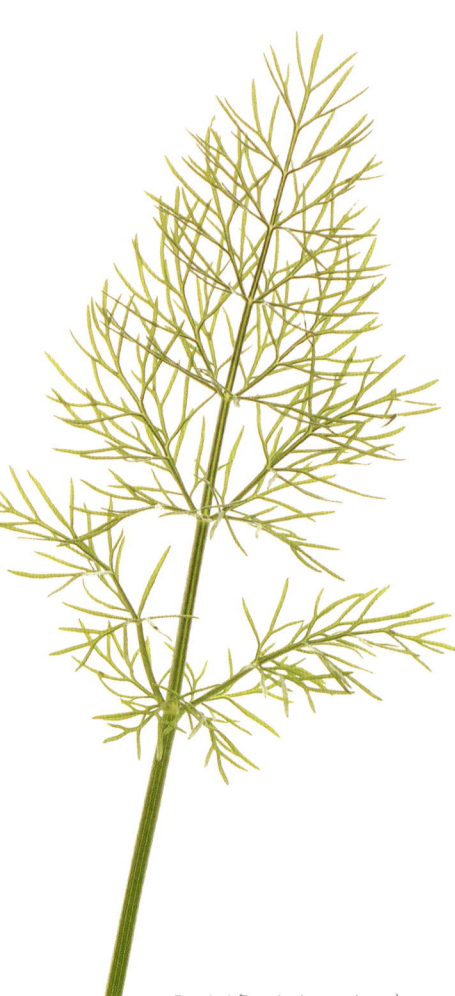

*Fenchel (*Foeniculum vulgare*)*

Ysop
(Hyssopus officinalis var. decumbens)

Familie: Labiatae oder Lamiaceae

Beschreibung: Ysop ist ein staudiger, aromatischer Halbstrauch mit kleinen, lanzettförmigen, grünen Blättern und lilablauen Blüten. Das essenzielle Öl wird durch Dampfdestillation aus blühenden Triebspitzen und Blättern gewonnen.

Herkunftsländer: Frankreich, Holland, Ungarn.

Charakteristik: Ysop hat intensive, süße, holzige, kampferähnliche Kopfnoten und warme, würzige, kräuterartige Untertöne. Er lässt sich gut mit den meisten anderen Kräutern mischen, ebenso mit Lavendel, Myrte, Pimentbaum und Geranie.

Therapeutische Eigenschaften: Antiseptisch, antispasmisch, adstringierend, bakterizid, carminativ, cephalisch, verdauungs-, auswurf- und menstruationsfördernd, diuretisch, blutreinigend, nervenstärkend, tonisierend.

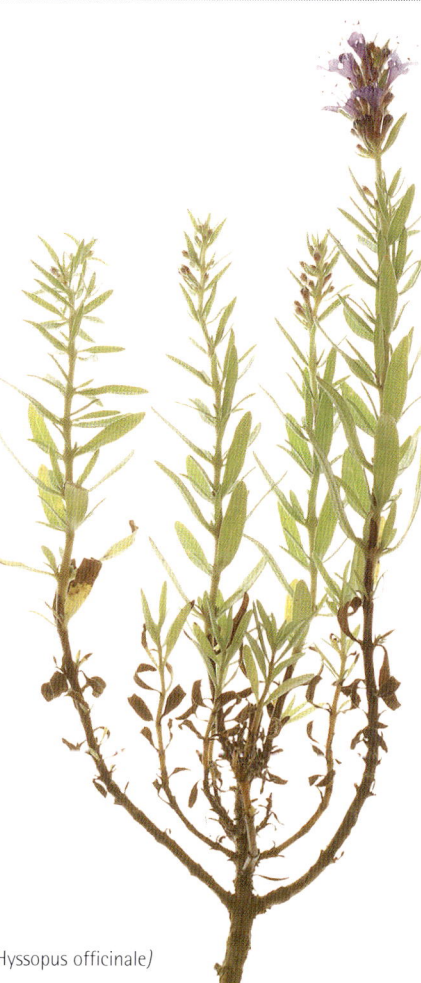

*Ysop (*Hyssopus officinale*)*

Ysop hat eine besondere Affinität zu den Atemwegen und wirkt auswurffördernd und hustenstillend. Man kann ihn in Duftlampen, als Inhalation oder für örtliche Massagen verwenden. Bei Prellungen hilft er in kalten Kompressen; er wirkt kräftigend auf den Geist, besonders bei nervlicher Anspannung. Insgesamt ist Ysop wärmend, reinigend und verjüngend.

Ysop wirkt zentrierend und aufheiternd und unterstützt beim Meditieren die Inspiration und Konzentration. Er wirkt psychisch läuternd, regt die Kreativität an und schützt alle, die wenig persönliche Bindungen haben.

Gegenanzeigen: Während der Schwangerschaft meiden und nicht bei Epileptikern anwenden. Nur in kleinen Mengen und nicht über längere Zeit anwenden.

Eisenkraut
(Lippia citriodora, Verbena triphylla, Aloysia triphylla)

Familie: Verbenaceae

Beschreibung: Eisenkraut ist ein mehrjähriger Strauch mit duftenden, lanzettförmigen, grünen Blättern, kleinen weißen oder violetten Blüten. Ölgewinnung durch Dampfdestillation aus den Blättern.

Herkunftsländer: Frankreich, Spanien, Marokko, Tunesien, Algerien, Italien.

Charakteristik: Eisenkraut hat süße, zitronenfrische Kopfnoten und fruchtige, blumige Untertöne. Gut mit den meisten anderen Kräutern und Zitrusarten zu mischen, ebenso mit Neroli, Palmarosa, Weihrauch, Jasmin, Wacholder, Zedernholz, Myrte und Geranie.

Therapeutische Eigenschaften: Antiseptisch, antispasmisch, carminativ, entgiftend, verdauungsfördernd, fiebersenkend, sedativ, magenstärkend.

Eisenkraut ist angezeigt bei Verdauungsproblemen, die durch Nervenanspannung verursacht oder verschlimmert wurden und kann auch die Leber und das

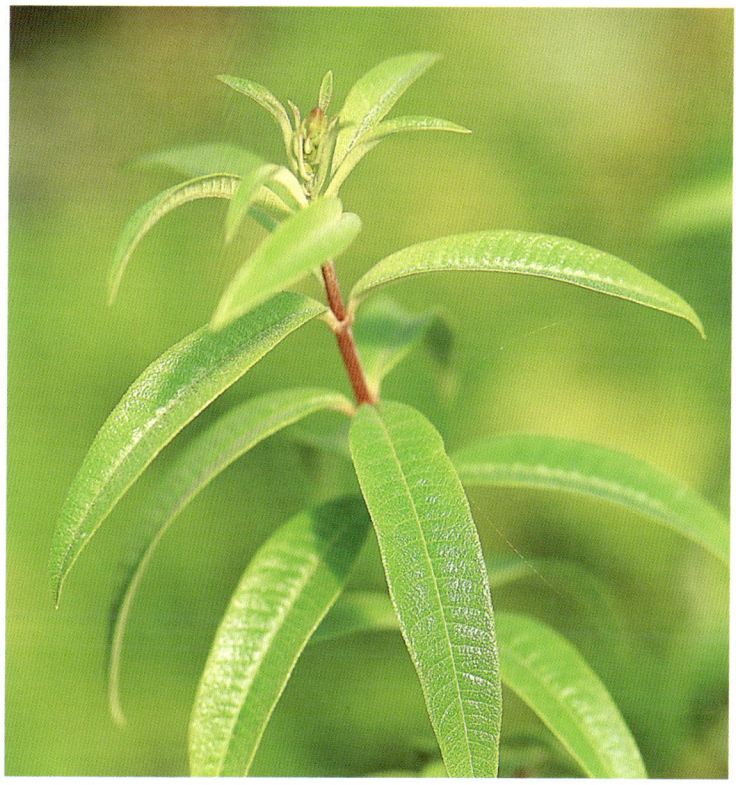

Eisenkraut (Aloysia triphylla)

Verdauungssystem abschwellen und reinigen. Neben der Verwendung des essenziellen Öls wird das Trinken von Eisenkrauttee (auch als Verbena bekannt) empfohlen. Sein zitronenfrischer, aufheiternder Duft beruhigt Ängste, verringert Stress, fördert erholsamen Schlaf und gibt allen, die lustlos und apathisch sind, neuen Schwung. Verwenden Sie nicht mehr als 2 Tropfen im Bad, vielleicht gemischt mit 4 Tropfen Lavendel, in Massageölen nur winzige Mengen. Psychisch lindert Eisenkraut Müdigkeit und Apathie und regt Kreativität und Konzentration an. Es hilft, sich für kosmische Energien zu öffnen und macht das Beste aus dem Augenblick.

Gegenanzeigen: Während der Schwangerschaft meiden. Nicht bei empfindlicher Haut, nicht im Sonnenlicht und nur in kleinen Mengen anwenden.

Knoblauch
(Allium sativum)

Familie: Amaryllidaceae oder Liliaceae

Beschreibung: Knoblauch ist ein stark riechendes, mehrjähriges Kraut mit langen, flachen Blättern, kleinen, weißen Blüten und einer Zwiebel, die aus mehreren Zehen besteht. Ölgewinnuung durch Dampfdestillation aus den zerstoßenen Zwiebeln.

Herkunftsländer: Frankreich, Bulgarien, Ägypten, Deutschland, China, Japan.

Charakteristik: Knoblauch hat einen unverkennbaren, sehr starken Geruch.

Therapeutische Eigenschaften: Antibiotisch, antiseptisch, entgiftend, antiviral, carminativ, blutreinigend, diuretisch, auswurffördernd, fiebersenkend, fungizid, blutdrucksenkend, magenstärkend, tonisierend.

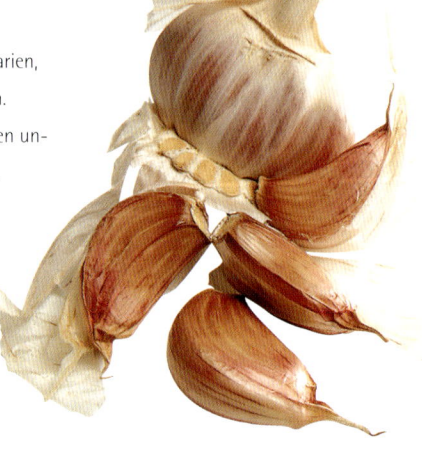

*Knoblauch (*Allium sativum*)*

Knoblauch ist einzigartig unter den essenziellen Ölen, weil er nie äußerlich an-gewendet, sondern nur oral und rektal als Gelatinekapsel eingenommen wird. Knoblauch ist ein natürliches Antibiotikum und bekämpft Infektionen. Es senkt den Cholesterinspiegel, zu hohen Blutdruck und beugt Herzkrankheiten vor. Nehmen Sie täglich ein oder zwei Kapseln zur allgemeinen Vorbeugung ein oder um Infektionen der Atemwege zu bekämpfen. Bei Infektionen der Harn-wege führen Sie nach dem Stuhlgang eine Kapsel rektal ein.

Harze und Wurzeln

Engelwurz
(Angelica archangelica, angelica officinalis)

Familie: Umbelliferae oder Apiaceae)

Beschreibung: Engelwurz ist ein zweijähriges oder staudiges, behaartes Kraut mit großen, farnartigen Blättern, weißen Blüten und einem großen Rhizom (unterirdischer Stängel). Ölgewinnung durch Dampf- oder Wasserdestillation aus Rhizomen.

Herkunftsländer: Frankreich, Ungarn, Belgien, Holland, Deutschland.

Charakteristik: Engelwurz hat würzige, pfeffrige, kräuterartige Kopfnoten und erdige, hol-zige, moschusartige Untertöne. Gut mit Zitrusarten zu mischen, ebenso mit Neroli, Patschuli, Weihrauch, Muskatellersalbei, Zedernholz, Vetiver, Kiefer und Wacholder.

Wichtigste therapeutische Eigenschaften: Antiseptisch, antispasmisch, carminativ, blutrei-nigend, verdauungs-, auswurf- und menstruationsfördernd, diuretisch, nerven- und magen-stärkend, tonisierend.

Engelwurz ist eines der besten essenziellen Öle für Rekonvaleszenten und um allgemein Kraft und Ausdauer wiederherzustellen. Es ist ein hervorragendes essenzielles Öl für ältere Menschen, bekämpft Schwäche und Müdigkeit, regt das Immunsystem an und hat eine ausgesprochen tonisierende Wirkung auf das Nervensystem. Insgesamt ist Engelwurz heilend, ausgleichend und kräftigend.

Wegen der guten entgiftenden und diuretischen Eigenschaften wird Engelwurz viel zur Lymphdrainage-Massage verwendet, und bei der Körpermassage lindert Engelwurz Gelenkschmerzen. Ganz allgemein ist Engelwurz ein wirksames Tonikum gegen Stress und nervliche Anspannung. Auch bei der Verdauung, bei Blähungen und bei Problemen der Atemwege, besonders bei chronischem Husten und Asthma hilft es.

Psychisch ist Engelwurz stärkend, wohltuend und heilend. Es hilft weiterzumachen, wenn man ver-

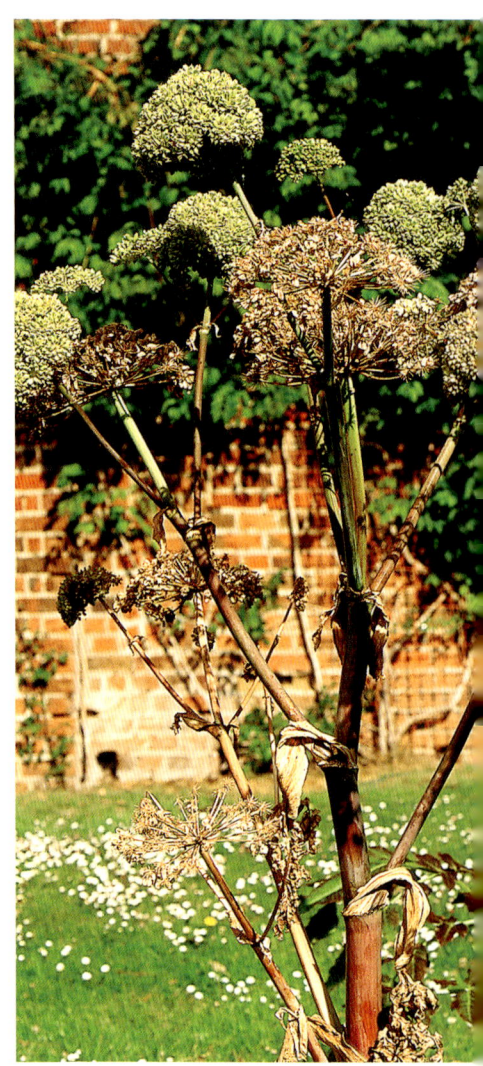

*Engelwurz (*Angelica archangelica*)*

zagt ist, und steigert das Durchhaltevermögen. Engelwurz macht auch empfänglicher für göttliche Kräfte und Energien.

Gegenanzeigen: In der frühen Schwangerschaft meiden. Nicht bei empfindlicher Haut oder Diabetes und nicht in der Sonne anwenden. Nicht mehr als 1 % verwenden.

Weihrauch
(Boswellia carteri, Boswellia serrata)

Familie: Burseraceae

Beschreibung: Weihrauch wird auch als Olibanum bezeichnet und ist ein kleiner, strauchiger Baum mit weißen Blüten. Aus der Rinde fließt ein milchig-weißes Harz, das zu orangebraunen „Tränen" aushärtet. Ölgewinnung durch Dampfdestillation aus diesen „Tränen".

Herkunftsländer: Indien, Somalia, Oman, Jemen, Äthiopien, Saudi-Arabien.

Charakteristik: Frische, zitronige, terpentinartige Kopfnoten, warme, balsamische, kampferartige, holzig-rauchige Untertöne. Gut mit den meisten Blüten, Hölzern, Gewürzen und Zitrusarten zu mischen, ebenso mit Patschuli, Muskatellersalbei, Rosmarin, Basilikum und Vetiver.

Wichtigste therapeutische Eigenschaften: Entzündungshemmend, antiseptisch, adstringierend, carminativ, cicatrisierend, zellschützend, verdauungs-, auswurf- und menstruationsfördernd, diuretisch, sedativ, tonisierend.

Weihrauch ist das am meisten geschätzte essenzielle Öl zur Verlangsamung und Vertiefung der Atmung, das Furcht, Ängste, Nervenanspannung und Stress lindert. Weihrauch eignet sich als Bad oder Inhalation, für Massage, Duftlampe und als Parfüm. Insgesamt ist er tief beruhigend, belebend und aufheiternd. Weihrauch ist eines der besten essenziellen Öle zur Hautpflege und wird bei trockener, empfindlicher oder reifer Haut empfohlen. Er wirkt verjüngend auf die Haut und beugt Falten vor. Er bekämpft Atemwegsprobleme und hilft bei der Behandlung von Erkältungen, Bronchitis, Asthma, Husten und rauem Hals. Als warme Kompresse oder Spülung kann Weihrauch auch bei Blasenentzündungen helfen. Psychisch ist Weihrauch eine wertvolle Hilfe bei Meditation und Gebet, ruft mystische Stimmung hervor und bringt den Geist ganz allgemein zur Ruhe.

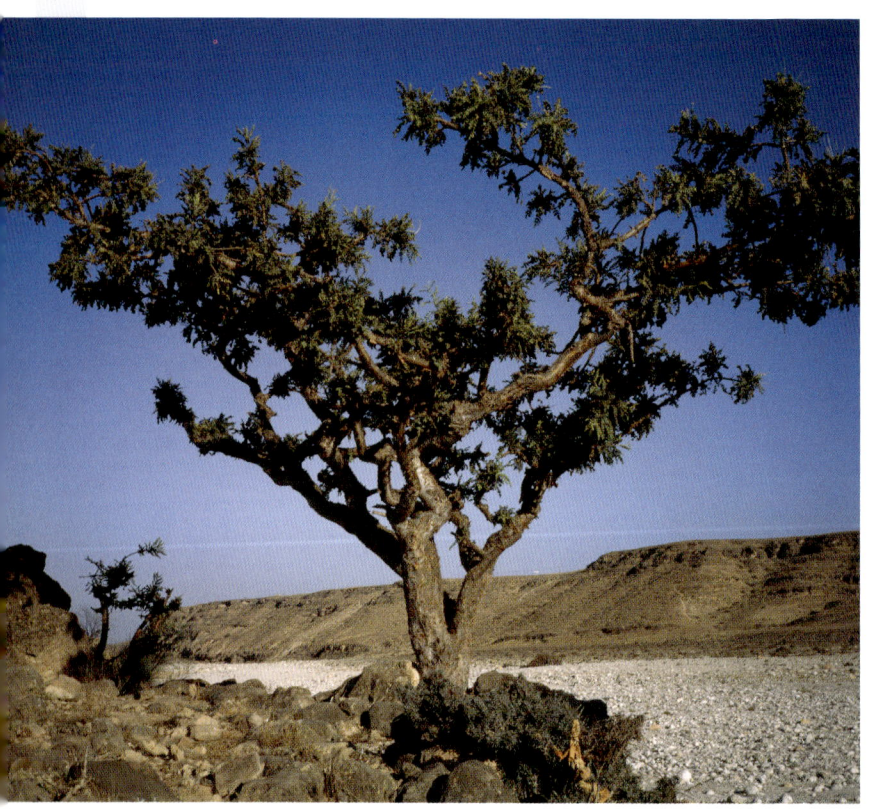

*Weihrauchbaum (*Boswellia spec.*)*

Myrrhe
(Commiphora myrrha)

Familie: Burseraceae

Beschreibung: Myrrhe ist ein strauchiger Busch oder kleiner Baum mit knorrigen Ästen, aromatischen Blättern und weißen Blüten. Aus Einschnitten in der Rinde fließt ein gelbes Harz, das zu rotbraunen „Tränen" erhärtet. Ölgewinnung durch Dampfdestillation aus diesen „Tränen".

Herkunftsländer: Somalia, Jemen, Äthiopien.

Charakteristik: Der Name „Myrrhe" stammt vom arabischen Wort *mur*, das heißt bitter. Myrrhe ist dunkelbraun und viskos, mit bitteren, würzigen, balsamischen Kopfnoten und harzigen, medizinischen,

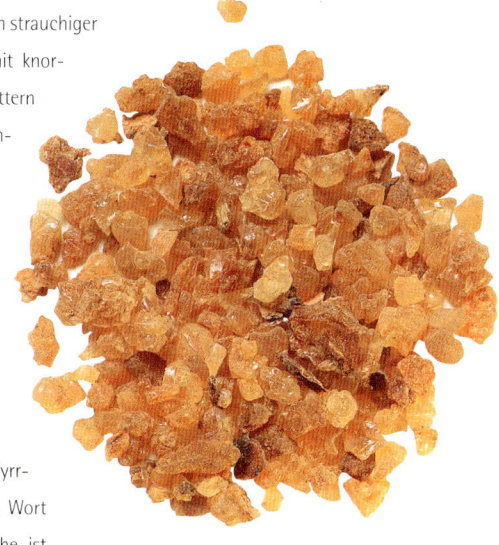

*Myrrhe (*Commiphora myrrha*)*

holzig-rauchigen Untertönen. Gut mit anderen Harzen zu mischen, ebenso mit Patschuli, Rose, Sandelholz, Mandarine, Geranie, Thymian, Lavendel, Wacholder, Zypresse und Kiefer.

Therapeutische Eigenschaften: Entzündungshemmend, antiseptisch, adstringierend, carminativ, cicatrisierend, menstruations- und auswurffördernd, fungizid, sedativ, magenstärkend, tonisierend, uterin.

Myrrhe ist die erste Wahl, um Fußpilz, chronische Wunden, Geschwüre und Zahnfleischentzündungen zu behandeln. Man kann sie auch als Tinktur verwenden. Ihr Ruf als Heilmittel reicht mehr als 4000 Jahre zurück. Griechische Soldaten trugen während der Schlacht Myrrhe als seelischen Beistand und Erste Hilfe mit sich.

Myrrhe eignet sich bestens zur Hautpflege und wird besonders für Handcremes und bei entzündeter Haut empfohlen. Sie ist beruhigend, wohltuend und gut bei allen stressbedingten Situationen sowie Angstzuständen. Myrrhe wirkt außerdem auswurffördernd und kuriert Husten und Erkältungen. Sie hilft auch bei Regelschmerzen oder verzögerter Menstruation.

Psychisch erzeugt Myrrhe Frieden und Gelassenheit. Wie Weihrauch ist sie eines der spirituellsten essenziellen Öle und eignet sich bestens für die Meditation. Myrrhe heilt das Wurzel-Chakra und hilft Menschen, die auf dem Weg durchs Leben gestolpert sind.

Gegenanzeigen: Während der Schwangerschaft meiden.

Benzoe
(Styrax benzoin)

Familie: Styracaceae

Beschreibung: Benzoe ist ein tropischer Baum mit blassgrünen Blättern und hartschaligen Früchten. Aus Einschnitten in der Rinde fließt ein Harz, das zu braunen „Tränen" mit rötlichen Streifen aushärtet. Ölgewinnung durch Dampfdestillation aus diesen „Tränen", eine fast feste Harzmasse. Diese wird dann in Ethylenglykol gelöst, um sie für aromatherapeutische Zwecke nutzbar zu machen.

Herkunftsländer: Sumatra, Java, Laos, Vietnam, Thailand, Kambodscha.

Charakteristik: Benzoe hat Kopfnoten von Vanilleeis und süße, melasseähnliche, balsamische Untertöne. Mischt sich gut mit anderen Harzen und den meisten Gewürzen, ebenso mit Rose, Sandelholz, Jasmin, Zypresse, Wacholder, Zitrone und Kiefer.

Therapeutische Eigenschaften: Entzündungshemmend, antiseptisch, adstringierend, carminativ, desodorierend, auswurffördernd, sedativ, blutstillend.

Benzoe ist das „kuschelige" essenzielle Öl. Der süße Duft tröstet traurige, einsame, entfremdete, deprimierte und verlassene Menschen. Am häufigsten wird Benzoe in Form von Friar's Balsam verwendet und ist ein wertvolles Mittel gegen Erkältungen. Benzoe ist mild genug für Kinder und kann auch für Dampfbäder zur Behandlung von Asthma, Bronchitis und Husten eingesetzt werden. Insgesamt ist Benzoe wärmend, wohltuend und bemutternd.

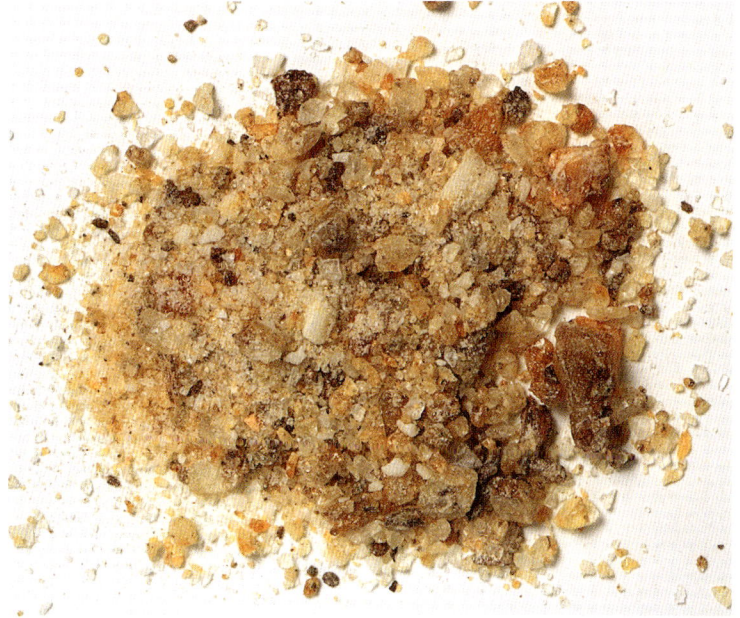

*Benzoe (*Styrax benzoin*)*

Wie Myrrhe ist Benzoe bei der Hautpflege nützlich, besonders bei Verletzungen durch Schnitte, Abschürfungen oder Entzündungen.

Psychisch wirkt Benzoe wie ein Schild oder eine Schmusedecke und beschützt vor der Härte des Lebens. Benzoe tröstet, erleichtert und schützt; früher verwendete man Benzoe in Räucherwerk, um böse Geister zu vertreiben.

Zitrusarten

Bergamotte
(Citrus aurantium ssp. bergamia)

Familie: Rutaceae

Beschreibung: Der Bergamotte-Baum wuchs ursprünglich in Italien. Er erzeugt kleine, von grün zu gelb reifende Zitrusfrüchte, die jedoch zu sauer für den Verzehr sind. Bergamotte ist das feinste essenzielle Zitrusöl und wird durch Pressung aus der Schale fast reifer Früchte gewonnen.

Herkunftsländer: Korsika, Marokko, Italien.

Charakteristik: Süße, zitronenfrische Kopfnoten, warme, blumige, balsamische Untertöne. Gut mit anderen Zitrusarten und Blüten zu mischen, ebenso mit Zypresse, Sandelholz, Wacholder, Koriander, Schwarzem Pfeffer, Ingwer, Muskatellersalbei, Rosmarin, Weihrauch.

Therapeutische Eigenschaften: Analgetisch, antiseptisch, antidepressiv, antispasmisch, carminativ, cicatrisierend, desodorierend, verdauungsfördernd, fiebersenkend, sedativ, magenstärkend, tonisierend.

Bergamotte ist das sonnige essenzielle Öl. Sie ist nicht nur ein hervorragendes Mittel gegen Depression und Ängste, sondern auch die erste Wahl bei Infektionen der Harnwege und Blasenentzündung, weil sie stark desinfizierend auf

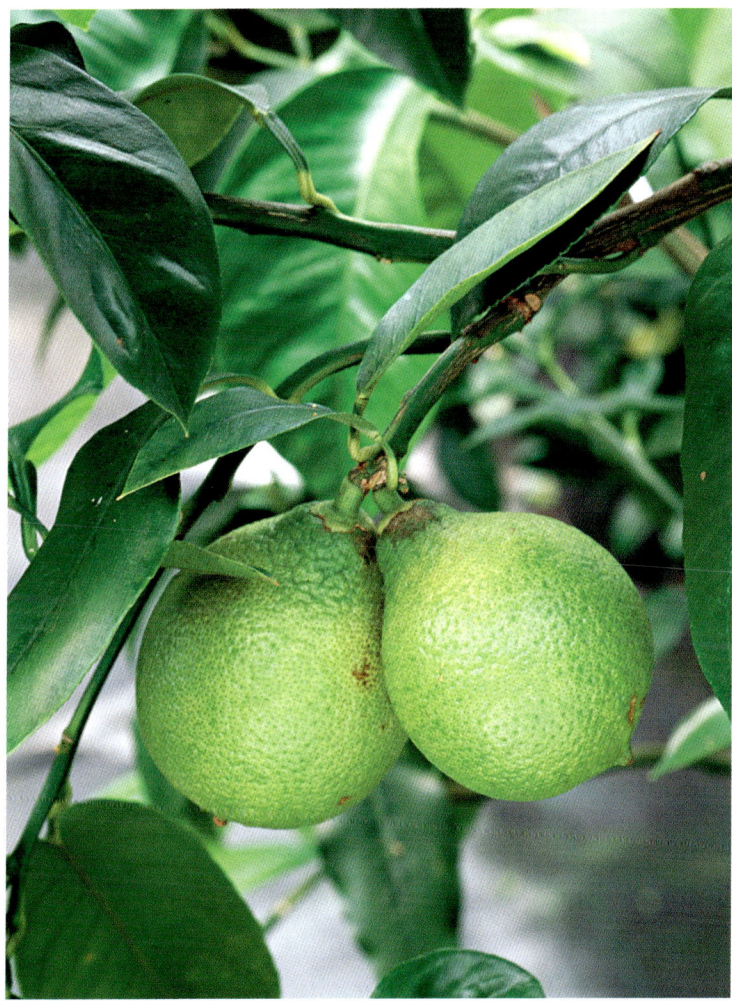

*Bergamotte (*Citrus aurantium ssp. bergamia*)*

das System der Harnwege wirkt. An chronischer Blasenentzündung Leidende werden beim Auftreten erster Symptome nervös und ängstlich. Eine Spülung mit Bergamotte beruhigt und lindert die Symptome. Insgesamt ist Bergamotte fröhlich, aufheiternd und beruhigend. Der liebliche Duft und die stark antiseptische Wirkung von Bergamotte machen sie zu einer wertvollen Zutat für Hautcremes und Lotionen. Besonders gut eignet sie sich bei fettiger Haut und Akne.

Bergamotte wirkt regulierend auf den Appetit und eignet sich als Parfüm oder Massageöl sowohl für Rekonvaleszenten als auch für jene, die eine Diät machen. Bei Fieber wirkt ein Bad mit Bergamotte kühlend.

Psychisch ist Bergamotte belebend, wohltuend und ausgleichend. Ihre sonnigen, antidepressiven Eigenschaften heitern an kalten, grauen Wintertagen auf und machen sie daher bei Winterdepressionen nützlich. Bergamotte ist herzerwärmend und hat eine Affinität zum Herz-Chakra, lindert sanft Traurigkeit, Depression und Kummer.

Gegenanzeigen: Nicht anwenden bei empfindlicher Haut oder vor dem Sonnenbad. Nicht mehr als drei Tropfen im Bad verwenden.

Orange
(Citrus sinensis, Citrus aurantium var. *dulcis)*

Familie: Rutaceae

Beschreibung: Der gewöhnliche Orangenbaum ist etwas kleiner als die Bittere Orange und hat dunkelgrüne, glänzende Blätter, duftende, weiße Blüten und reichlich Früchte. Das essenzielle Öl wird durch Pressung aus der Schale fast reifer Früchte gewonnen.

Herkunftsländer: Israel, Brasilien, Amerika, Italien, Australien.

Charakteristik: Orange hat süße, frische, fruchtige Kopfnoten und strahlende, sinnliche Untertöne. Gut mit anderen Zitrusarten und Gewürzen zu mischen, ebenso mit Sandelholz, Neroli, Muskatellersalbei, Myrrhe, Geranie, Palmarosa und Weihrauch.

Therapeutische Eigenschaften: Antidepressiv, entzündungshemmend, antiseptisch, antispasmisch, carminativ, verdauungsfördernd, sedativ, magenstärkend, tonisierend.

Orange ist als das „lächelnde Öl" bekannt und vertraut, fröhlich und wärmend. Es ist mild genug für Kinder, die sich an dem fruchtigen Duft erfreuen. Orange eignet sich gut für Massagen und Kompressen zur Beseitigung von Verdauungsstörungen und hat eine regulierende Wirkung, die bei Verstopfung, Krämpfen, Durchfall und Blähungen hilft. Insgesamt ist Orange tonisierend, wohltuend und erfrischend.

Orange hat eine ähnliche (wenn auch deutlich schwächere) Wirkung auf das Nervensystem wie Neroli und eignet sich auch gut für Massagen und Bäder gegen Ängste, Stress und Schlafstörungen.

Psychisch ist Orange fröhlich, aufheiternd und hilft, Lachen und Freude am Leben zu finden. Man sagt der Orange nach, dass sie irrationalen Ängsten vor dem Unbekannten entgegenwirkt und Selbstzweifel mindert. Sie kann dabei helfen, das innere Strahlen und Optimismus zu finden. Orange legt auch festgefahrene feinstoffliche Energien frei und frischt sie auf.

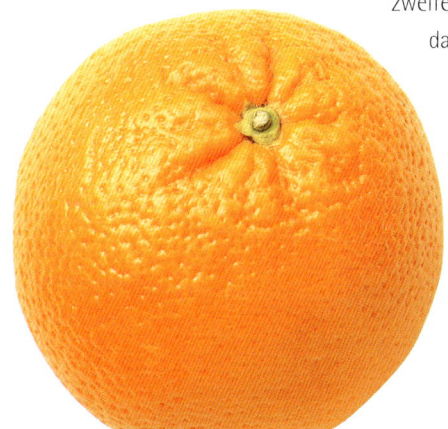

*Orange (*Citrus sinensis*)*

Mandarine, Tangerine

(Citrus reticulata, Citrus nobilis, Citrus madurensis)

Familie: Rutaceae

Beschreibung: Mandarine und Tangerine gelten als dieselbe botanische Art, obwohl sie leicht unterschiedlich duften. Für aromatherapeutische Zwecke wird meist die Mandarine bevorzugt. Es handelt sich um einen kleinen, immergrünen Baum mit glänzenden Blättern, duftenden Blüten und Früchten, deren Farbe von gelb bis orangerot variiert. Das essenzielle Öl wird durch Pressung aus der Schale fast reifer Früchte gewonnen.

Herkunftsländer: Italien, Spanien, Algerien, Zypern, Griechenland, Brasilien.

Charakteristik: Mandarine hat zarte, süße, zitrusartige Kopfnoten und tiefe, warme, fast blumige Untertöne. Man kann sie gut mit anderen Zitrusarten und Gewürzen mischen, ebenso mit Neroli, Lavendel, Sandelholz, Petit Grain, Melisse, Ylang-Ylang, Wacholder, Geranie, Rosenholz und Zypresse.

Therapeutische Eigenschaften: Antiseptisch, antispasmisch, carminativ, blutreinigend, verdauungsfördernd, diuretisch, sedativ, tonisierend.

Mandarine ist eines der sichersten essenziellen Öle und wird besonders für Kinder und während der Schwangerschaft empfohlen. In Aprikosenkernöl mit Lavendel und Neroli gemischt hilft Mandarine Schwangerschaftsstreifen zu verringern, wenn vom fünften Monat an bis zur Geburt täglich der Unterleib massiert wird. Insgesamt ist sie aufheiternd, fröhlich und wohltuend.

Mandarine wirkt tonisierend auf die Verdauung und hilft bei allen Verdauungsstörungen. Sie ist ein angenehmer Zusatz zu Massagemischungen und stimmungsvollem Parfüm und fügt ihnen eine helle, sanfte, beruhigende Note hinzu.

Psychisch wirkt Mandarine kräftigend und leicht hypnotisch, wodurch Überaktive leichter abschalten können und erholsamer Schlaf gefördert wird. Sie hat weiche, zarte Eigenschaften, die Menschen dabei helfen, Kontakt mit dem Kind in sich aufzunehmen.

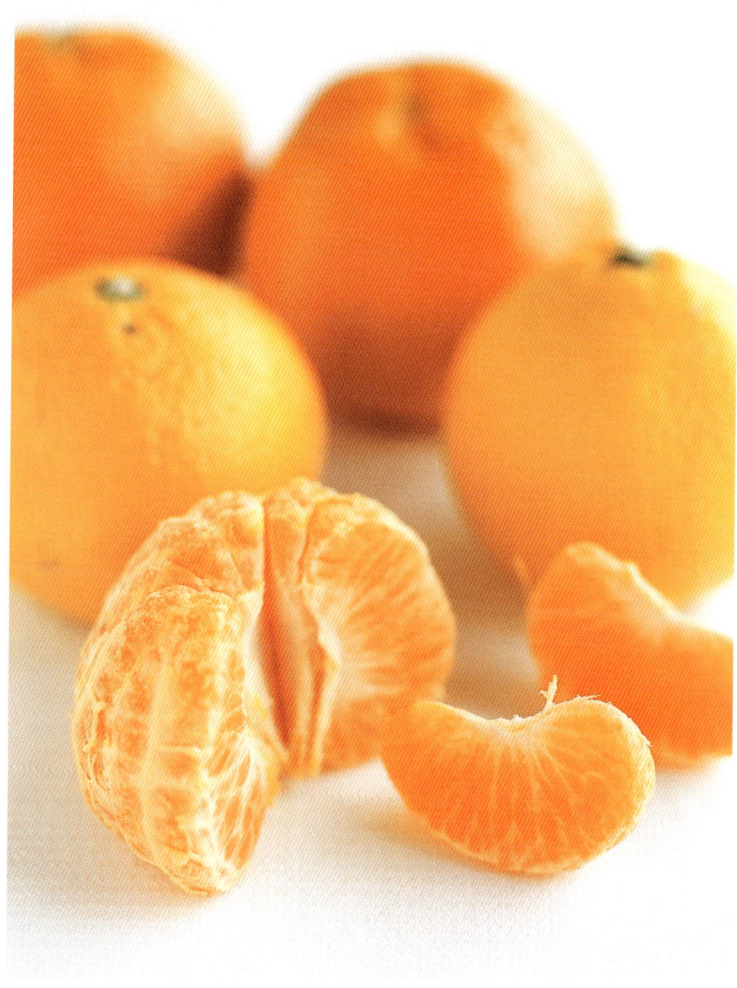

*Mandarine (*Citrus madurensis*)*

Zitrone
(Citrus limon)

Familie: Rutaceae

Beschreibung: Die Zitrone ist ein kleiner, immergrüner Baum mit ovalen Blättern, duftenden Blüten und grünen, sich gelb färbenden Früchten. Er fruchtet ganzjährig. Ölgewinnung durch Pressung aus der Schale fast reifer und reifer Früchte.

Herkunftsländer:
Italien, Sizilien, Zypern, Israel, Amerika.

Charakteristik: Zitrone hat saubere, frische, helle und scharfe Kopfnoten mit leicht süßen, zitronigen Untertönen. Gut mit anderen Zitrusarten und Blüten zu mischen, ebenso mit den meisten anderen essenziellen Ölen. Ein nützlicher Tipp: Wenn eine Mischung falsch oder wirr duftet, verbessern einige Tropfen Zitrone den Duft.

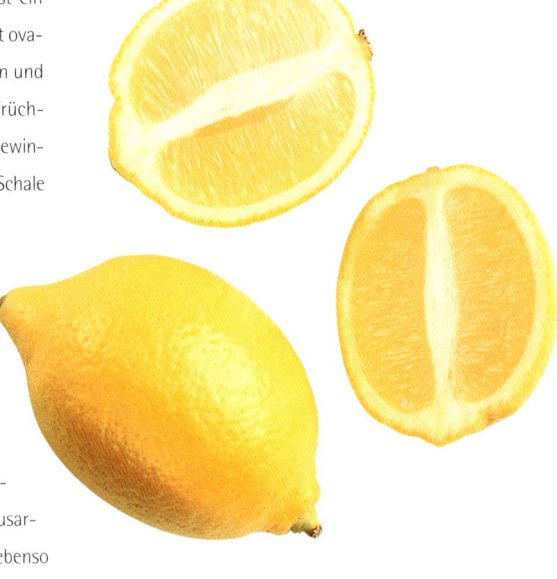

*Zitrone (*Citrus limon*)*

Therapeutische Eigenschaften: Antimikrobiell, antirheumatisch, antiseptisch, antispasmisch, adstringierend, bakterizid, carminativ, diuretisch, blutreinigend, fiebersenkend, blutstillend, tonisierend.

Zitrone ist auf vielerlei Weise ein nützliches essenzielles Öl. Sie hat blutstillende und bakterizide Eigenschaften, die sie zu einer hervorragenden Spülung für

Schnitt- und Schürfwunden machen. Sie ist auch entgiftend und eignet sich für Lymphdrainage-Massagen. Zitrone wirkt tonisierend auf den Kreislauf und reinigt das Blut, außerdem hilft sie bei Krampfadern. Insgesamt ist Zitrone erfrischend, reinigend und läuternd.

Weil sie einer Übersäuerung entgegenwirken kann, eignet sie sich für rheumatische Zustände, Gicht, Arthritis und Magenübersäuerung. Zitrone hellt außerdem bei der Hautpflege den Teint auf und ist bei fettiger Haut und Akne angezeigt. Sie hilft dem Körper, Infektionen zu bekämpfen und dient in Duftlampen und Raumsprays dazu, die Ausbreitung von Infektionen zu verhindern.

Psychisch wirkt Zitrone strahlend, belebend und anregend. Sie hilft, emotionale Ausbrüche zu verhindern und Entscheidungen zu treffen. Zitrone hilft beim geistigen Frühjahrsputz, bringt Klarheit im Kopf. Bei der Meditation klärt Zitrone die Gedanken und öffnet auch das Herz.

Gegenanzeigen: Nicht anwenden bei empfindlicher Haut oder vor dem Sonnenbad. Nicht mehr als 3 Tropfen im Bad verwenden.

Grapefruit
(Citrus x paradisi)

Familie: Rutaceae

Beschreibung: Die Grapefruit ist ein großer Baum mit glänzenden Blättern und großen Früchten. Das essenzielle Öl wird durch Pressung aus der Schale reifer Früchte gewonnen.

Herkunftsländer: Amerika, Brasilien, Israel.

Charakteristik: Grapefruit hat saubere, frische, helle, scharfe Kopfnoten mit leicht süßen, zitronigen Untertönen. Man kann sie gut mit anderen Zitrusarten und Gewürzen mischen, ebenso mit Palmarosa, Neroli, Rosmarin, Zypresse, Wacholder, Lavendel, Jasmin und Ylang-Ylang.

Therapeutische Eigenschaften: Antidepressiv, antiseptisch, antispasmisch, adstringierend, blutreinigend, diuretisch, anregend, tonisierend.

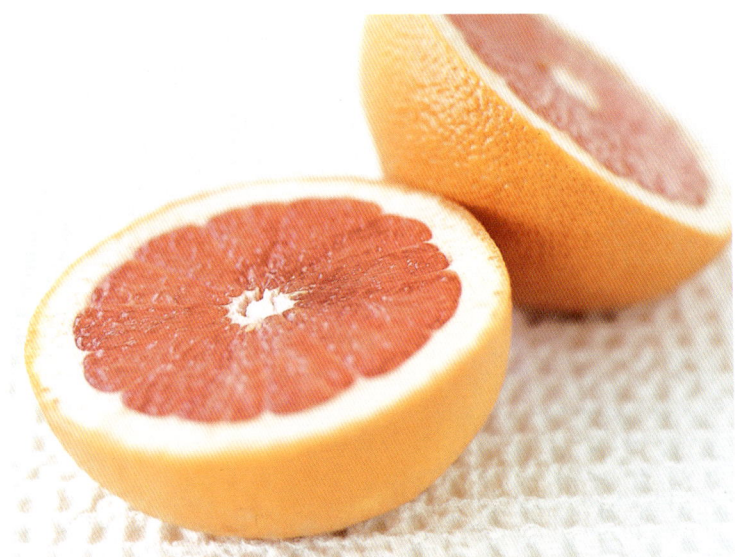

*Grapefruit (*Citrus *x* paradisi*)*

Grapefruit eignet sich für die Lymphdrainage-Massage, hilft bei der Behandlung von Wasserstau und Cellulitis. Sie hilft bei Leberbeschwerden und kann, in einem morgendlichen Bad mit Rosmarin und Fenchel gemischt, einen Kater vertreiben. Sie hat eine tonisierende Wirkung auf die Kopfhaut und eignet sich bei fettiger Haut und Akne für die Hautpflege. Insgesamt ist Grapefruit aufheiternd, reinigend und anregend.

Psychisch wirkt Grapefruit erfrischend, belebend, hilft bei der Bewältigung von Stress, Depression, nervlicher Erschöpfung und Anspannung. Wie Bergamotte heitert sie im Winter das Gemüt auf und lässt sich gut in Massage- und Badeöle mischen, um emotionaler und körperlicher Erschöpfung sowie Lethargie entgegenzuwirken. Grapefruit hebt das Selbstvertrauen und fördert den Optimismus.

Limone
(Citrus aurantifolia, Citrus latifolia)

Familie: Rutaceae

Beschreibung: Die Limone ist ein kleiner, immergrüner Baum mit herabhängenden Ästen, ovalen Blättern, weißen Blüten und kleinen, grünen Früchten. Ölgewinnung durch Pressung aus der Schale fast reifer Früchte.

Herkunftsländer: Mexiko, Peru, Westindien, Amerika, Brasilien.

Charakteristik: Limone hat saubere, frische, grüne Kopfnoten mit leicht bitteren, zitronigen Untertönen. Gut mit anderen Zitrusarten zu mischen, ebenso mit Neroli, Lavendel, Geranie, Ylang-Ylang, Rosmarin, Zypresse, Rosenholz.

Therapeutische Eigenschaften: Antiseptisch, antiviral, adstringierend, bakterizid, fiebersenkend, tonisierend.

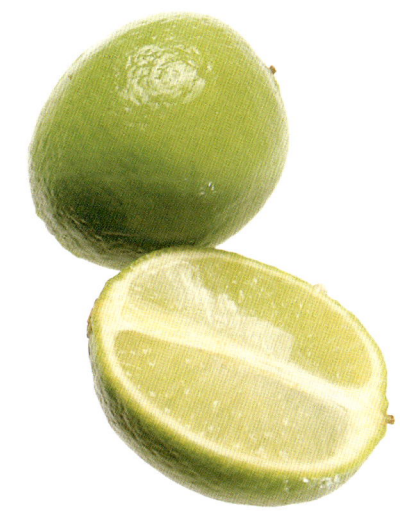

*Limone (*Citrus aurantifolia*)*

Limone wirkt ähnlich wie andere essenzielle Zitrusöle und eignet sich daher für Lymphdrainage-Massage, fettige Haut und Akne. Limone ist auch ein gutes Tonikum für die Verdauung.

Psychisch wirkt Limone erfrischend und aufheiternd, hilft bei der Überwindung von Müdigkeit, Apathie und Depression. Interessant in Parfüms und Massageölen.

Gegenanzeigen: Nicht anwenden bei empfindlicher Haut oder vor dem Sonnenbad. Nicht mehr als 3 Tropfen im Bad verwenden.

Bäume und Hölzer

Sandelholz
(Santalum album)

Familie: Santalaceae

Beschreibung: Sandelholz ist ein immergrüner Baum mit rosaroten Blüten. Größter Produzent von essenziellem Sandelholz ist Mysore in Indien. Dort wird es durch Dampf- oder Wasserdestillation aus dem pulverisierten Kernholz und den Hauptwurzeln gewonnen.

Herkunftsländer: Indien, China, Australien, Neukaledonien.

Charakteristik: Der warme, schwere Duft von Sandelholz verstärkt sich mit der Zeit. Es hat das langanhaltendste Aroma aller essenziellen Öle. Es hat süße, holzige, rosenartige Kopfnoten und tiefe, balsamische, würzige, orientalische Untertöne. Gut mit den meisten Blüten und Harzen zu mischen, ebenso mit Rosenholz, Gewürznelke, Schwarzem Pfeffer, Zypresse, Vetiver, Patschuli und Bergamotte.

Therapeutische Eigenschaften: Antidepressiv, antiseptisch, antispasmisch, aphrodisierend, adstringierend, bakterizid, carminativ, cicatrisierend, schleimhautberuhigend, auswurffördernd, sedativ, tonisierend.

Der sanfte, erotische Duft von Sandelholz wird in der Parfümindustrie viel genutzt. Es eignet sich hervorragend bei Harnwegsinfektionen und gilt bei Bronchitis als erste Wahl, außerdem eignet es sich zur Pflege jeden Hauttyps, gleicht aus, tut wohl, spendet der Haut Feuchtigkeit und wirkt entspannend.

Sandelholz eignet sich hervorragend für nervliche Anspannung, Depression und ist auch ein starkes Aphrodisiakum, das besonders dann hilft, wenn sexuelle Probleme durch Stress, Ängste und Isolation verursacht sind. Wird Sandelholz für Massagen und Bäder verwendet, wirkt es kühlend und beruhigend, beugt Kopfschmerzen vor und heilt Schlafstörungen.

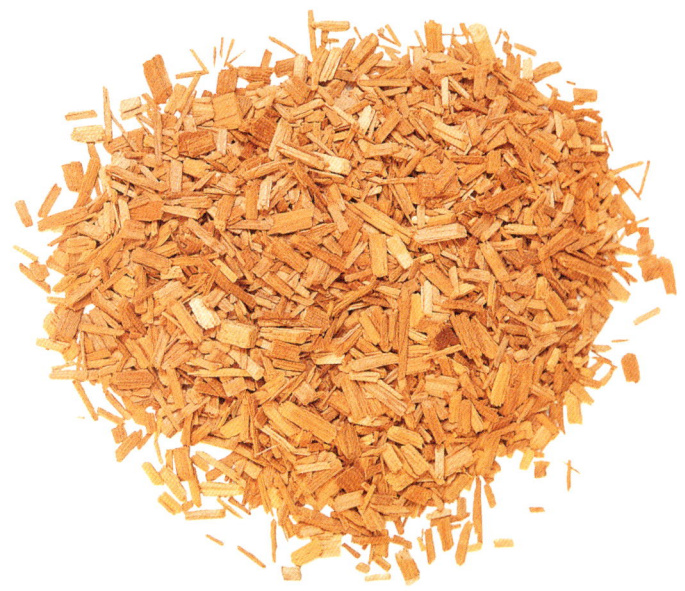

*Sandelholz (*Santalum album*)*

Psychisch erleichtert Sandelholz spirituelle Übungen. Seit Jahrhunderten verwendet man Sandelholz als Räucherwerk bei Meditationen. Es beruhigt aus Frustration gespeiste Gereiztheit, bringt die Gedanken zur Ruhe und öffnet für das geistiges Potenzial. Sandelholz wird sowohl mit dem Kronen- wie auch dem Wurzel-Chakra assoziiert. Traditionell wurde Sandelholz in tantrischen Ritualen dazu benutzt, Kundalini aufsteigen zu lassen. Das bedeutet, dass es sexuelle Energie erzeugte, die sich in spirituelle Weisheit verwandelte. Sandelholz hilft, die Chakras auszugleichen und zu harmonisieren und stellt dadurch ein Gleichgewicht her.

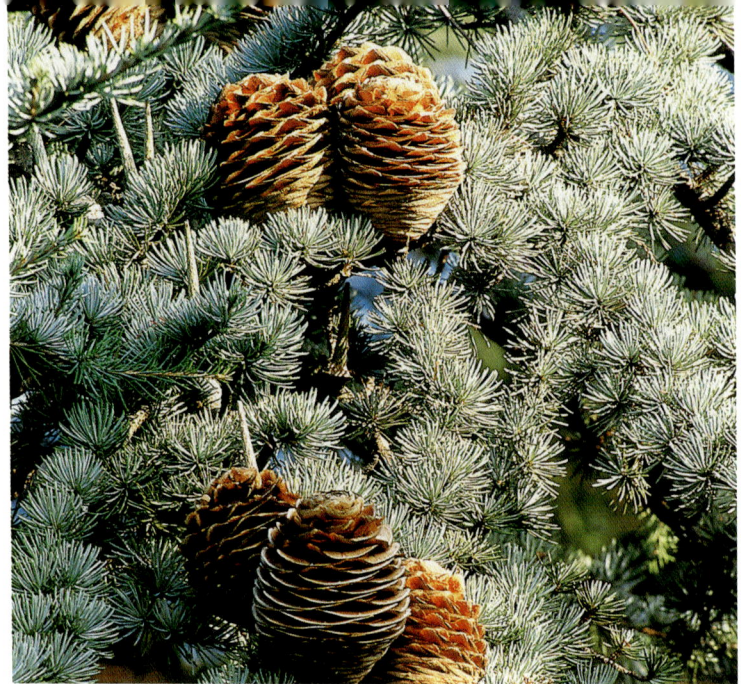

*Atlaszeder (*Cedrus atlantica*)*

Atlaszeder
(Cedrus atlantica)

Familie: Pinaceae

Beschreibung: Die Atlaszeder stammt von den berühmten biblischen Zedern des Libanon ab. Sie ist ein majestätischer, immergrüner Baum, der über 30 m hoch und mehr als 1000 Jahre alt wird. Das essenzielle Öl wird durch Dampfdestillation aus Holzspänen vor allem des Kernholzes gewonnen.

Herkunftsländer: Libanon, Zypern, Marokko, Algerien.

Charakteristik: Atlaszeder hat terpentinähnliche, holzige, kampferähnliche Kopfnoten und tiefe, süße, balsamische, rauchige Untertöne. Gut mit fast allen Hölzern zu mischen, ebenso mit

Jasmin, Schwarzem Pfeffer, Weihrauch, Vetiver, Patschuli, Rosmarin und Bergamotte.

Therapeutische Eigenschaften: Antiseptisch, antiseborrhöisch, adstringierend, diuretisch, auswurffördernd, insektizid, sedativ.

Mit seinem vertrauten, maskulinen Duft ist Atlaszeder die erste Wahl für Haut- und Haarpflegeprodukte für Männer. Es verbessert fettige Haut, Akne und Schuppen und eignet sich auch gut zur Behandlung von Harnwegsinfektionen, Husten und chronischer Bronchitis.

Psychisch verringert Zedernholz Furcht und hilft beim Entdecken von innerer Stärke und Mut. Es eignet sich gut, um nervliche Anspannung und Stress abzubauen und wird von allen geschätzt, die einen maskulinen Duft bevorzugen.

Zedernholz eignet sich für Meditationen und flößt Selbstvertrauen ein und ist ein gutes Tonikum zur Stärkung feinstofflicher Energien.

Gegenanzeigen: Nicht in der Schwangerschaft verwenden.

Rote Zeder
(Juniperus virginiana)

Familie: Cupressaceae

Beschreibung: Die Rote Zeder, eigentlich ein Wacholder, ist ein langsam wachsender, majestätischer, immergrüner Baum mit braunen Zapfen. Ölgewinnung durch Dampfdestillation aus Sägemehl und anderem Holzabfall.

Herkunftsland: Amerika.

Charakteristik: Rotes Zedernholz hat trockene, holzige Kopfnoten und ölige, süße, balsamische Untertöne. Man kann es gut mit den meisten anderen Hölzern mischen, ebenso mit Rose, Vetiver, Patschuli und Benzoe.

Therapeutische Eigenschaften: Antiseptisch, antiseborrhöisch, adstringierend, diuretisch, menstruations- und auswurffördernd, insektizid, sedativ.

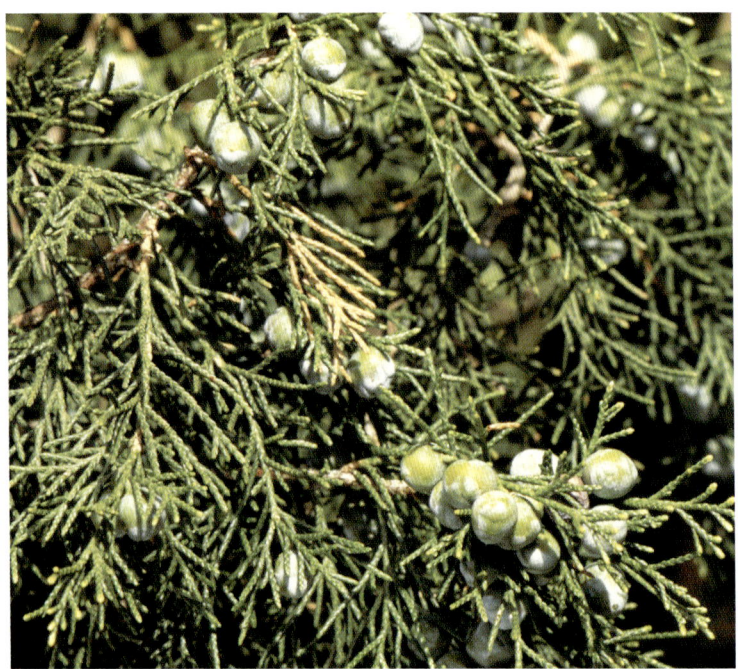

Rotes Zedernholz (Juniperus virginiana)

Rotes Zedernholz ähnelt in vielerlei Weise Atlaszedernholz, obwohl Letzteres in der Regel als feineres und sichereres essenzielles Öl gilt. Rotes Zedernöl ist ein gutes Nerventonikum, besonders bei chronischen Ängsten und Nervenanspannung. Wie Atlaszedernholz wird es viel für männliche Toilettenartikel verwendet und bei fettiger Haut, Schuppen und Akne empfohlen. Insgesamt ist Rotes Zedernholz erfrischend, aufheiternd und stärkend.

Als Dampfinhalationen ist Rotes Zedernholz angezeigt bei chronischem Husten und Bronchitis, als Spülung bei Harnwegsinfektionen und Blasenentzündung.

Psychisch wirkt Rotes Zedernholz stärkend, wärmend und schützend. Es ist ein starkes Tonikum für feinstoffliche Energien und – obwohl sedativ – fördert es Konzentration und Nervenstärke. Rotes Zedernholz unterstützt die Umwandlung negativer Gefühle ins Positive.

Gegenanzeigen: Während der Schwangerschaft und bei empfindlicher Haut meiden. In Maßen verwenden – nie mehr als 2 %.

Petit Grain
(Citrus aurantium ssp. *amara)*

Familie: Rutaceae

Beschreibung: Petit Grain ist die Bittere Orange, ein immergrüner Baum mit dunkelgrünen Blättern und duftenden weißen Blüten. Ölgewinnung durch Dampfdestillation aus Blättern und Zweigen.

Herkunftsländer: Frankreich, Italien, Paraguay, Algerien, Haiti.

Charakteristik: Petit Grain teilt viele Eigenschaften mit Neroli und hat frische, blumige, zitronige Kopfnoten und leicht holzige, kräuterartige Untertöne. Es lässt sich gut mit den

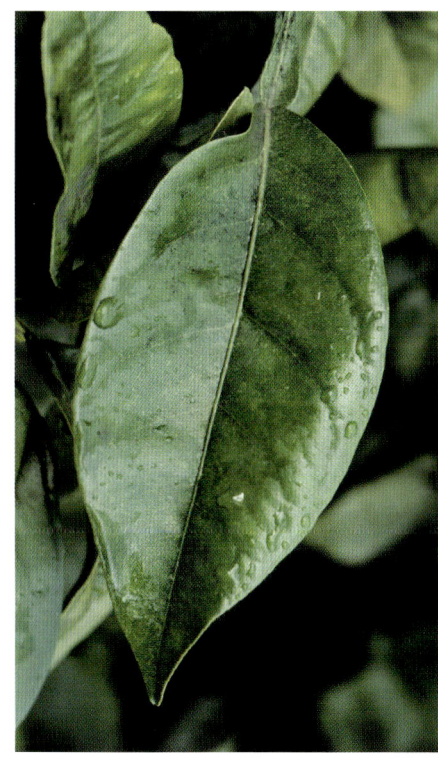

*Petit Grain (*Citrus aurantium *ssp.* amara*)*

meisten Blüten und Zitrusarten mischen, ebenso mit Rosmarin, Muskatellersalbei, Schwarzem Pfeffer, Benzoe, Patschuli und Gewürznelke.

Therapeutische Eigenschaften: Antiseptisch, antispasmisch, desodorierend, verdauungsfördernd, nerven- und magenstärkend, sedativ.

Petit Grain ist traditionell Bestandteil von Eau de Cologne. Sein erfrischendes Aroma wird oft für Hautpflegeprodukte verwendet. Petit Grain klärt Hautflecken und schränkt zu starke Talgproduktion ein. Es wird bei Nervenanspannung und Ängsten empfohlen und ähnelt Neroli, ist aber nicht so wirksam. In einem abendlichen Bad verhindert es Schlafstörungen. Insgesamt hat Petit Grain entspannende, ausgleichende und erfrischende Eigenschaften.

Psychisch ist Petit Grain belebend, ausgleichend, stärkend und klärt trübe Gedanken auf. Bei der Meditation schafft es eine Verbindung zu rationalen und intellektuellen Gedanken. Das weiche, sanfte Aroma von Petit Grain hilft auch bei der Rekonvaleszenz, besonders wenn ein stärkerer Duft zu überwältigend wäre.

Rosenholz
(Aniba rosaeodora)

Familie: Lauraceae

Beschreibung: Rosenholz, auch Bois de Rose genannt, ist ein tropischer, immergrüner Baum mit gelben Blüten. Ölgewinnung durch Dampf- und manchmal durch Wasserdestillation aus Holzspänen.

Herkunftsländer: Brasilien, Peru.

Charakteristik: Rosenholz ist sowohl subtil als auch kräftig, mit weichen, blumigen Kopfnoten und süßen, holzigen Untertönen. Man kann es gut mit den meisten essenziellen Ölen mischen. Es gibt den Mischungen eine weiche, runde Note.

Rosenholz (Aniba rosaeodora)

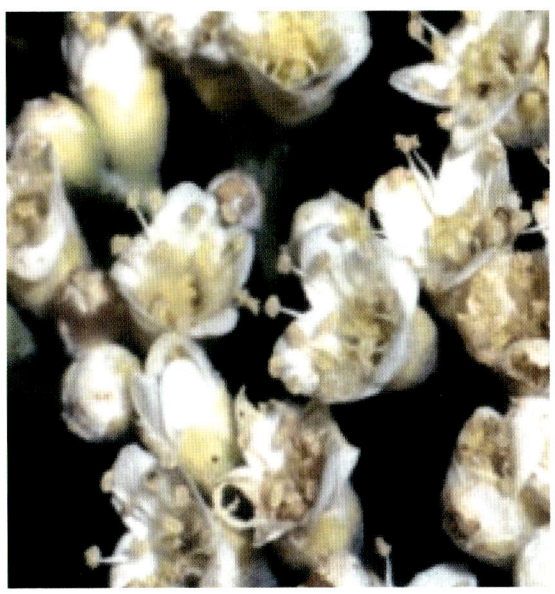

Therapeutische Eigenschaften: Antidepressiv, Antiseptisch, aphrodisierend, bakterizid, cephalisch, cytophylaktisch, desodorierend, anregend.

Rosenholz ist eine gefährdete Art, deshalb sollten Sie nur essenzielles Öl kaufen, das aus nachhaltigem Anbau stammt. Es ist eines der spirituellsten essenziellen Öle, mit ausgleichender und harmonisierender Wirkung. Rosenholz ist sehr mild anregend, wodurch es sich gut für Personen mit von Lethargie und Apathie geprägter Depression und angespannten Nerven eignet sowie für chronisch Erschöpfte. Es regt das Immunsystem an und ist angenehmer als Teebaum. Insgesamt ist Rosenholz ausgleichend, aufheiternd und stärkend.

Die Milde und die heilenden Eigenschaften von Rosenholz empfehlen sich für jeden Hauttyp, besonders für empfindliche und geschädigte Haut.

Als mildes Aphrodisiakum eignet sich Rosenholz gut für eine intime Massage-mischung für Liebende. Rosenholz hat eine aufheiternde Wirkung, die bei Mü-digkeit hilft und den Geist und die Energie belebt.

Rosenholz ist beruhigend und stabilisierend. Es ist eines der besten essenziellen Öle für die Meditation, weil es die Gedanken klärt. Mischt man es mit Engel-wurz, hilft es dabei, wieder Kontakt zum Göttlichen zu knüpfen. Rosenholz hat eine Affinität zum Kronen-Chakra und eignet sich hervorragend zur spirituel-len Heilung.

Wacholderbeere
(Juniperus communis)

Familie: Cupressaceae

Beschreibung: Der Wacholder ist ein kleiner Baum mit nadelartigen Blättern, grüngelben Blüten und kleinen Beeren. Ölgewinnung durch Dampfdestillation aus zerstoßenen und teilweise getrockneten Beeren.

Herkunftsländer: Frankreich, Italien, Tschechien, Ungarn, Österreich, Serbien, Kroatien.

Charakteristik: Wacholderbeere hat frische, terpentinartige Kopfnoten und rauchige, balsa-mische, holzige, pfeffrige Untertöne. Gut mit den meisten anderen Hölzern und Zitrusarten zu mischen, ebenso mit Weihrauch, Muskatellersalbei, Lavendel, Geranie, Rose und Benzoe.

Therapeutische Eigenschaften: Antirheumatisch, antiseptisch, antispasmisch, antitoxisch, aphrodisierend, adstringierend, carminativ, cicatrisierend, blutreinigend, diuretisch, menstrua-tionsfördernd, nervenstärkend, hautrötend.

Wacholder ist das läuternde essenzielle Öl. Auf körperlicher Ebene zeigt sich das durch eine stark reinigende und tonisierende Wirkung, weshalb Wacholder sich gut für Lymphdrainage-Massagen und zur Unterstützung der Ausschei-dung von Schadstoffen eignet. Aber auch zur Unterstützung psychischer und

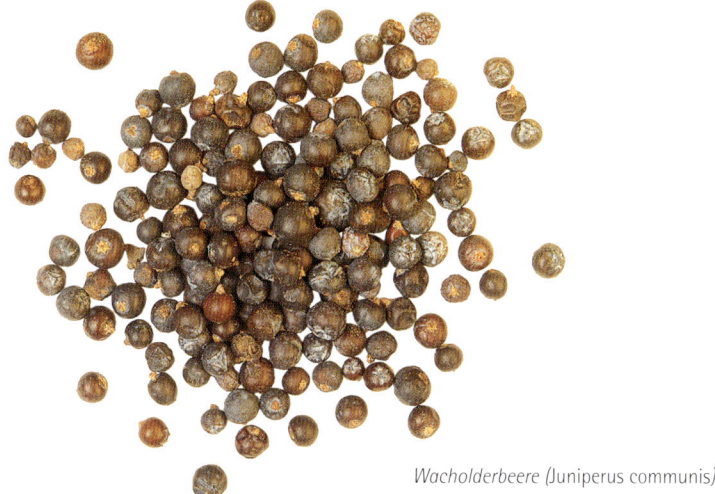

Wacholderbeere (Juniperus communis*)*

spiritueller Reinigung eignet sich Wacholder gut, ist reinigend, tonisierend und stärkend.

Wacholder ist eines der besten essenziellen Öle bei Blasenentzündung und Infektionen der Harnwege und lässt sich gut mit Bergamotte für Spülungen, sanfte Massagen und warme Unterleibskompressen mischen. Wacholder lindert Nervenanspannung, geistige Erschöpfung und Ängste. In kleinen Mengen verwendet eignet sich Wacholder gut für die Hautpflege, besonders bei fettiger Haut und Akne. Psychisch ist Wacholder läuternd, klärend und stärkend. Traditionell verbrannte man ihn, um sich vor bösen Geistern zu schützen und negative Energien auszutreiben. Das wirkt auch heute noch. Einige zwischen den Händen verriebene Tropfen, mit denen man über die Aura streicht, wirken reinigend und schützend. Wacholder eignet sich gut für Meditationen.

Gegenanzeigen: Nicht während der Schwangerschaft und bei Leberleiden anwenden. Vorsichtig und nur in kleinen Mengen verwenden.

Zypresse
(Cupressus sempervirens)

Familie: Cupressaceae

Beschreibung: Die Zypresse ist ein immergrüner Baum mit nadelartigen Blättern. Das essenzielle Öl wird durch Dampfdestillation aus den Blättern und Zweigen gewonnen.

Herkunftsländer: Frankreich, Italien, Spanien, Korsika, Sardinien, Sizilien.

Charakteristik: Zypresse hat würzige, harzige Kopfnoten und süße, rauchige, balsamische, holzige Untertöne. Gut mit den meisten anderen Hölzern und Zitrusarten zu mischen, ebenso mit Weihrauch, Muskatellersalbei, Lavendel, Kardamom, Majoran, Geranie, Neroli, Schwarzem Pfeffer und Benzoe.

Therapeutische Eigenschaften: Antirheumatisch, antiseptisch, antispasmisch, schweißhemmend, antitoxisch, adstringierend, desodorierend, diuretisch, hepatisch, tonisierend, gefäßverengend.

Zypresse wird verwendet, wenn zu viel Flüssigkeit vorhanden ist, weil sie stark zusammenziehend wirkt und die Venen abschwillt. Das macht sie zur ersten Wahl für die Behandlung von Krampfadern und Hämorrhoiden sowie bei Massagen, Bädern und Kompressen zur Regulierung zu starker und schmerzhafter Menstruation. Zypresse verringert auch die mit der Menopause verbundenen Hitzewallungen. In einem Bad oder Fußbad verhindert sie Fußschweiß. Insgesamt ist Zypresse wärmend, austrocknend und wohltuend.

Das saubere, frische Aroma der Zypresse macht sie zu einer geschätzten Zutat in Hautpflegemitteln für Herren. Sie hilft bei Akne, fettiger und zu feuchter Haut. Zypresse ergibt ein liebliches Deodorant, wenn man sie mit Bergamotte und Geranie mischt, mit etwas Wodka auflöst und mit Orangenblütenwasser und Zaubernuss mischt. Sie hilft auch bei Nervenschwäche und Ängsten.

Psychisch wirkt Zypresse läuternd, schützend und erfrischend, sie wurde früher in reinigendem Räucherwerk verwendet. Wie Wacholder sorgt sie für hervorragenden psychischen Schutz und, als Symbol für die Ewigkeit, flößt sie Stärke und Weisheit ein. Die Zypresse war Pluto gewidmet, dem Gott der Unterwelt, und so wird sie mit dem Wurzel-Chakra assoziiert. Bei Verlusten, schwierigen Übergängen und schmerzhaften Veränderungen dient sie zur Meditation.

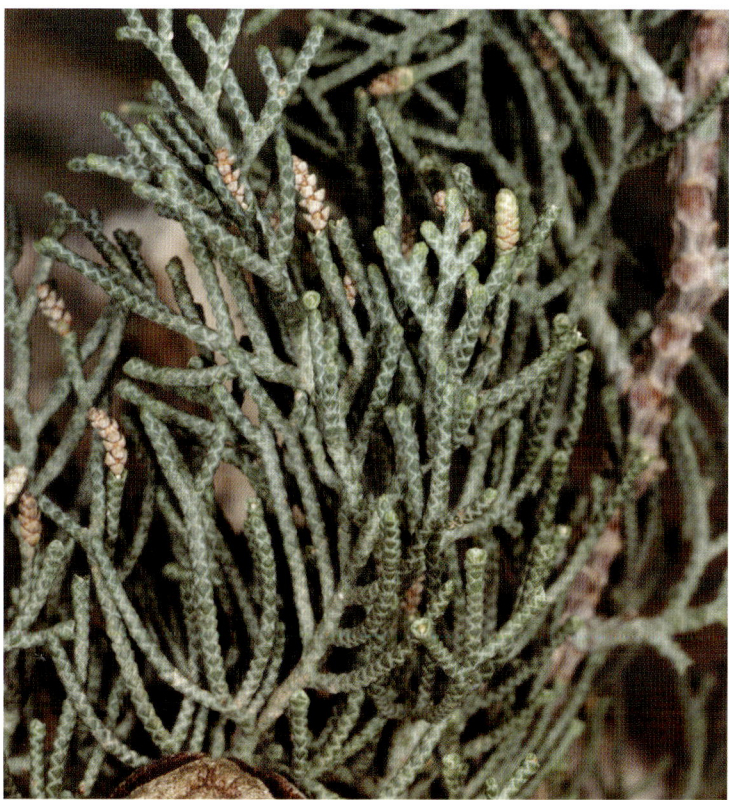

*Zypresse (*Cupressus sempervirens*)*

Zitronen-Eukalyptus
(Eucalyptus citriodora)

Familie: Myrtaceae

Beschreibung: Der Zitronen-Eukalyptus ist ein hoher, immergrüner Baum mit attraktiver rosa und grau panaschierter Rinde. Obwohl er anderen Eukalyptus-Arten ähnelt, unterscheidet er sich im Aroma. Ölgewinnung durch Dampfdestillation aus den Blättern.

Herkunftsländer: Brasilien, Indonesien, China, Marokko, Seychellen.

Charakteristik: Zitronen-Eukalyptus hat frische, zitronige Kopfnoten und süße, balsamische Untertöne. Gut mit den meisten Blüten und Zitrusarten zu mischen, ebenso mit einigen Gewürzen.

Therapeutische Eigenschaften: Antiseptisch, antiviral, bakterizid, desodorierend, auswurffördernd, insektizid.

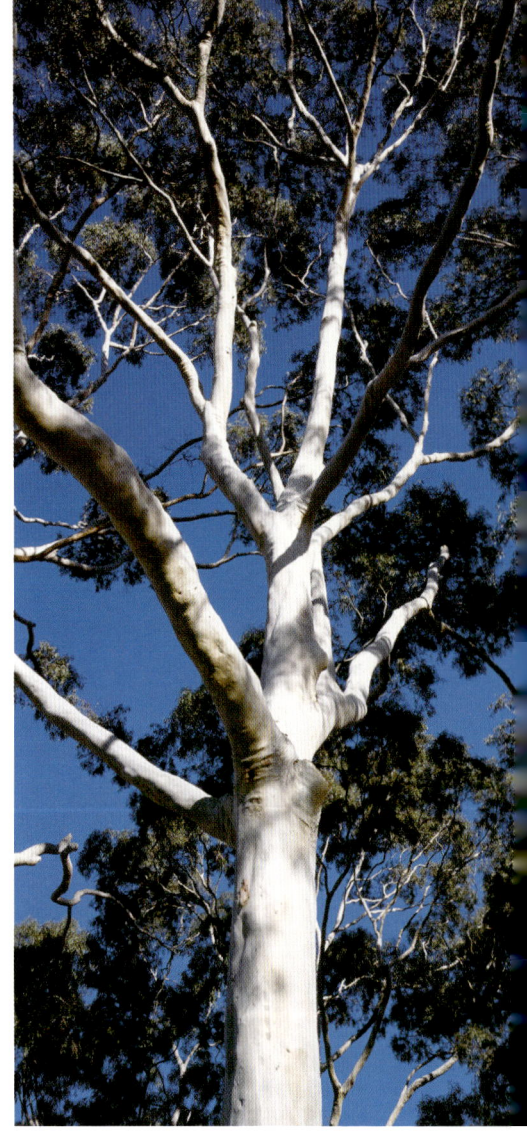

*Eukalyptus (*Eucalyptus citriodora*)*

Zitronen-Eukalyptus ist eine gute Wahl bei Erkältungen, rauem Hals und Grippe. Dampfinhalationen mit Zitronen-Eukalyptus reinigen die Nebenhöhlen und lindern Kopfschmerzen. Einige Tropfen Zitronen-Eukalyptus im Bad, vielleicht gemischt mit Lavendel und Rosmarin, wirken erfrischend und aufheiternd. Er eignet sich auch bei Fußpilz, Herpes und Schuppen, hält Insekten fern. Insgesamt ist Zitronen-Eukalyptus erfrischend, reinigend und stärkend.

Psychisch vertreibt er Erschöpfung und Schwäche; er klärt auch die Gedanken und kann beim Treffen von Entscheidungen helfen. Zitronen-Eukalyptus nützt bei Meditationen, wenn Sie erkältet sind, weil er die Gedanken klar und konzentriert hält.

Eukalyptus
(Eucalyptus globulus, Eucalyptus radiata, Eucalyptus smithi, Eucalyptus polybractea, usw.)

Familie: Myrtaceae

Beschreibung: Es gibt über 600 Eukalyptusarten. Aus etwa 20 werden essenzielle Öle gewonnen. Alle sind immergrüne Bäume mit langen, schmalen Blättern und weißgelben Blüten. Die oben aufgezählten sind die häufigsten in der Aromatherapie verwendeten Arten. Ölgewinnung durch Dampfdestillation aus den Blättern und Zweigen.

Herkunftsländer: Australien, China, Spanien, Portugal, Brasilien, Russland, Amerika

Charakteristik: Eukalyptus hat frische, scharfe, kampferartige Kopfnoten und durchdringende, holzige Untertöne. Er lässt sich gut mit den meisten anderen Hölzern und Kräutern mischen, ebenso mit Lavendel und Zitrone.

Therapeutische Eigenschaften: Analgetisch, antibakteriell, antineuralgisch, antirheumatisch, antiseptisch, antispasmisch, antiviral, adstringierend, abschwellend, desodorierend, diuretisch, auswurffördernd, fiebersenkend.

Eukalyptus ist wahrscheinlich das vertrauteste essenzielle Öl, das zum Abschwellen bei Erkältungen, Grippe und vielen anderen Atemwegserkrankungen in Dampfinhalationen verwendet wird. Eukalyptus klärt den Kopf und befreit von Kopfschmerzen und Neuralgien, wehrt Insekten ab und dient zur Behandlung von Stichen und Bissen. Insgesamt ist Eukalyptus anregend, erfrischend und klärend.

Man sagt, dass *Eucalyptus radiata* in Bädern oder Spülungen bei Gürtelrose hilft. Vermischt mit Bergamotte wirkt er gegen Fieberbläschen und Herpes.

Psychisch ist Eukalyptus durchdringend, anregend und läuternd. Er nützt bei Meditationen, wenn man erkältet ist, weil er die Gedanken klärt.

Er gilt als Tonikum für die feinstoffliche Energie, besonders der

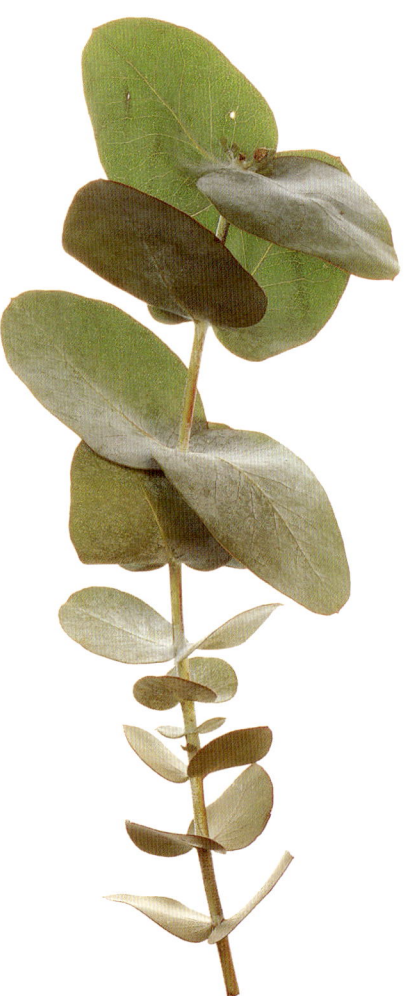

*Eukalyptus (*Eucalyptus globulus*)*

Lunge, und hilft allen, die mit ihrem Leben hadern. In einer Duftlampe wirkt Eukalyptus auch psychisch reinigend und befreit das Zimmer von negativer Energie.

Kiefernnadel
(Pinus sylvestris)

Familie: Pinaceae

Beschreibung: Die Kiefer ist ein immergrüner Baum mit charakteristisch gefurchter, rötlichbrauner Rinde, nadelartigen Blättern und Zapfen. Das essenzielle Öl wird manchmal durch Dampfauszug aus den Nadeln, jungen Ästen und Zapfen gewonnen, aber das beste Öl für die Aromatherapie stammt aus der trockenen Destillation der Nadeln.

Herkunftsländer: Österreich, Ungarn, Amerika, Finnland, Russland.

Charakteristik: Kiefer hat frische, terpentin- und kampferähnliche Kopfnoten und trockene, süße, balsamische, holzige Untertöne. Gut mit den meisten anderen Hölzern und Kräutern zu mischen, ebenso mit Lavendel und Zitrone.

Therapeutische Eigenschaften: Antimikrobiell, antineuralgisch, antirheumatisch, antiseptisch, antiviral, bakterizid, balsamisch, cholagogisch, desodorierend, diuretisch, auswurffördernd, insektizid, hautrötend, tonisierend.

Kiefer wirkt auswurffördernd und ist besonders bei Lungenbeschwerden angezeigt. Sie eignet sich zur Behandlung bei Nebenhöhlenentzündung und Bronchialerkrankungen. Sie ist ein Tonikum für Lunge, Nieren und das Nervensystem. Ihre klare, durchdringende Wirkung macht sie bei körperlicher und nervlicher Erschöpfung nützlich.

Insgesamt ist Kiefer kräftigend, belebend und aufbauend. Durch ihre anregenden und analgetischen Eigenschaften eignet sich Kiefer gut für Kompressen und Massagen nach Überanstrengung und Sportverletzungen. Kiefer kann auch bei

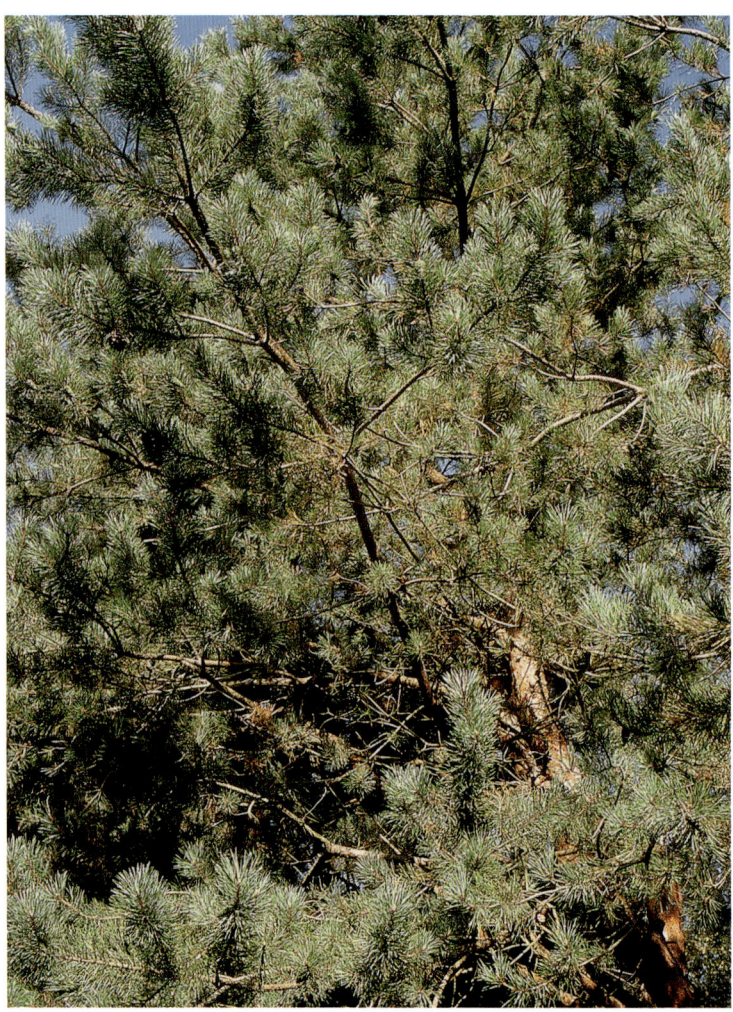

*Kiefer (*Pinus sylvestris*)*

Blasenentzündung und anderen Beschwerden der Harnwege helfen, besonders bei Nierenschwäche. Psychisch wirkt Kiefer wärmend und klärend. Sie stärkt feinstoffliche Energie und wird am besten vor Meditationen verbrannt, um den Raum psychisch zu reinigen. Kiefer flößt Selbstvertrauen ein und lindert Schuld, führt zu Akzeptanz, Toleranz und Vergeben.

Gegenanzeigen: Nicht bei empfindlicher Haut anwenden, außerdem vorsichtig und nur in kleinen Mengen.

Gewürze

Ingwer
(Zingiber officinalis)

Familie: Zingiberaceae

Beschreibung: Ingwer ist ein ausdauerndes, tropisches Kraut mit schilfartigen Blättern, weißen oder gelben Blüten und einem dicken Wurzelrhizom. Das essenzielle Öl wird durch Dampfdestillation aus der ungeschälten, getrockneten, gemahlenen Wurzel gewonnen.

Herkunftsländer. Indien, China, Thailand, Australien.

Charakteristik: Ingwer hat scharfe, grüne Kopfnoten und feurige, holzige, süße, würzige Untertöne. Gut mit Zitrusarten zu mischen, ebenso mit Neroli, Geranie, Ylang-Ylang, Rose, Weihrauch, Sandelholz, Vetiver, Patschuli und Rosenholz.

Therapeutische Eigenschaften: Analgetisch, antiseptisch, aphrodisierend, bakterizid, carminativ, caphalisch, fiebersenkend, laxativ, hautrötend, anregend, tonisierend.

Ingwer wärmt und regt Kreislauf und Verdauung an. Im Winter wird er zum Wärmen von Körper und Empfindungen verwendet, sowohl körperlich als auch psychisch. Er gilt als Herztonikum und ist in Bädern und Massagen bei Herz- und

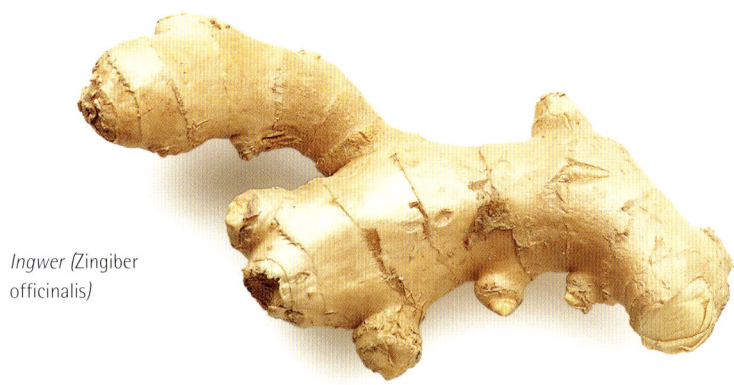

*Ingwer (*Zingiber officinalis*)*

Kreislaufschwäche sowie kalten Händen und Füßen angezeigt. Insgesamt ist Ingwer wärmend, wohltuend und stärkend. Seine anregenden Eigenschaften machen Ingwer bei schlechter Verdauung und Blähungen nützlich. Besonders bewährt hat er sich bei Reisekrankheit und morgendlicher Übelkeit, entweder aus einem Tuch eingeatmet oder in ein Parfüm gemischt. Er eignet sich auch für Massagen bei verspannten schmerzenden, müden Muskeln. Ingwer nützt als Bad oder Inhalation bei Erkältung oder rauem Hals und sein scharfer, durchdringender Duft behebt Katarrh und Verstopfung.

Psychisch wirkt Ingwer erhebend, opulent und anregend. Er ist bei Meditationen angezeigt, wenn die Nerven durch Erschöpfung geschwächt sind. Er wärmt und stärkt die Empfindungen, verstärkt Entschlossenheit, regt die Initiative an und dazu, Vorhaben zum Abschluss zu bringen. Ingwer vertreibt auch winterliche Depression.

Gegenanzeigen: Nicht bei empfindlicher Haut anwenden. Nie mehr als 3 Tropfen im Bad und nie mehr als 2 % in Massageölen verwenden.

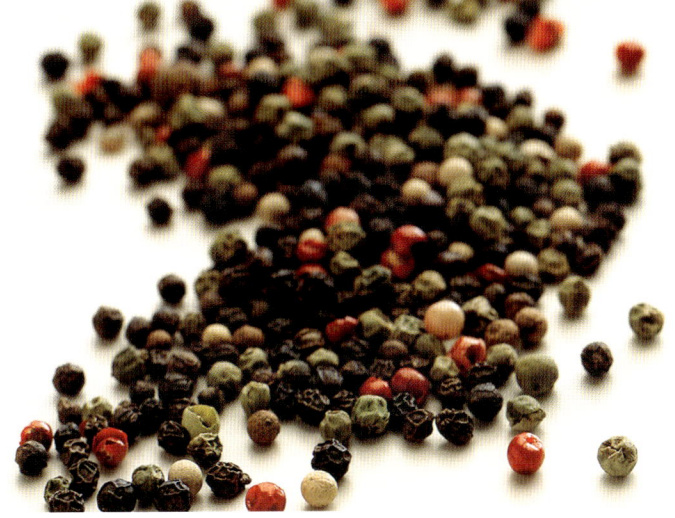

*Schwarzer Pfeffer (*Piper nigrum*)*

Schwarzer Pfeffer
(Piper nigrum)

Familie: Piperaceae

Beschreibung: Schwarzer Pfeffer ist eine ausdauernde, verholzende Kletterpflanze mit herz-förmigen Blättern und weißen Blüten, die zu Beeren oder Pfefferkörnern reifen. Ölgewinnung durch Dampfdestillation aus den getrockneten, zerstoßenen, fast reifen Beeren.

Herkunftsländer: Indien, Indonesien, Madagaskar.

Charakteristik: Schwarzer Pfeffer hat scharfe, würzige, feurige Kopfnoten und warme, scharfe, holzige, orientalische Untertöne. In kleinen Mengen gut mit anderen Gewürzen und den meis-ten Blüten zu mischen, ebenso mit Weihrauch, Sandelholz, Majoran und Rosmarin.

Therapeutische Eigenschaften: Analgetisch, antiseptisch, aphrodisierend, bakterizid, carmi-nativ, verdauungsfördernd, fiebersenkend, laxativ, hautrötend, anregend, tonisierend.

Schwarzer Pfeffer ist eines der anregendsten essenziellen Öle für das Verdau-ungssystem. Gemischt mit Majoran und für eine Unterleibsmassage verwendet löst er Verstopfung. Er fördert den Appetit und lindert Blähungen. Schwarzer Pfeffer regt die Milz an und hilft daher bei der Behandlung von Anämie. In Kompressen kann er Prellungen und Frostbeulen lindern. Insgesamt ist Schwarzer Pfeffer stärkend, kräftigend und anregend.

Psychisch wirkt er wärmend, fördert die Ausdauer und stellt wieder eine Verbindung zum Leben her, wenn man sich entfremdet fühlt. Schwarzer Pfeffer ist geheimnisvoll und faszinierend, stärkt Geist und Körper. Seine leicht aphrodisierende Eigenschaft wirkt besonders gut bei allen, deren Gefühlen Feuer und Leidenschaft fehlen, wenn er in ein Öl für intime Massagen gemischt wird. Bei Meditationen ist Schwarzer Pfeffer angezeigt, wenn man sich kalt und fremd fühlt. Er hilft auch weiter, wenn man sich verrannt hat.

Gegenanzeigen: Nicht anwenden bei empfindlicher Haut. Nicht mehr als 3 Tropfen im Bad und nicht mehr als 2 % in Massageölen verwenden.

Gewürznelke
(Syzygium aromaticum, Eugenia aromatica, Eugenia caryophyllata)

Familie: Myrtaceae

Beschreibung: Gewürznelke ist ein langlebiger, immergrüner Baum mit glänzenden grünen Blättern und rosaroten Knospen, die sich zu duftenden, roten Blüten und purpurnen Früchten entwickeln.

Herkunftsländer: Sansibar, Madagaskar, Indonesien.

Charakteristik: Gewürznelke hat frische, fruchtige Kopfnoten und tiefe, süße, würzige Untertöne. In winzigen Mengen gut mit den meisten Zitrusfrüchten und Blüten zu mischen, ebenso mit Muskatellersalbei, Pimentbaum, Zitronengras und Sandelholz. Zutat altägyptischer Düfte, verleiht stimmungsvollem Parfüm eine interessante, geheimnisvolle, orientalische Note.

Therapeutische Eigenschaften: Analgetisch, antiseptisch, antispasmisch, carminativ, anregend, magenstärkend.

Gewürznelke gilt bei Zahnschmerzen als erste Hilfe. Einige Tropfen essenzielles Gewürznelkenöl auf einem Wattebausch, aufgelegt auf den schmerzenden Zahn, stillen den Schmerz sofort und beruhigen für Stunden. Wenn der Schmerz von einer verlorenen Füllung herrührt, wirkt ein in das Loch gestopfter, mit essenziellem Öl getränkter Wattepfropf analgetisch und anästhesierend. Ihre starken antiseptischen Eigen-

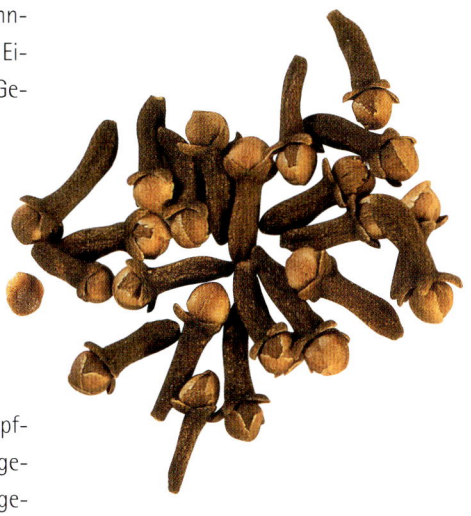

*Gewürznelke (*Syzygium aromaticum*)*

schaften machen Gewürznelke zu einer guten Vorbeugung gegen Erkältungen und Grippe. Insgesamt ist Gewürznelke schmerzstillend, wohltuend und belebend.

Kleine Mengen Gewürznelke in Massageölen können bei steifen, schmerzenden Muskeln und rheumatischen Gelenkschmerzen helfen. Wenn man „bis auf die Knochen" friert, wirken einige Tropfen Gewürznelke im Bad wärmend und wohltuend. Kleine Mengen Gewürznelke können den Duft von Parfüm, Massagemischung oder Badeöl bereichern. Gewürznelke hilft auch bei Blähungen, regt die Verdauung an und macht Appetit. Gewürznelke ist ein Tonikum für Geist, Gefühle und feinstoffliche Energie und wirkt aufbauend und anregend.

Gegenanzeigen: Nicht bei empfindlicher Haut anwenden. Nicht mehr als 2 Tropfen im Bad und nicht mehr als 1 % in Massageölen verwenden.

Koriander
(Coriandrum sativum)

Familie: Apiaceae oder Umbelliferae

Beschreibung: Koriander ist ein duftendes, einjähriges Kraut mit zarten weißen Blüten, die sich zu runden Samen entwickeln. Das essenzielle Öl wird durch Dampfdestillation aus den zerstoßenen reifen Samen gewonnen.

Herkunftsländer: Russland, Rumänien, Frankreich, Serbien, Kroatien, Bosnien.

Charakteristik: Koriander hat frische, süße, würzige Kopfnoten und holzige, moschusartige Untertöne. Gut mit anderen Gewürzen und Zitrusarten zu mischen, ebenso mit Weihrauch, Sandelholz, Muskatellersalbei, Jasmin, Neroli, Petit Grain, Zypresse, Kiefer und Melisse.

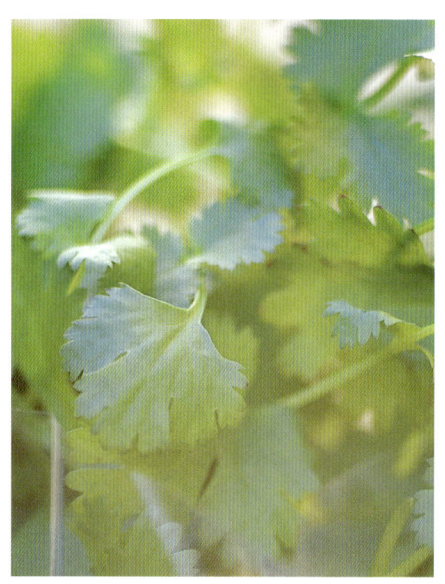

*Koriander (*Coriandrum sativum*)*

Therapeutische Eigenschaften: Analgetisch, antiseptisch, antispasmisch, bakterizid, carminativ, blutreinigend, verdauungsfördernd, anregend, magenstärkend.

Koriander ist eines der mildesten essenziellen Gewürzöle und ein gutes Verdauungstonikum. Es regt auch den Appetit an und kann bei der Behandlung von Anorexia nervosa nützlich sein. Es belebt den Geist und eignet sich gut bei nervlicher Erschöpfung und allgemeiner Schwäche.

Psychisch wirkt Koriander belebend und anregend bei Antriebslosigkeit. Er ist sowohl entspannend als auch anregend – eine Kombination von Eigenschaften, die Kreativität erzeugt. Massagemischungen und stimmungsvollen Parfüms fügt er eine angenehme und interessante Note hinzu. Er wirkt auch gegen Stress und Gereiztheit und tut während der Genesung gut.

Gegenanzeigen: In Maßen verwenden.

Kardamom
(Ellettaria cardamomum)

Familie: Zingiberaceae

Beschreibung: Kardamom ist ein ausdauerndes, schilfartiges Kraut mit langen, schwertförmigen Blättern und gelben Blüten mit purpurnen Spitzen, auf die längliche, rotbraune oder grüne Samenkapseln folgen. Das essenzielle Öl wird durch Dampfdestillation aus den getrockneten, reifen Samen gewonnen.

Herkunftsländer: Indien, Sri Lanka, Guatemala

Charakteristik: Kardamom hat warme, süße, würzige Kopfnoten und

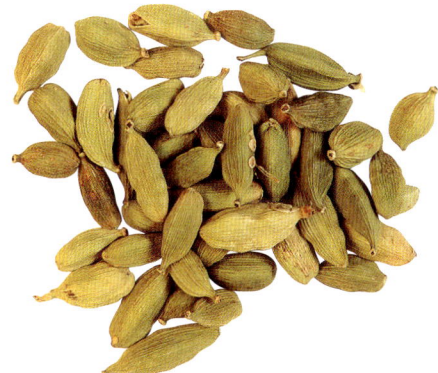

*Kardamom (*Ellettaria cardamomum*)*

holzige, balsamische Untertöne. Gut mit den meisten anderen Gewürzen, Zitrusarten und Blüten zu mischen, ebenso mit Weihrauch, Sandelholz, Vetiver, Patschuli, Zedernholz und Rosenholz.

Therapeutische Eigenschaften: Antiseptisch, antispasmisch, carminativ, verdauungsfördernd, diuretisch, hautrötend, anregend, magenstärkend, tonisierend.

Kardamom ist insgesamt eines der besten tonisierenden essenziellen Öle. Dies gilt nicht nur für den Körper, sondern auch für Nerven und feinstoffliche Energien. Kardamom ist angezeigt bei Problemen der Verdauung und der Atmung, besonders bei chronischer Bronchitis, Blähungen und Koliken. Insgesamt ist er wärmend, mild und durchdringend.

Psychisch ist Kardamom stärkend, aufheiternd und gut bei nervlicher Erschöpfung, Depression der lethargischen Art sowie geistiger Erschöpfung. Er stärkt alle, die sich von Sorgen, Kummer und Verantwortung überladen fühlen, muntert auf und stärkt Mut und Zuversicht. Kardamom wird mit dem Element Erde assoziiert und wirkt erdend auf alle, die sich „daneben" fühlen.

Zimtblatt
(Cinnamomum zeylanicum, Cinnamomum verum)

Familie: Lauraceae

Beschreibung: Zimt ist ein tropischer, immergrüner Baum mit duftender Rinde und ovalen Blättern, weißen Blüten und blauweißen Beeren. Ölgewinnung durch Dampf- oder Wasserdestillation aus den Blättern und kleinen Zweigen. Es gibt auch ein essenzielles Zimtrindenöl, aber es reizt die Haut und wird in der Aromatherapie besser gemieden.

Herkunftsländer: Madagaskar, Indien, Jamaika, Sri Lanka.

Charakteristik: Zimt hat feurige, scharfe, würzige Kopfnoten und süße, orientalische Untertöne. Gut mit Weihrauch, Myrrhe, Orange, Mandarine, Benzoe und Ylang-Ylang zu mischen.

Therapeutische Eigenschaften: Antimikrobiell, antiseptisch, antispasmisch, adstringierend, carminativ, verdauungsfördernd, anregend, magenstärkend.

Zimt wird in der Aromatherapie seltener als andere Gewürze verwendet, aber er eignet sich gut für Duftlampen, um Erkältungen, Grippe und andere über die Luft übertragene Infektionen abzuwehren. In ein Massageöl gemischt wirkt Zimt

Zimt
*(*Cinnamomum zeylanicum*)*

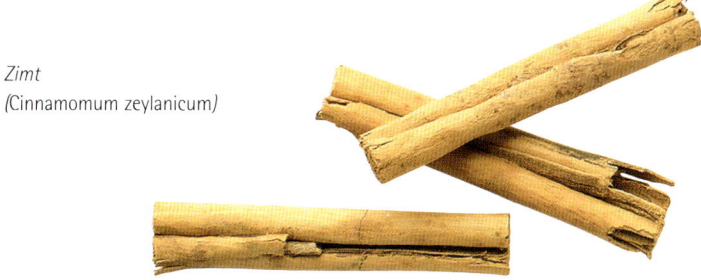

bei Verdauungsbeschwerden, Blähungen und Darminfektionen. Insgesamt ist Zimt wärmend, kräftigend und aufbauend.

Psychisch wirkt Zimt kräftigend und belebend. Er ist angezeigt bei allgemeiner Nervenschwäche und bei älteren Menschen im Winter, um Geist und Körper zu wärmen. Er stärkt den Lebensmut und lindert Melancholie und Depression, die durch Lethargie und mangelnde Vitalität gekennzeichnet ist. Zimt gibt Mut und dem Leben wieder Würze.

Gegenanzeigen: Nicht bei empfindlicher Haut anwenden. In Maßen verwenden – nicht mehr als 2 Tropfen im Bad und nicht mehr als 1 % in Massageölen.

Muskatnuss
(Myristica fragrans, Myristica officinalis, Myristica aromatica, Myristica amboinensis)

Familie: Myristicaceae

Beschreibung: Muskatnuss ist ein aromatischer, immergrüner Baum mit dunkelgrünen Blättern, gelben Blüten ohne Blütenblätter und gelblichen Früchten. Das essenzielle Öl wird durch Dampf- oder Wasserdestillation aus den getrockneten Muskatnüssen gewonnen.

Herkunftsländer: Indonesien, Sri Lanka, Grenada.

Charakteristik: Muskatnuss hat leichte, frische, würzige Kopfnoten und tiefe, süße, warme, holzige Untertöne. Gut mit anderen Gewürzen zu mischen, ebenso mit Muskatellersalbei, Pimentbaum, Mandarine, Orange, Geranie, Lavendel, Rosmarin, Limone und Petit Grain.

Therapeutische Eigenschaften: Analgetisch, antirheumatisch, antiseptisch, antispasmisch, carminativ, verdauungs- und menstruationsfördernd, anregend, tonisierend.

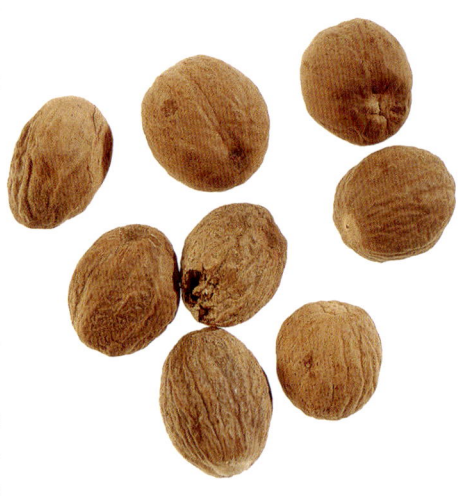

*Muskatnuss (*Myristica officinalis*)*

Muskatnuss werden bei oraler Einnahme psychotrope oder psychoaktive Eigenschaften nachgesagt, was bedeutet, dass sie die geistige Aktivität und Wahrnehmung beeinflusst. In hoher Dosierung ist sie giftig, verursacht Krämpfe und sogar den Tod. In kleinen Mengen ist Muskatnuss jedoch eine nützliche Ergänzung des Spektrums essenzieller Öle für alle äußerlichen aromatherapeutischen Anwendungen, z. B. bei Muskel- und Gelenkschmerzen. Sie wirkt auch verdauungsfördernd und bei Übelkeit und Durchfall. Insgesamt ist Muskatnuss mild euphorisierend, wohltuend und erhebend.

Psychisch wirkt sie aufheiternd, ein gutes Nerventonikum, hilft bei chronischer Erschöpfung. Muskatnuss ist gut für alle, die spüren, dass sie an ihre Grenzen stoßen. Sie kann in Meditationen und Parfüms von allen verwendet werden, die sowohl schläfrig als auch lebensüberdrüssig sind, und sie regt Kreativität und Fantasie an.

Gegenanzeigen: Nicht während der Schwangerschaft anwenden. In Maßen verwenden – nie mehr als 3 Tropfen im Bad und nie mehr als 1 % in Massageölen und nicht regelmäßig über einen längeren Zeitraum.

Gräser, Samen und Sträucher

Palmarosa
(Cymbopogon martinii)

Family: Familie: Gramineae

Beschreibung: Palmarosa wird auch Ingwergras genannt und ist ein hohes, aromatisches, ausdauerndes, büscheliges Gras. Das essenzielle Öl wird durch Dampfdestillation aus dem frischen oder getrockneten Gras gewonnen.

Herkunftsländer: Indien, Java Seychellen, Komoren.

Charakteristik: Palmarosa hat süße, leichte, blumige Kopfnoten mit feinen zitronen- und rosengeranienartigen Untertönen. Sein lieblicher, zarter, rosiger Blütenduft ist gut mit den meisten anderen essenziellen Ölen zu mischen.

Therapeutische Eigenschaften: Antiseptisch, bakterizid, cytophylaktisch, verdauungsfördernd, fiebersenkend, tonisierend.

Palmarosa wird wegen seines lieblichen Dufts und seiner talgregulierenden und feuchtigkeitsspendenden Eigenschaften oft in Hautpflegeprodukten verwendet. Es hilft auch bei der Regeneration neuer Hautzellen. Palmarosa eignet sich für jeden Hauttyp, besonders aber für trockene und leicht verletzte Haut – beliebter Zusatz zu Gesichtscremes, Körperlotionen und Handcremes. Insgesamt ist es

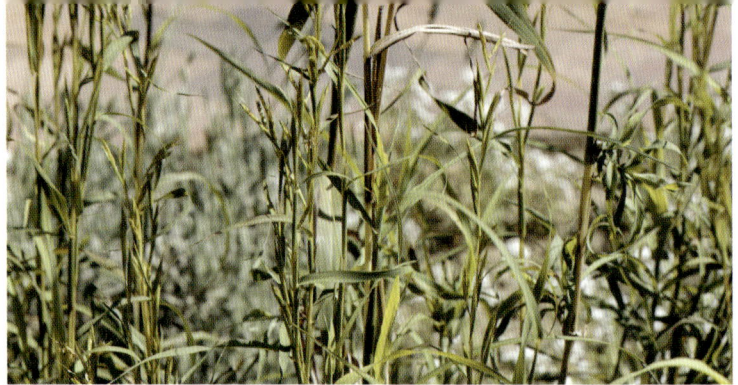

*Palmarosa (*Cymbopogon martinii*)*

ausgleichend, erfrischend und wohltuend. Palmarosa wird für Massagen und Bäder bei schlechter Verdauung und Appetitverlust empfohlen und kann bei Anorexia nervosa hilfreich sein. Traditionell wird es auch zur Bekämpfung von Darminfektionen verwendet und hilft bei der Genesung.

Psychisch wirkt Palmarosa beruhigend, aufheiternd und tröstend und eignet sich bei Stress, Ängsten und Unruhe.

Zitronengras
(Cymbopogon citratus, Cymbopogon flexuosus)

Familie: Gramineae oder Poaceae

Beschreibung: Zitronengras ist ein hohes, aromatisches, ausdauerndes, rasch wachsendes Gras. Beide Sorten haben ähnliche Eigenschaften. Ölgewinnung durch Dampfdestillation aus fein geschnittenem frischem oder teilweise getrocknetem Gras.

Herkunftsländer: Guatemala, Indien.

Charakteristik: Zitronengras hat scharfe, frische, zitronige, heuartige Kopfnoten mit erdigen, grüngrasigen Untertönen. Gut mit den meisten Zitrusarten und Blüten zu mischen, ebenso mit Majoran, Schwarzem Pfeffer, Rosmarin, Engelwurz und Ingwer.

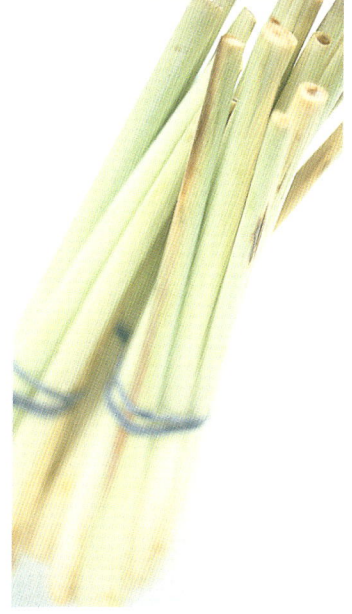

*Zitronengras (*Cymbopogon citratus*)*

Therapeutische Eigenschaften: Analgetisch, antidepressiv, antimikrobiell, antiseptisch, adstringierend, bakterizid, carminativ, desodorierend, fiebersenkend, insektizid, nervenstärkend, tonisierend.

Zitronengras wird das „essenzielle Bindegewebe-Öl" genannt, weil es die Haut und das Bindegewebe strafft und tonisiert. Dies macht es hilfreich bei Massagen und Kompressen nach Sportverletzungen, Zerrungen und Stauchungen und nach einer Diät, wenn das Bindegewebe und die Haut ohne Spannkraft ist. Insgesamt ist Zitronengras kühlend, erfrischend und anregend. Zitronengras hat hervorragende antiseptische und desodorierende Eigenschaften. Deshalb eignet es sich für Duftlampen, um die Luft zu reinigen und aufzufrischen. Zitronengras wirkt stark insektizid, und als Spülung oder Spray hält es Flöhe und schlechte Gerüche bei Haustieren in Schach. Bei Kopfschmerzen wirkt es wohltuend, sollte aber vor dem Auftragen auf die Schläfen stark verdünnt werden. Gut wirkt auch eine Mischung mit Lavendel. Psychisch wirkt Zitronengras aufheiternd und energiespendend. Besonders hilfreich ist es, um morgens in Gang zu kommen. Einige Tropfen in die Dusche gespritzt, umgeben mit frischer Energie. Zitronengras unterstützt Konzentration und klares Denken. Deshalb ist es in einer Duftlampe beim Lernen oder der Meditation hilfreich.

Gegenanzeigen: Nicht bei empfindlicher Haut anwenden. In Maßen verwenden – nie mehr als 3 Tropfen im Bad und nie mehr als 2 % in Massageölen.

Karottensamen
(Daucus carota)

Familie: Umbelliferae oder Apiaceae

Beschreibung: Essenzielles Karottensamenöl stammt von der Wilden Möhre, nicht der üblichen Zuchtkarotte. Die Wilde Möhre ist ein ein- oder zweijähriges Kraut mit harter, ungenießbarer, weißer Wurzel. Ölgewinnung durch Dampfdestillation aus den getrockneten Samen.

Herkunftsländer: Frankreich, Amerika.

Charakteristik: Karottensamenöl

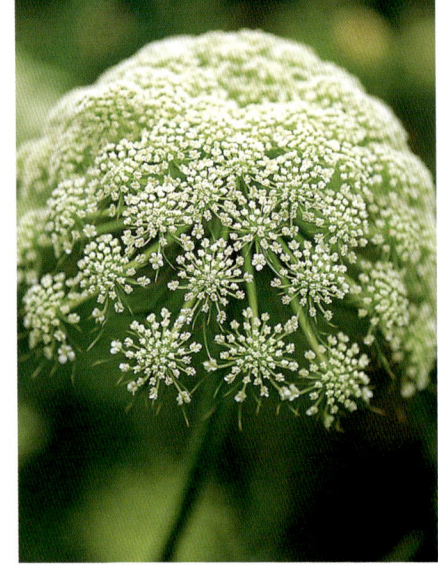

*Karottensamen (*Daucus carota*)*

ist gelblich bis orangebraun und viskos, mit warmen, süßen, aber stechenden, frischen, kräuterartigen Kopfnoten und erdigen, trockenen, holzigen Untertönen. Gut mit den meisten Gewürzen und Zitrusarten zu mischen, ebenso mit Zedernholz, Geranie, Patschuli und Palmarosa.

Therapeutische Eigenschaften: Antiseptisch, carminativ, blutreinigend, diuretisch, menstruationsfördernd, hepatisch, tonisierend.

Karottensamen ist eines der besten Lebertonika und kann, bei Massagen oder in Badeölen verwendet, nach einer Gelbsucht und anderen Lebererkrankungen die Leberzellen regenerieren. Er hat auch hervorragende blutreinigende Eigenschaften. Deshalb ist er hilfreich bei der Behandlung von Ekzemen, Psoriasis und anderen durch Schadstoffe verursachte Hautleiden. Wegen seiner guten regenerierenden Eigenschaften eignet sich Karottensamen auch zur Hauptpflege, besonders für gealterte, reife und faltige Haut. Er hilft auch bei Dermatitis und Hautabschürfungen. Insgesamt ist Karottensamen regenerativ, reinigend und verjüngend.

Für die Psyche wird er nicht besonders empfohlen, aber seine Wirkung auf den Körper äußert sich in Empfindungen und Psyche. Das bedeutet, das Karottensamen die Gefühle von allem Negativen reinigen kann.

Helichrysum
(Helichrysum angustifolium, Helichrysum italicum)

Familie: Compositae oder Asteraceae

Beschreibung: Helichrysum wird im Volksmund auch Immortelle oder Strohblume genannt, ein aromatisches Kraut mit Körbchenblüten, die an der reifenden Pflanze trocknen. Ölgewinnung durch Dampfdestillation aus den frischen Blüten und blühenden Spitzen.

Herkunftsländer: Frankreich, Italien, Korsika, Serbien, Kroatien.

Charakteristik: Helichrysum hat süße, fruchtige, honigartige Kopfnoten mit delikaten, teeähnlichen Untertönen. Gut mit den meisten Zitrusarten und Blüten zu mischen, ebenso mit Gewürznelke und mit Muskatellersalbei.

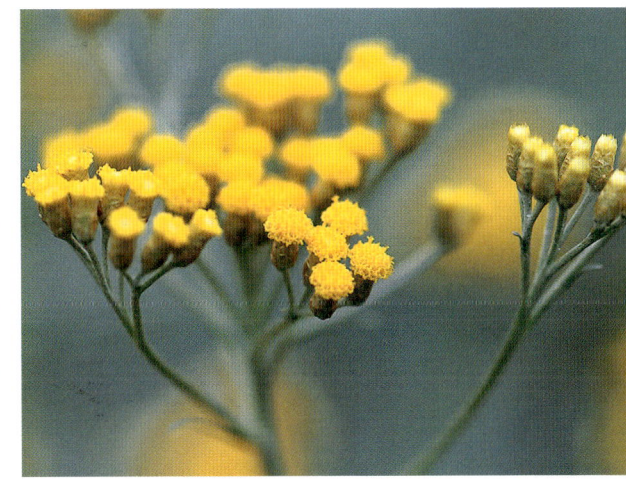

*Helichrysum (*Helichrysum italicum*)*

Therapeutische Eigenschaften: Entzündungshemmend, antimikrobiell, antiseptisch, carminativ, cholagogisch, cicatrisierend, diuretisch, auswurffördernd, hepatisch, nervenstärkend.

Helichrysum regt Leber, Gallenblase, Nieren und Bauchspeicheldrüse an und ist hilfreich bei der Lymphdrainage-Massage. Es hat gerinnungshemmende Eigenschaften, deshalb hilft es in kalten Kompressen bei Prellungen. Durch seine entzündungshemmenden Eigenschaften eignet es sich gut für entzündete Haut, Ekzeme, Psoriasis und Schürfwunden sowie für entzündete arthritische Gelenke. Insgesamt ist Helichrysum reinigend, beruhigend und heilend.

Psychisch ist Helichrysum wärmend, legt unterdrückte Gefühle frei und eignet sich gut für nach innen gerichtete Meditationen.

Es reguliert außerdem den Fluss feinstofflicher Energien und soll allen helfen, die als Kinder nicht genug Liebe erfahren haben oder sich entfremdet und einsam fühlen.

Zistrose
(Cistus ladanifer)

Famile: Cistaceae

Beschreibung: Die Lack-Zistrose ist ein kleiner, klebriger Strauch mit lanzettförmigen Blättern und duftenden weißen Blüten, die nur einige Stunden halten. Das essenzielle Öl wird durch Dampfdestillation aus dem Gummi gewonnen, das aus den in Wasser gekochten Zweigen und Blättern erzeugt wird.

Herkunftsländer: Frankreich, Spanien.

Charakteristik: Zistrosenöl ist dunkelgelb und viskos, mit süßen, warmen, kräuterartigen Kopfnoten und trockenen, moschusartigen Untertönen. Gut mit Muskatellersalbei, Neroli, Zitrone, Bergamotte, Zedernholz, Jasmin, Kiefer, Wacholder, Lavendel, Zypresse, Vetiver, Sandelholz, Patschuli, Orange und Römischer Kamille zu mischen.

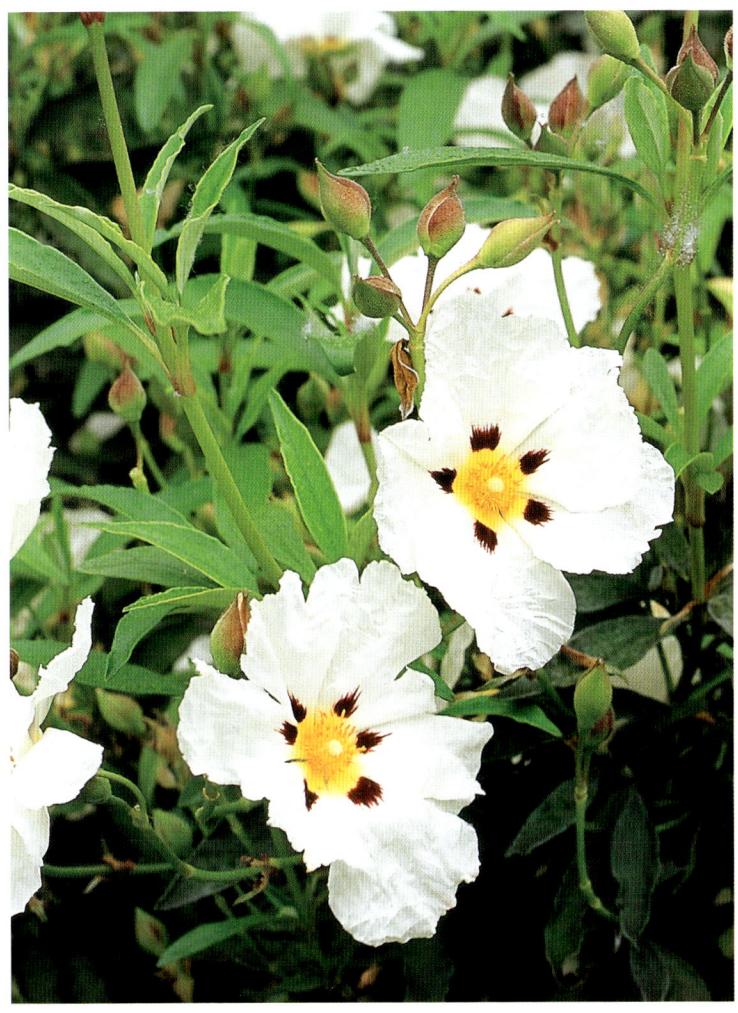

*Zistrose (*Cistus ladanifer*)*

Therapeutische Eigenschaften: Antimikrobiell, antiseptisch, adstringierend, menstruations- und auswurffördernd, tonisierend, wundheilend.

Zistrose ist die erste Wahl, wenn kleinere Wunden heilen sollen. Als Spülung oder kalte Kompresse stoppt sie rasch die Blutung bei Schnitt- und Schürfwunden. Mischt man sie mit Lavendel und Muskatellersalbei, heilt sie wundgelegene Stellen und mit Zypresse und Lavendel Krampfadern. Zistrose heilt auch chronische Hautkrankheiten und wirkt besonders, wenn diese ansteckend sind. Insgesamt ist Zistrose reinigend, tröstend und heilend.

Zistrose hat bei der Lymphdrainage-Massage und als warme Kompresse auf geschwollenen Lymphknoten am Hals eine stark reinigende und tonisierende Wirkung auf das Lymphsystem. Sie eignet sich bei fettiger oder reifer Haut, Akne und Falten gut zur Hautpflege.

Psychisch ist Zistrose wärmend und zentrierend. Sie wird bei Meditationen und in stimmungsvollen Parfüms nach Schock oder Trauma geschätzt, weil sie wärmt, erdet und die erneute Verbindung von Leben und Seele unterstützt. Das essenzielle Öl spiegelt die Eigenschaften der Zistrosen-Blütenessenz wider, beide zusammen angewendet, sind ein starkes Mittel gegen Schock. Zistrose hilft auch beim Visualisieren spiritueller Erfahrungen.

Gegenanzeigen: Während der Schwangerschaft meiden.

Vetiver
(Vetiveria zizanoides, Andropogon muricatus)

Familie: Gramineae oder Poaceae

Beschreibung: Vetiver ist ein Gras mit einem ausgedehnten Netzwerk faseriger, aromatischer Wurzeln. Ölgewinnung durch Dampfdestillation aus den gereinigten, gewaschenen und zerkleinerten Wurzeln, die getrocknet und dann in Wasser eingeweicht werden.

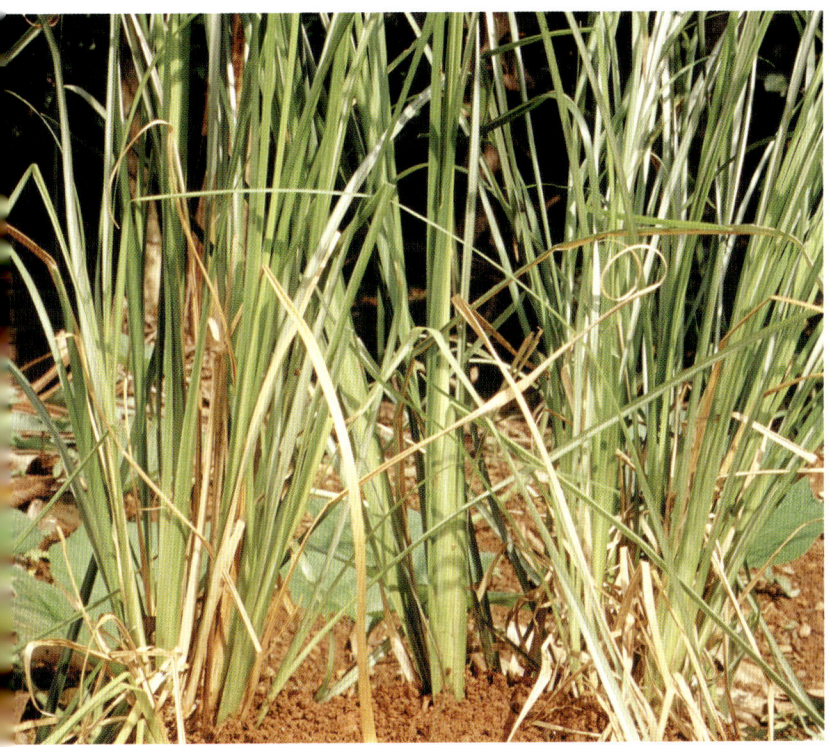

*Vetiver (*Vetiveria zizanoides*)*

Herkunftsländer: La Réunion, Indonesien, Indien, Sri Lanka, Malaysia.

Charakteristik: Vetiver ist amberbraun und viskos, mit tiefen, rauchigen, erdigen Kopfnoten und süßen, muffigen, kartoffelähnlichen Untertönen. Man kann es gut mit Orange, Majoran, Sandelholz, Eisenkraut, Neroli, Kardamom, Rose, Jasmin, Lavendel, Ylang-Ylang, Geranie, Patschuli und Muskatellersalbei mischen.

Therapeutische Eigenschaften: Antiseptisch, antispasmisch, sedativ, tonisierend.

Vetiver gilt als das „Öl der Gelassenheit". Es hilft sich zu zentrieren, wenn man sich von Körper, Gefühlen und dem Leben überhaupt entfremdet hat. Sein erdiger Duft wird von Männern wie Frauen geschätzt und wird meist in Rasierwasser und für Herrenkosmetik verwendet. Für Frauen wird Vetiver besonders als Bad, Massageöl und auch als Hautlotion zur Regulierung der Hormone während der Menopause empfohlen. Insgesamt ist Vetiver erdend, regenerierend und schützend.

Vetiver hält Motten fern. Mit Vetiver beträufelte Wattebäusche können in Schränken Kleidung und Wäsche vor Motten schützen. Es eignet sich zudem gut für reife Haut, die an Spannkraft und Elastizität verloren hat, weil es müde, schlaffe und unterversorgte Haut kräftigt. Vetiver regt auch das Immunsystem an und ist angezeigt, wenn Stress und Überarbeitung die natürlichen Abwehrkräfte des Körpers schwächen.

Psychisch hilft Vetiver bei nervlicher Erschöpfung, Stress, chronischer Müdigkeit, Depression, Ängsten und Schlafstörungen. Es entspannt tief, stabilisiert und eignet sich für Bade- und Massageöle. Vetiver ist beruhigend, wohltuend und aufbauend. Es stärkt feinstoffliche Energien und wird mit dem Wurzel-Chakra assoziiert. Es schützt auch gegen Überempfindlichkeit und wirkt wie ein Schutzschild. Meditationen mit Vetiver fördern Weisheit und visionäre Einsichten.

Teebaum
(Melaleuca alternifolia)

Familie: Myrtaceae

Beschreibung: Der Teebaum ist ein Strauch oder kleiner Baum mit nadelartigen Blättern, der am besten auf morastigem Boden gedeiht. Die Rinde des Teebaums ist weiß und papierartig. Ölgewinnung durch Dampf- oder Wasserdestillation aus den Blättern und Zweigen.

Herkunftsland: Australien.

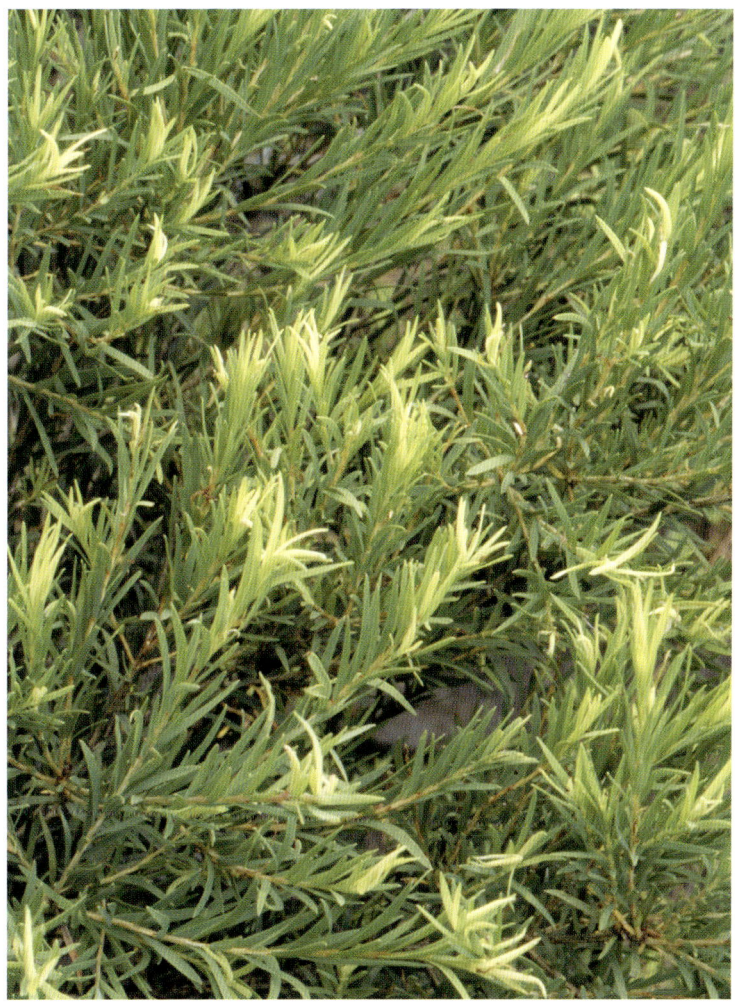

*Teebaum (*Melaleuca alternifolia*)*

Charakteristik: Teebaum hat warme, würzige, kampferartige Kopfnoten mit stechenden, medizinischen Untertönen. Man kann ihn gut mit Gewürzen und Kräutern mischen, ebenso mit Lavendel, Kiefer und Eukalyptus.

Therapeutische Eigenschaften: Antimikrobiell, antiseptisch, antiviral, bakterizid, cicatrisierend, auswurffördernd, fungizid, immuno-stimulierend, anregend.

Teebaum ist das „medizinischste" essenzielle Öl mit starker antimikrobieller Wirkung gegen alle drei infektiösen Organismen: Bakterien, Viren und Pilze. Verdunstet in einer Duftlampe beugt Teebaum der Ausbreitung von Krankheitskeimen über die Luft vor. Zusammen mit seinen starken immuno-stimulierenden Eigenschaften ist Teebaum ein echter Verbündeter bei der Bekämpfung von Krankheiten. Insgesamt ist er durchdringend, medizinisch und anregend.

Fußpilz, Soor, Herpes, Fieberbläschen, Insektenstiche, Pickel, Akne und kleinere Schürfwunden reagieren gut auf die Anwendung von Teebaum. Als Dampfinhalation beugt er Erkältungen und Grippe vor; treten sie dennoch auf, lindert er die Symptome und fördert die Genesung. Teebaum in Massage- und Badeölen kann einem schwachen Immunsystem auf die Sprünge helfen und wirkt auch bei langfristigen Erkrankungen wie Drüsenfieber. In Aloe-vera-Gel gemischt lindert Teebaum die Leiden bei Gürtelrose.

Psychisch wirkt Teebaum kräftigend und wärmend. Sein Aroma ist eindeutig medizinisch, und viele Menschen finden es angenehmer, wenn man ihn mischt. Teebaum kräftigt Geist, Körper und Seele, ruft Zuversicht hervor und vertreibt bei chronisch Kranken den düsteren Schleier von der Seele. Teebaum stärkt auch feinstoffliche Energien.

Gegenanzeigen: Nicht bei empfindlicher Haut anwenden. In Maßen verwenden – nie mehr als 4 Tropfen im Bad und nie mehr als 2 % in Massageölen. Direkten Hautkontakt vermeiden, außer direkt auf Pickel, Warzen und Fieberbläschen.

Patschuli
(Pogostemom cablin)

Familie: Labiatae oder Lamiaceae

Beschreibung: Patschuli ist ein aromatischer, ausdauernder Strauch mit rosaweißen Blüten. Ölgewinnung durch Dampfdestillation aus den getrockneten, fermentierten Blättern.

Herkunftsländer: Philippinen, Indonesien, Malysia, Indien, China, Mauritius.

Charakteristik: Patschuli ist dunkelorange und viskos mit warmen, vollen, süßen, würzigen, holzigen Kopfnoten und erdigen, kräuter- und moschusartigen, balsamischen Untertönen. Gut mit Lavendel, Vetiver, Sandelholz, Zedernholz, Rose, Neroli, Jasmin, Ylang-Ylang, Zitrone, Bergamotte, Geranie, Gewürznelke, Myrrhe, Weihrauch und Muskatellersalbei zu mischen.

Therapeutische Eigenschaften: Antidepressiv, entzündungshemmend, antimikrobiell, antiseptisch, aphrodisierend, adstringierend, cicatrisierend, cytophylaktisch, desodorierend, fungizid, insektizid, sedativ.

*Patschuli (*Pogostemom cablin*)*

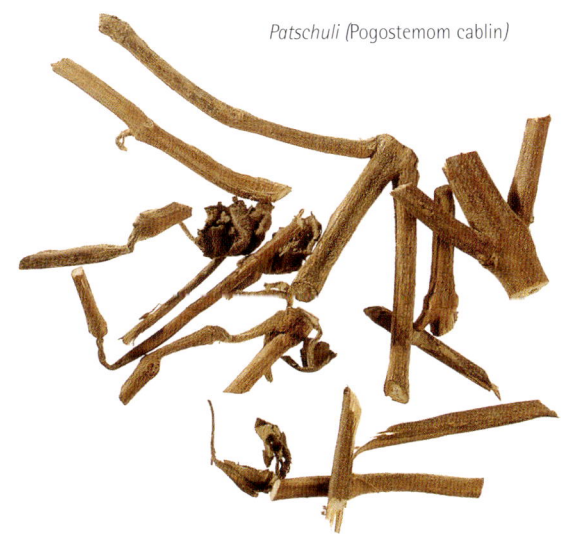

Patschuli ist das essenzielle „Hippie-Öl", das in den 1960er und 1970er Jahren viel als Parfüm benutzt wurde, um den muffigen Geruch afghanischer Mäntel und den Duft von Marihuana zu überdecken. In Parfüms und Deodorants wurde es immer reichlich verwendet, ebenso dazu, Kleidung und Teppiche vor Mottenfraß zu schützen. Patschuli ist ein starkes Aphrodisiakum und verleiht stimmungsvollen Parfüms eine sinnliche, erotische, orientalische Note, obschon nicht jeder diesen typischen Geruch mag. Insgesamt ist Patschuli entspannend, aufheiternd und sinnlich.

Patschuli eignet sich hervorragend zur Hautpflege und heilt Entzündungen, Dermatitis, Wunden, Ekzeme und andere Hautprobleme und passt besonders gut zu reifer und fettiger Haut. Es hilft bei der Regeneration neuer Hautzellen und, gemischt mit Weizenkeimöl, vermindert die Sichtbarkeit von Narbengewebe. Patschuli ist ein guter Zusatz zu Shampoo und Festiger, der Schuppen verhindern hilft.

Psychisch wirkt Patschuli wohltuend, stabilisierend und leicht hypnotisch. Es eignet sich gut zum Abbau von Stress und zur Linderung von Ängsten und Depression. In Massageölen hilft es überintellektuellen Menschen, wieder Kontakt zur irdischen, sinnlichen Natur aufzunehmen. Patschuli erdet, wenn jemand sich in Tagträumen verliert. Es eignet sich in Meditationen auch gut dazu, Gedanken zur Ruhe zu bringen und wirkt allgemein erdend und zentrierend.

Niauli
(Melaleuca quinquenervia, Melaleuca veridiflora)

Familie: Myrtaceae

Beschreibung: Niauli ist ein kleiner, immergrüner Baum mit papierartiger Rinde, aromatischen Blättern und gelben Blüten. Das essenzielle Öl wird durch Dampfdestillation aus den Blättern und jungen Zweigen gewonnen.

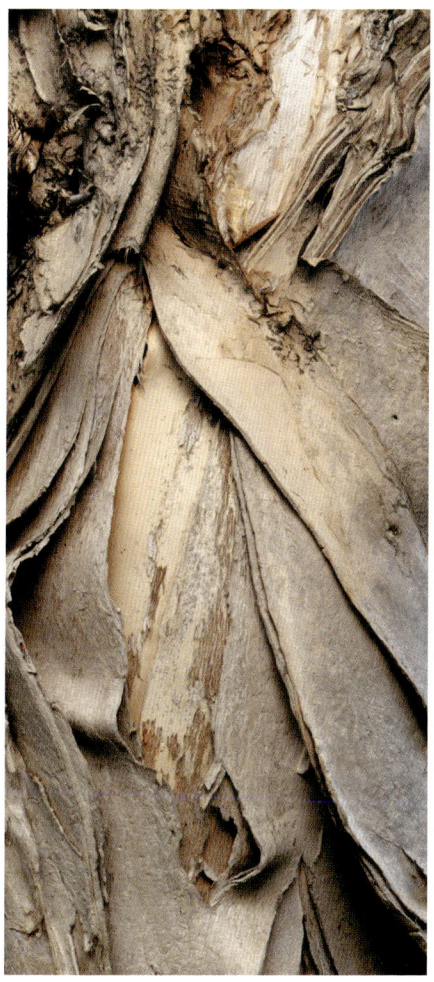

Niauli (Melaleuca viridiflora)

Herkunftsland: Australien.

Charakteristik: Niauli hat süße, frische, kampferartige Kopfnoten und eukalyptusartige Untertöne. Gut mit Lavendel, Kiefer, Zitrone, Myrte, Orange, Ysop und Eukalyptus zu mischen.

Therapeutische Eigenschaften: Analgetisch, antiseptisch, antiviral, bakterizid, cicatrisierend, abschwellend, fiebersenkend, insektizid, anregend, wundheilend.

Niauli ist mit dem Teebaum verwandt. Es hat eine mildere, schwächere Wirkung, ist aber hautverträglich. Deshalb eignet es sich gut für Wundspülungen. Seine wundheilenden und antiseptischen Eigenschaften lassen Wunden rasch und sauber heilen. Weil es so mild ist, eignet sich Niauli auch gut für Spülungen bei Harnwegsinfektionen, Soor und Blasenentzündung. Insgesamt ist Niauli heilend, anregend und erfrischend.

Niauli wirkt auswurffördernd und eignet sich für Dampfinhalationen und Bäder bei Erkältungen, Grippe, Nebenhöhlenentzündung und Bronchitis. Warme Kompressen mit Niauli helfen bei der Behandlung von Furunkeln, großen Pickeln und Akne.

Psychisch hat Niauli keine besonderen Anzeigen, ist aber stark anregend und kann, in einer Duftlampe verdampft, den Geist klären und wach halten, das Lernen und die Meditation unterstützen und Ähnliches, man sollte Niauli daher nie am Abend verwenden.

Myrte
(Myrtus communis)

Familie: Myrtaceae

Beschreibung: Die Myrte ist ein immergrüner Strauch mit kleinen, gespitzten Blättern und duftenden weißen oder rosafarbenen Blüten. Das essenzielle Öl wird durch Dampfdestillation aus den Blättern und Zweigen und manchmal auch aus den Blüten gewonnen.

Herkunftsländer: Frankreich, Spanien, Korsika, Tunesien, Marokko, Italien.

Charakteristik: Myrte hat frische, würzige, kampferartige Kopfnoten und blumige, kräuterartige Untertöne. Gut mit Gewürzen zu mischen, ebenso mit Lavendel, Neroli, Limone, Bergamotte, Zitrone, Ysop, Pimentbaum, Rosmarin, Muskatellersalbei, Kiefer und Zypresse.

Therapeutische Eigenschaften: Antikatarralisch, antiseptisch, adstringierend, bakterizid, auswurffördernd, sedativ.

Myrte ist eines der besten ätherischen Öle bei Kinderkrankheiten, weil es mild sedativ wirkt, sanft ist und einen weichen, angenehmen Duft hat. Es wird besonders bei Krankheiten der Atemwege empfohlen und eignet sich gut für Rücken- und Brustmassagen, Bäder und

Myrte (Myrtus communis)

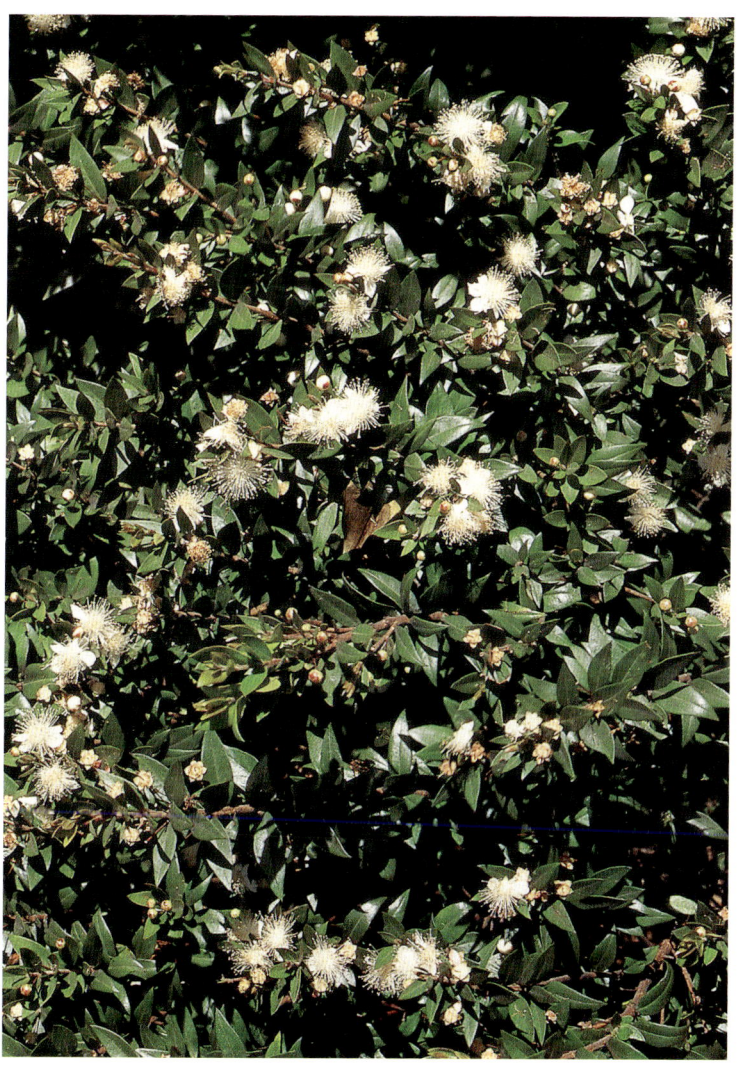

Dampfinhalationen. Eine im Kinderzimmer – außer Reichweite – platzierte Duftlampe mit Myrte beruhigt und lindert Reizhusten.

Ihre adstringierenden Eigenschaften empfehlen sich zur Pflege fettiger Haut, offener Poren und in eine Salbe gemischt bei Hämorrhoiden. Man kann Myrte auch für Duschen zur Behandlung von Harnwegsinfektionen verwenden. Insgesamt ist Myrte wohltuend, beruhigend und aufheiternd.

Psychisch ist Myrte klärend, läuternd und schützend. Sie wird bei Abhängigkeit, selbstzerstörerischem und zwanghaftem Verhalten vorgeschlagen. Massagen durch einen Aromatherapeuten werden als Teil einer professionellen Therapie empfohlen. In weniger schweren Fällen wirkt Myrte in Massage, Bädern und stimmungsvollen Parfüms unterstützend. Myrte enthält den Geist der Wahrheit und Vergebung und wirkt wie eine Tür zu universellen göttlichen Energien.

Pimentbaum
(Pimenta acris, Pimenta racemosa)

Familie: Myrtaceae

Beschreibung: Pimentbaum unterscheidet sich vom Echten Lorbeer, der in der Aromatherapie seltener verwendet wird. Der Pimentbaum ist ein immergrüner Baum mit großen, ledrigen Blättern und aromatischen Früchten. Das essenzielle Öl wird durch Dampf- oder Wasserdestillation aus den Blättern gewonnen.

Herkunftsländer: Westindien, Puerto Rico, Venezuela.

Charakteristik: Pimentbaum hat frische, würzige, kampferartige Kopfnoten mit süßen, warmen, balsamischen Untertönen. Gut mit den meisten Gewürzen und Zitrusarten zu mischen, ebenso mit Lavendel, Rosmarin, Geranie, Ylang-Ylang und Gewürznelke.

Therapeutische Eigenschaften: Analgetisch, antiseptisch, adstringierend, anregend.

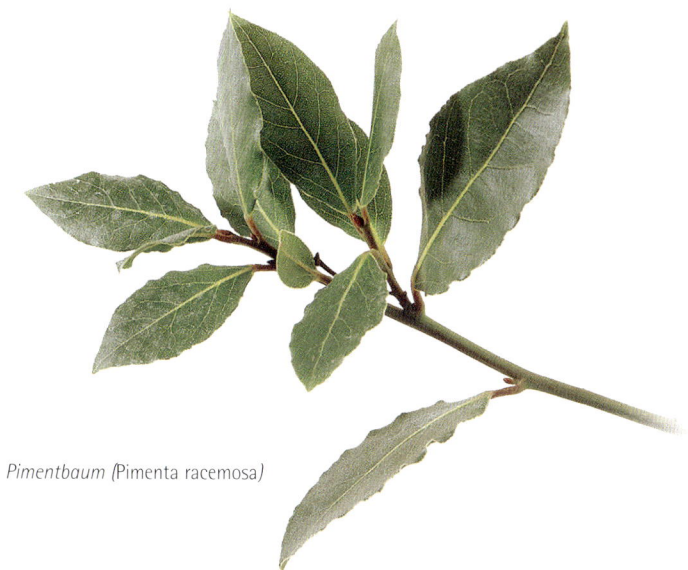

Pimentbaum (Pimenta racemosa)

Pimentbaum ist eines der am besten für Haartonika geeigneten essenziellen Öle. Das traditionelle „Pimentöl" wurde aus Pimentbaum gewonnen, den man mit Rum destillierte. Pimentbaum regt die Kopfhaut an, beseitigt und beugt Schuppen vor und gibt fettigem, angegriffenem Haar Fülle und Kraft. Insgesamt ist Pimentbaum belebend, erfrischend und reinigend.

Pimentbaum verleiht Massageölen einen interessanten, maskulinen Duft und eignet sich gegen Schmerzen am ganzen Körper. Man verwendet ihn für Dampfinhalationen, weil er ein wirksames Antiseptikum für das Atemsystem ist.

Psychisch gibt es keine bestimmten Anzeigen für Pimentbaum, obwohl sein maskuliner Duft gut zu allen passt, denen die süßer riechenden Öle nicht gefallen.

Gegenanzeigen: Nicht bei empfindlicher Haut oder Schleimhäuten anwenden. In Maßen und nicht über einen längeren Zeitraum verwenden.

Manuka
(Leptospermum scoparium)

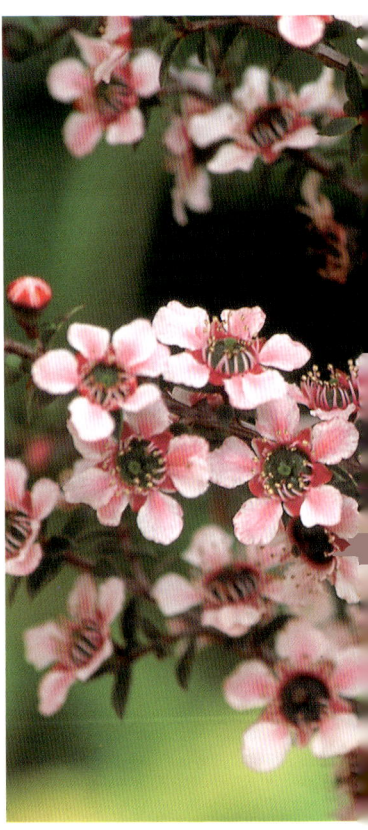

Familie: Myrtaceae

Beschreibung: Manuka ist ein Strauch oder kleiner Baum, dessen Blüten Bienen magisch anziehen. Manuka-Honig wird nicht nur verzehrt, sondern auch für viele äußerliche Heilbehandlungen verwendet, weil er Spuren der Substanzen enthält, die man auch im essenziellen Öl findet. Ölgewinnung durch Dampfdestillation aus den Blättern und Zweigen.

Herkunftsland: Neuseeland.

Charakteristik: Manuka hat frische, würzige, kräuterartige Kopfnoten mit süßen, warmen, weichen Untertönen. Gut mit vielen anderen essenziellen Ölen zu mischen, weil sein zartes Aroma gut zu anderen Düften passt.

Therapeutische Eigenschaften: Analgetisch, antibakteriell, entzündungshemmend, antiseptisch, auswurffördernd, fungizid, sedativ.

Manuka ist ziemlich neu in der Aromatherapie, obwohl die Pflanze seit Jahrhunderten von den Maori verwendet wird. Die oft mit dem Teebaum verglichene Pflanze wirkt wohl immuno-stimulierend (aber nicht so stark wie Teebaum). Manuka eignet sich zur Behandlung von Insektenstichen, Fußpilz, Kopfgrind, Fieberbläschen, Akne sowie chronischen Wunden und Geschwüren.

Insgesamt ist Manuka heilend, erfrischend und beruhigend. Manuka eignet sich für Massagen und hat bei wunden Stellen und schmerzenden Muskeln eine

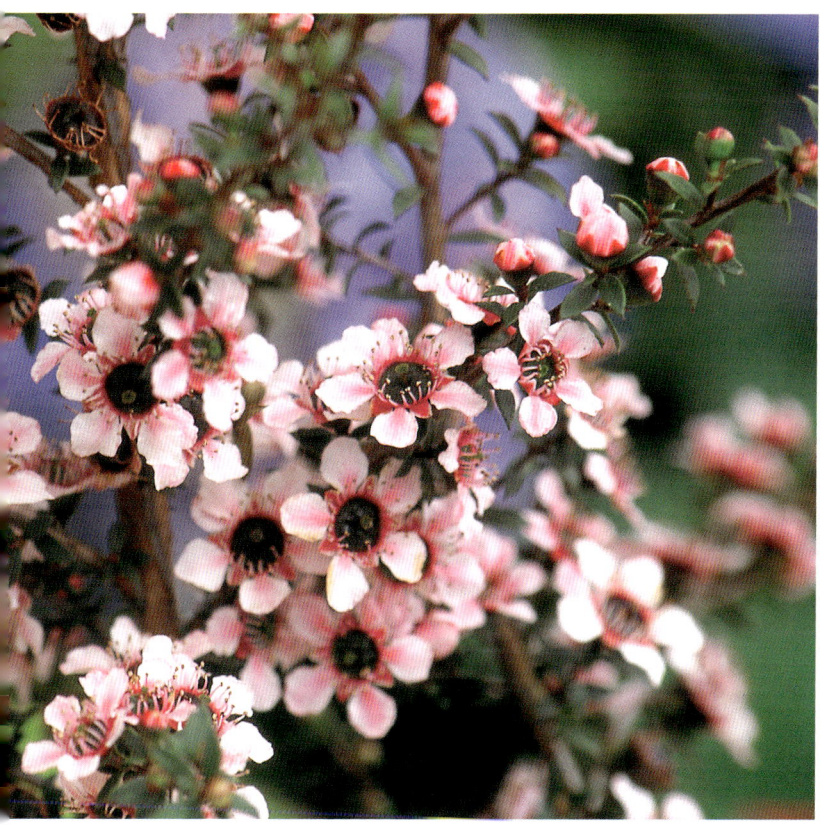

*Manuka (*Leptospermum scoparium*)*

leicht analgetische Wirkung. Es eignet sich auch gut für Dampfinhalationen zur Behandlung von Husten, Erkältungen und Grippe. Psychisch passt Manuka zu empfindlichen Charakteren. Es stabilisiert und harmonisiert das Nervensystem. Deshalb eignet sich Manuka auch gut für Meditationen.

Exotische essenzielle Öle

Das Verzeichnis essenzieller Öle führt die am häufigsten in der Aromatherapie verwendeten essenziellen Öle auf; es umfasst auch einige essenzielle Öle, die wertvoll sind, aber seltener verwendet werden. Es gibt außerdem essenzielle Öle mit schwacher Wirkung, die aus Platzgründen nicht aufgeführt werden. Die folgenden „exotischen" essenziellen Öle und Absolues werden in der professionellen Aromatherapie selten verwendet, ergänzen aber bestimmte Eigenschaften – meist bei stimmungsvollen Parfüms, aber auch in Massage- und Badeölen.

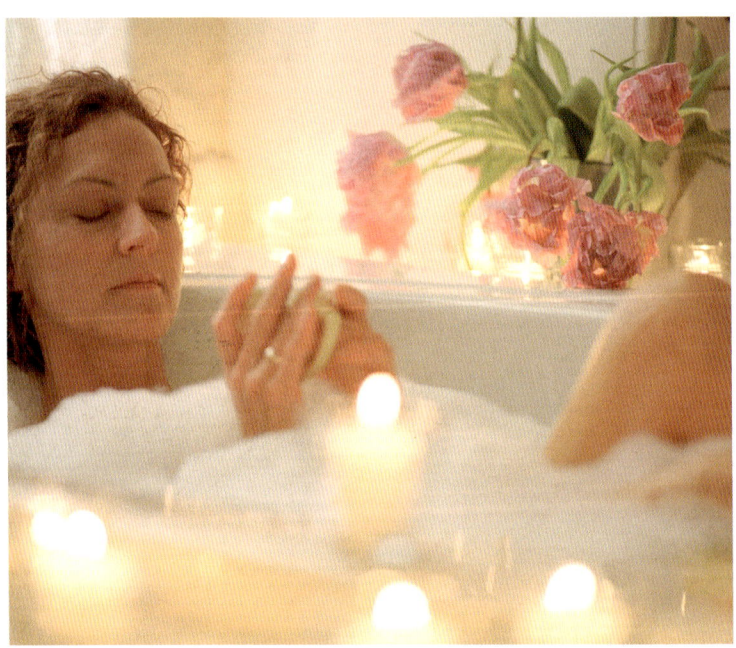

Sicherheitshinweise

- Exotische essenzielle Öle müssen mit großer Vorsicht verwendet werden. Viele sind starke Absolues. Meist genügen 1–2 Tropfen, um eine Mischung anzureichern.

- Während die gebräuchlicheren essenziellen Öle umfangreiche Sicherheitsangaben haben, findet man auf exotischen essenziellen Ölen nur wenig Sicherheitshinweise. Deshalb sollten Sie die empfohlenen Mengen nie überschreiten.

- Obwohl Abwehrreaktionen wie Hautreizungen oder -rötungen unwahrscheinlich sind, waschen Sie in solchen Fällen das essenzielle Öl sofort ab und verwenden Sie dieses exotische Öl nie wieder.

Die Exoten werden wegen ihres wunderbaren Dufts ausgiebig zur Parfümherstellung verwendet. Von manchen Händlern essenzieller Öle werden sie immer häufiger angeboten, obwohl sie meist teuer sind.

Wenn Sie die Sicherheitshinweise (oben) beachten, stellen die Exoten eine interessante Ergänzung für kreative Mischungen dar.

Exotische essenzielle Öle werden manchmal in Badeölen verwendet.

Lindenblüten
(Tilia vulgaris)

Lindenblütentee wird in der Regel wegen seiner entspannenden und verdauungsfördernden Eigenschaften getrunken. Den feinen Honig verwendet man für Liköre. Lindenblüte ist ein Absolue, das durch den Auszug mit Lösungsmitteln aus den getrockneten Blüten gewonnen wird.

Lindenblüten haben süße, kräuter- und heuartige Kopfnoten mit grünen, trockenen, honigartigen Untertönen. Gut mit Zitrusarten und Blüten zu mischen, ebenso mit Weihrauch, Sandelholz, Myrrhe und Eisenkraut.

Lindenblüten sind wunderbar für die Nerven und haben eine tief beruhigende, sedative und tonisierende Wirkung. Sie fördern eine tiefe Entspannung und

*Lindenblüten (*Tilia vulgaris*)*

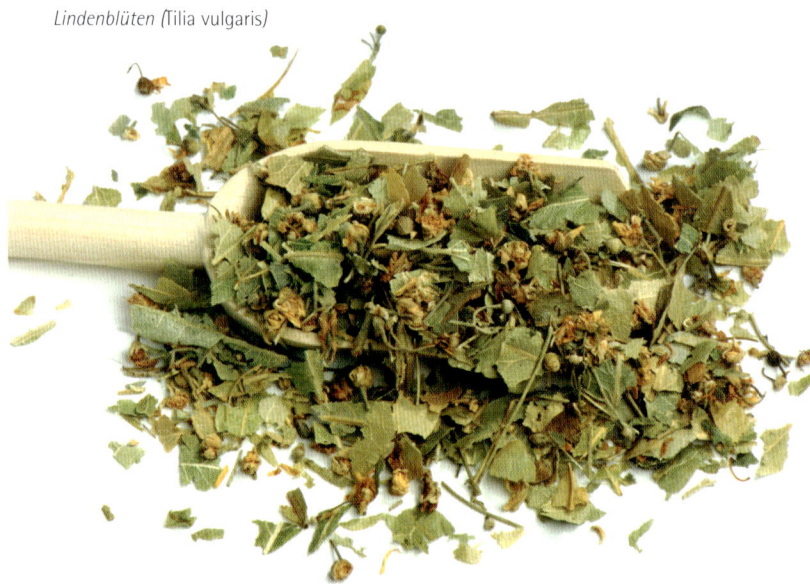

werden besonders empfohlen, wenn Übermüdung, Stress oder ein überaktiver Geist am Schlafen hindern. Der liebliche Duft von Lindenblüten ist wohltuend und, in winzigen Mengen mit Lavendel gemischt, mildert er Kopfschmerzen, besonders wenn diese durch Stress verursacht werden.

Sparsam verwenden: 1– 2 Tropfen in einem Bade- oder Massageöl oder in einem stimmungsvollen Parfüm. Wie bei Ylang-Ylang kann der Duft süßlich und überwältigend werden, wenn man ihn zu viel, zu oft oder über einen zu langen Zeitraum verwendet.

Moschuskörner
(Abelmoschus moschatus)

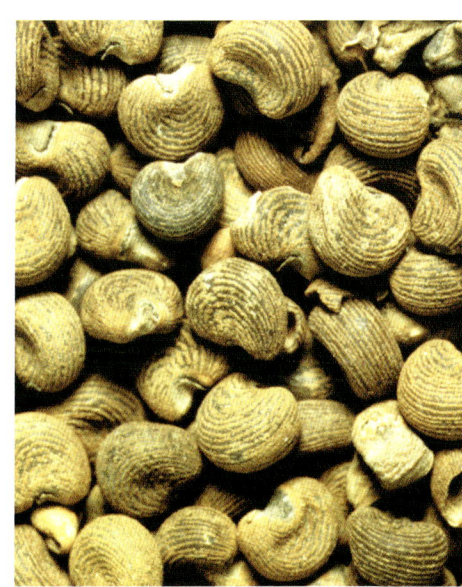

Moschuskörner stammen von einem tropischen Strauch. Sie werden im Orient als Gewürz verwendet, Araber aromatisieren damit ihren Kaffee. Moschuskörner gibt es als durch Dampfdestillation aus den Samen gewonnenes essenzielles Öl und als Absolue, das durch Auszug mit Lösungsmitteln gewonnen wird. Es muss vor

Moschuskörner (Abelmoschus moschatus)

dem Gebrauch einige Monate reifen. Moschuskörner haben volle, süße, trockene, blumige Kopfnoten mit gut abgerundeten, warmen, moschusartigen, orientalischen Untertönen. Man kann sie gut mit den meisten Blüten mischen, ebenso mit Sandelholz, Muskatellersalbei, Zitrone, Koriander, Kardamom, Weihrauch, Patschuli und Zypresse.

Sie wirken beruhigend auf Nerven und Verdauung und stark auf die Nebennieren. Moschuskörner sind mild aphrodisierend und eignen sich bei stressbedingten Zuständen und Depression. Sie sind außerdem wärmend und anregend und eine angenehme Zutat zu Massageölen.

Sparsam verwenden: 1–2 Tropfen in einem Bade- oder Massageöl oder in einem stimmungsvollen Parfüm. Moschuskörner duften ziemlich maskulin und passen gut zu allen, denen süßere Düfte unangenehm sind.

Mimose
(Acacia dealbata)

Die Mimose ist ein attraktiver Zierbaum, dessen flauschige gelbe Blüten im Frühling ein vertrauter Anblick in Südfrankreich sind. Das Absolue wird durch Auszug mit Lösungsmitteln aus den Blüten und blühenden Triebspitzen gewonnen. Es kann bei Zimmertemperatur viskos oder wachsartig fest sein und schmilzt, wenn man die Flasche in der Hand hält.

Mimose riecht wie ein warmer Frühlingsmorgen mit süßen, zarten, grünen, blumigen Kopfnoten und frischen, tiefen, komplexen, holzigen Untertönen. Man kann sie mit den meisten Blüten, Zitrusarten und Gewürzen mischen, ebenso mit Rosenholz, Sandelholz, Muskatellersalbei und Melisse.

Mimose ist adstringierend, antiseptisch und hat hautnährende Eigenschaften, besonders bei fettiger und jugendlicher Haut. Der weiche, zarte Duft von Mimose bildet ein gutes stimmungsvolles Parfüm für Mädchen, die zur Frau reifen.

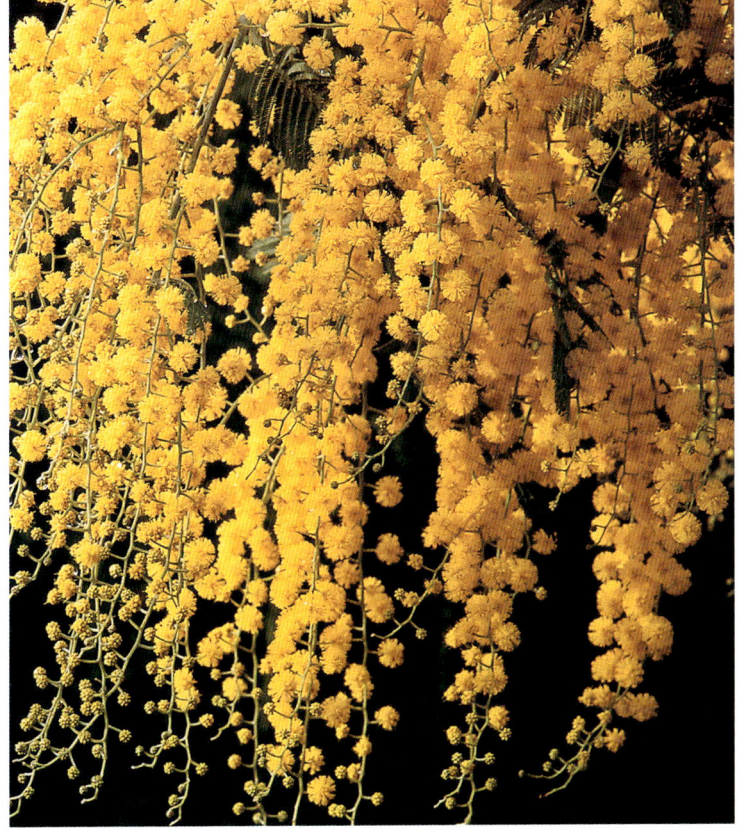

*Mimose (*Acacia dealbata*)*

Wie Neroli eignet sie sich gut, um Ängste, Furcht und Depression zu lindern. Mit ihrem frühlingshaften Duft kann sie auch bei jahreszeitlich bedingter Schwermut empfohlen werden.

Sparsam verwenden: 2–3 Tropfen in einem Bade- oder Massageöl oder in einem stimmungsvollen Parfüm. Mimose passt gut zu scheuen, empfindsamen, beeinflussbaren, femininen und jugendlichen Charakteren.

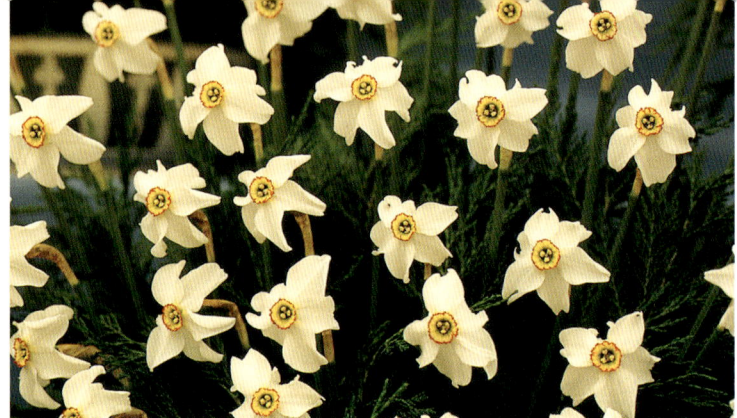

Narzisse
(Narcissus poeticus)

Narzisse (Narcissus poeticus)

Die (Dichter-)Narzisse ist eine verbreitete Frühlingsblume, der Osterglocke ähnlich, aber kleiner als diese. Früher wurden Dichternarzissen von den Arabern in Parfüm und in Indien für Salböl vor dem Tempelbesuch verwendet. Narzisse ist ein Absolue, das durch Auszug mit Lösungsmitteln aus den Blüten gewonnen wird. Narzisse hat berauschende, kräuterartige, grüne Kopfnoten mit schweren, süßen, blumigen, mysteriösen Untertönen. Man kann sie gut mit den meisten essenziellen Ölen mischen und Mischungen damit bereichern. Besonders gut passt sie zu anderen Blüten, Sandelholz, Basilikum und Gewürznelke.

Der Name stammt vom griechischen Wort *narkao*, was „betäubt sein" bedeutet. Narzisse hat eine ausgesprochen betäubende Wirkung und ist vorsichtig zu verwenden. Ihre sedativen, hypnotischen, erdigen, trägen Eigenschaften wirken stark beruhigend und erdend, wenn man übererregt oder hysterisch ist.

Sparsam verwenden: gelegentlich 1 Tropfen in Bade- oder Massageöl oder einem stimmungsvollen Parfüm. Narzisse ist ein mildes Aphrodisiakum und verleiht intimen Massagemischungen eine interessante, sinnliche Note. Bei Meditationen fördert sie tiefe innere Einsicht.

Champaca
(Michelia champaca)

Champaca oder Pagodenbaum ist eines von mehreren Blütenabsolues aus Indien, das nach und nach in die Aromatherapie eingeführt wird. Champaca-Absolue wird durch Auszug mit Lösungsmitteln aus den duftenden, gelborangenen Blüten gewonnen oder als Öl auf einer Basis aus Sandelholz destilliert.

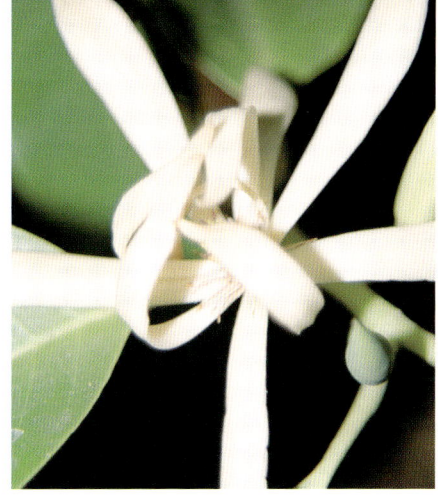

Champaca (Michelia champaca)

Champaca hat süße, tiefe, exotische, blütenartige Kopfnoten mit zarten, holzigen, sinnlichen, rosenartigen Untertönen. Champaca ist gut mit den meisten Blüten und Zitrusarten zu mischen, ebenso mit Sandelholz, Rosenholz, Muskatellersalbei, Basilikum, Kardamom und Myrte. Champaca-Mischungen haben eine tiefe, geheimnisvolle und orientalische Note.

Die Blüten werden den indischen Göttern und Göttinnen geopfert. Champaca gilt als die Verkörperung Lakshmis, der indischen Göttin des Reichtums. Champaca ist anregend, antidepressiv und empfiehlt sich bei durch Lethargie charakterisierte Depression. Es ist erdend, wärmend und stärkt Selbstvertrauen wie Zuversicht. Es ist auch angezeigt bei Menstruationskrämpfen und Unregelmäßigkeiten der Periode.

Sparsam verwenden: 2–3 Tropfen in Bade- oder Massageöl oder einem stimmungsvollen Parfüm. In der frühen Schwangerschaft meiden. Champaca ist ein mildes Aphrodisiakum und wird ausgiebig zur Parfümherstellung verwendet. Der exotische und erfüllende Duft passt gut zu reifen, sinnlichen Charakteren.

Eichenmoos
(Evernia prunastri)

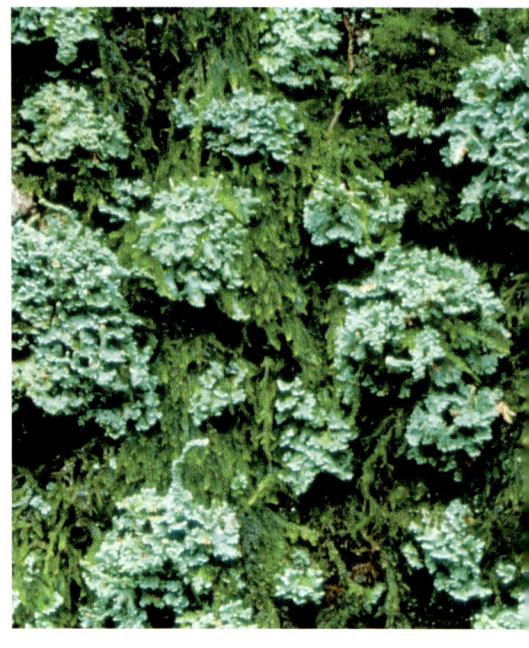

Eichenmoos ist eine blass-grüne Flechte, die auf Eichen wächst. Eichenmoos-Absolue erhält man durch Auszüge aus dem in lauwarmem Wasser eingeweichten Moos. Es gibt noch weitere Absolues aus Moos oder Flechten, aber das aus Eichenmoos gilt als das feinste.

Eichenmoos hat erdige, moo-sige, teerige Kopfnoten mit in-tensiven, ledrigen Untertönen. Es ist eines der besten Fixa-tive und wird in der Parfüm-industrie häufig dazu verwen-det, Parfüms mehr Körper zu

*Eichenmoos (*Evernia prunastri*)*

geben. Es sorgt für intensive, natürliche Untertöne und verbindet sich gut mit den meisten anderen essenziellen Ölen.

Als Schleimlöser eignet sich Eichenmoos gut für Massagen bei Husten und Bronchitis. In stimmungsvollen Parfüms verleiht es allen Arten von Düften eine erdige Grundnote.

Sparsam verwenden: 1–2 Tropfen in ein Bad, ein Massageöl oder ein stimulie-rendes Parfüm geben. In Parfüm gelöst hat Eichenmoos eine verlockende, aus-gleichende und beruhigende Wirkung.

Tuberose
(Polianthes tuberosa)

Die Tuberose ist eine empfindliche mehrjährige Staude mit großen, weißen, duftenden Blüten, die Lilien ähneln. Das Absolue daraus gilt als das teuerste aller Blütenabsolues, geschätzt wegen seines wundervollen Dufts. Man gewinnt das Absolue durch Extraktion mit Lösungsmitteln aus frischen Blütenknospen.

Tuberose ist dunkelorange und so zäh wie eine Paste. Es hat schwere, süße, blumige, etwas würzige Kopfnoten und sinnliche, strahlende, honigartige Untertöne. Es verbindet sich schön mit anderen Blüten- und Zitrusdüften und bereichert orientalische und blumige Parfüms. Der Tuberoseduft ist beruhigend und fördert Kraft und Ausdauer. Er soll verborgene Kräfte und Grenzen schützen.

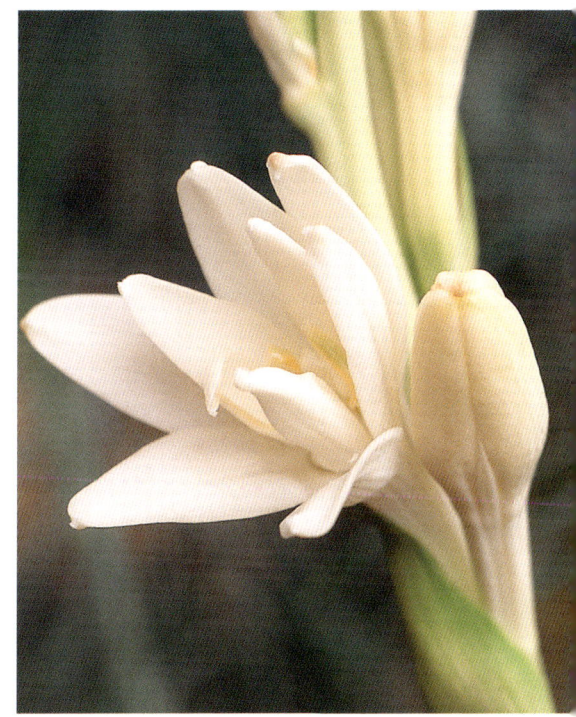

Sparsam verwenden: Gelegentlich einen Tropfen in Bad oder Massageöl oder in Parfüm. Tuberose hat mit ihrem einschläfernden, sinnlichen Duft eine betäubende, hypnotische Wirkung.

*Tuberose (*Polianthes tuberosa*)*

Jonquille
(Narcissus jonquilla)

Die Jonquille ist eine duftende Narzissenverwandte (siehe S. 380) und wird in der Parfümindustrie oft verwendet. Man gewinnt das Absolue durch Extraktion mit Lösungsmitteln aus den Blüten. Jonquille hat schwere, süße, blumige, honigähnliche Kopfnoten und tiefe, grüne Untertöne. Gut mit den meisten Blüten- und Zitrusdüften zu mischen, ebenso mit Sandelholz, Rosenholz, Rosmarin, Basilikum, Muskatellersalbei, Kardamom, Gewürznelken und Eisenkraut.

Jonquille wirkt beruhigend und entspannend. Es eignet sich gut, um Ängste und Frustration zu lindern und hilft dabei, sich von unerwünschten Gedanken und Sorgen zu lösen.

Es ist einschläfernd und hypnotisierend, soll geringes Selbstvertrauen stärken und unterdrückte Bedürfnisse bewusst machen.

Sparsam verwenden: Gelegentlich einen Tropfen in Bad oder Massageöl oder in Parfüm. Jonquille ist ein sanftes Aphrodisiakum und gibt Massage- und Badeölen sowie stimmungsvollen Parfüms eine erotische, sinnliche Note.

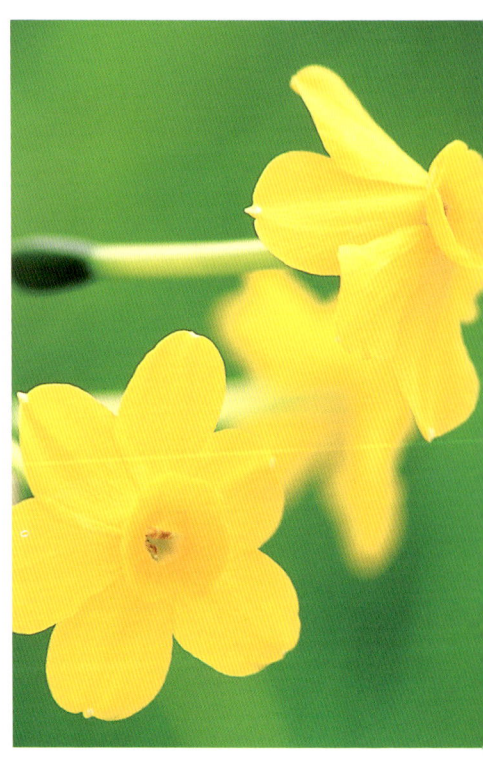

*Jonquille (*Narcissus jonquilla*)*

Gefährliche essenzielle Öle

Es gibt bestimmte essenzielle Öle, die in diesem Verzeichnis fehlen. Manche davon sind sicher in der Anwendung, wenn man dabei den üblichen Sicherheitshinweisen folgt. Andere dürfen aber niemals in der Aromatherapie angewendet werden. Verwenden Sie nur essenzielle Öle, deren Ungefährlichkeit Sie kennen. Die folgenden essenziellen Öle sind gefährlich und sollten gemieden werden.

- Ajowan
- Alant
- Beifuß
- Bittermandel
- Bohnenkraut
- Boldo
- Buchu
- Costus
- Eberraute
- Wohlriechender Gänsefuß
- Kampfer
- Kassie, (Gewürzrinde)
- Meerrettich

- Oregano
- Petersiliensaat
- Poleiminze
- Pyrola, Wintergrün
- Rainfarn
- Rotangpalme, Spanisches Rohr
- Sadebaum
- Sassafras
- Senf
- Thuja, Lebensbaum
- wintergreen
- Weinraute
- Wermut

Glossar therapeutischer Begriffe

Abschwellend: lindert oder beseitigt Stauungen, besonders von Schleim

Adstringierend: zieht Gewebe zusammen und festigt es

Analgetisch: lindert oder beseitigt Schmerzen

Anaphrodisisch: vermindert oder beseitigt sexuelles Verlangen

Anregend: regt die physiologischen Funktionen des Körpers an

Antiallergisch: lindert oder beseitigt die Symptome von Allergien

Antibakteriell / antibiotisch: verhindert das Wachstum von Bakterien oder zerstört sie

Antidepressiv: muntert auf und wirkt gegen Depressionen

Antikatarralisch: vermindert oder beseitigt die Produktion von Schleim

Antikonvulsiv: vermindert oder beseitigt Krämpfe

Antimikrobiell: widersteht oder zerstört pathogene Bakterien (die Krankheiten auslösen)

Antineuralgisch: lindert oder beseitigt Nervenschmerzen

Antirheumatisch: lindert oder beseitigt die Symptome von Rheuma

Antiseborrhöisch: hilft bei der Kontrolle der Talgproduktion

Antiseptisch: zerstört oder kontrolliert pathogene Bakterien

Antispasmisch: lindert Spasmen und Krämpfe der weichen Muskeln

Antitoxisch: wirkt Vergiftungen entgegen

Antiviral: verhindert das Wachstum von Viren

Aphrodisisch: regt das sexuelle Verlangen an oder steigert es

Auswurffördernd: hilft dabei, Schleim aus dem Atemsystem auszuscheiden

Bakterizid: verhindert das Wachstum von Bakterien oder zerstört diese

Balsamisch: wohltuend und heilend

Blutdruckerhöhend: erhöht den Blutdruck

Blutdrucksenkend: senkt den Blutdruck

Blutreinigend: reinigt und läutert das Blut

Blutstillend: zusammenziehend; hilft, äußere Blutungen zu stillen

Carminativ: beruhigt die Verdauung, lindert Bauchweh und befreit von Blähungen

Cephalisch: klärt und regt die Gedanken an

Cholagogisch: regt den Gallefluss von der Gallenblase in den Darm an

Cicatrisierend: regt die Heilung durch Bildung von Narbengewebe an

Cytophylaktisch: regt zum Wachstum gesunder neuer Hautzellen an

Desodorierend: wirkt Körpergerüchen entgegen

Diuretisch: vermehrt die Produktion und Ausscheidung von Urin

Entgiftend: hilft bei der Ausscheidung von Schadstoffen aus dem Körper

Entzündungshemmend: verhindert oder bessert Entzündungen

Erweichend: macht weich und tut wohl, besonders für die Haut

Fiebersenkend: verringert Fieber

Flüchtig: entweicht leicht und rasch als Dampf oder Gas aus einer Flüssigkeit (wie etwa einem essenziellen Öl)

Fungizid: widersteht oder zerstört Pilzinfektionen

Galaktagogisch: vermehrt den Milchfluss bei Frauen

Gefäßerweiternd: verursacht Ausdehnung der Kapillare

Gefäßverengend: verengt und zieht die Kapillarwände zusammen

Hämostatisch: hilft Blutungen zu stoppen

Hautrötend: wärmt die Haut und steigert die Durchblutung

Hepatisch: leberstärkend, regt die Leberfunktion an und unterstützt sie

Immuno-stimulierend: regt die Funktion des Immunsystems an

Insektizid: vernichtet / vertreibt Insekten

Laxativ: hilft bei der Darmentleerung

Lindernd: beruhigt, glättet und lindert Reizungen der Schleimhäute

Magenstärkend: stärkt den Magen und regt die Verdauung an

Menstruationsfördernd: fördert und reguliert die Menstruation

Milzstärkend: stärkt die Milz

Nervenstärkend: stärkt die Nerven, regt das Nervensystem an und stärkt es

Phototoxisch: bestimmte essenzielle Öle bewirken unter Sonneneinwirkung Hautverfärbungen

Psychoaktiv / psychotroph: hat eine halluzinogene, drogenähnliche Wirkung, kann die geistige Aktivität und Wahrnehmung beeinträchtigen

Schweißhemmend: verringert die Schweißabsonderung

Sedativ: beruhigt und vermindert Nervosität, Anspannung und Erregung

Tonisch: stärkt und kräftigt den Körper

Uterin: stärkt den Uterus

Verdauungsfördernd: hilft bei der Verdauung von Nahrung

Wundheilend: fördert die Heilung von Wunden und verhindert Missbildungen des Gewebes

Register

Bildnachweis

Spezialfotografie: Octopus Publishing Group Limited/Mike Prior

Alle anderen Fotos: Alamy/Mark Baigent 201; /Bildagentur-online.com/th-foto 377,;/Mark Campbell/Photofusion Picture Library 117,;/David Crausby 263;/Roger Eritja 206;/Imagebroker 382,;/Kalpana Kartik 281;/Bruce Miller 186;/PBWPIX 246;/DY Riess MD 120;/Sciencephotos 203;/Shout 204;/TH Foto 376;/Moritz Wolf/Fotosonline 234. **Banana Stock** 56, 212. **Corbis UK Ltd** 226;/Lester V. Bergman 138, 202;/Nancy Brown 230;/Lou Chardonnay 81, 85;/Digital Art140;/Donna Day 238;/Michael Keller 22;/Jutta Klee 62;/Larry Williams 114;/Gail Mooney 26–27, 36;/Jose Luis Pelaez, Inc. 83, 118;/Amet Jean Pierre/Sygma 34;/Michael Porsche 124;/ Steve Prezant 208;/Michael Prince 240;/Anthony Pedpath 197;/Chuck Savage 105;/Thomas Schweizer 100;/Liba Taylor 8–9;/Larry Williams 148;/Elizabeth Young 111;/Jeff Zaruba 374. **Digital Vision** 23, 144. **DK Images** /Neil Fletcher and Matthew Ward 315. **Garden Picture Library**/Sunniva Harte 287. **Getty Image**s 242;/Nich Clements 60;/Comstock Images 57;/ Howard Kingsnorth 126;/Serge Krouglikoff 142;/Ghislain &Marie David de Losy 44;/Justin Pumfrey 70;/Roger Wright 152. **John Glover** 342, 379. **Imagesource** 244. **Imagestate** 87. **Octopus Publishing Group Limited** 20, 191, 198, 205, 228, 308, 322, 325, 327, 335, 349, 371;/Colin Bowling 1, 37, 41, 188, 193, 297, 299, 302, 304, 305, 313, 340, 347;/Michael Boys 292, 296;/Stephen Conroy 43;/Mark Gatehouse 16–17, 33;/Jerry Harpur 310;/Mike Hemsley 42, 90–91, 129, 182, 224, 352, 365;/Neil Holmes 24, 273, 276;/Alistair Hughes 107, 180;/ Sandra Lane 284, 384;/William Lingwood 345;/David Loftus 355;/Zul Mukhida 32;/Peter Myers 6–7, 13, 46–47, 48, 178, 222, 255;/IanParsons 294, 319, 344, 351;/Lis Parsons 321, 324;/Peter Pugh-Cook 11, 21, 55, 74, 75, 76, 98, 122;/William Reavell 10, 15, 130, 218–219;/Russel Sadur 136, 146;/Gareth Sambridge 61, 108, 154, 184, 185, 210, 214, 216;/Roger Stowell 317;/Richard Truscott 171 links, 171 rechts;/Ian Wallace 18, 29, 58, 89, 194, 232, 248, 301;/James Young 282, 369, 380. **Jerry Harpur** 288; Longwood Gardens, Philadelphia 268–269, 372–373. **Marcus Harpur** 384. **Holt Studios** 330331, 337, 338, 361, 367. **Andrew Lawson** 270, 359, 383.;/Torie Chugg 307, 357. **N.H.P.A.**/A.N.T. Photo Library 363;/Mike Lane 312. **Clive Nichols** 328;/Hadspen Garden, Somerset 356. **Photodisc** 12, 45, 53, 103, 151, 176. **Photos Horticultural** Horticultural 354. **Photolibrary.com**/Diaphor La Phototheque 14;/IFA-Bilderteam 275;/Ragan Romy 381. **Rubberball** 112. **Science Photo Library**/Alfred Pasieka 92;/Lino Pastorelli 290. **Tisserand Aromatherapy** (++44 (0) 1273 32 5666, **www.tisserand.com**) 132–133, 134, 174. **www.ukessentialoils.com/Allovia** 333.